歯科臨床と診療補助シリーズ
❼

歯科矯正学と診療補助

監修
束理 十三雄

著
遠藤敏哉

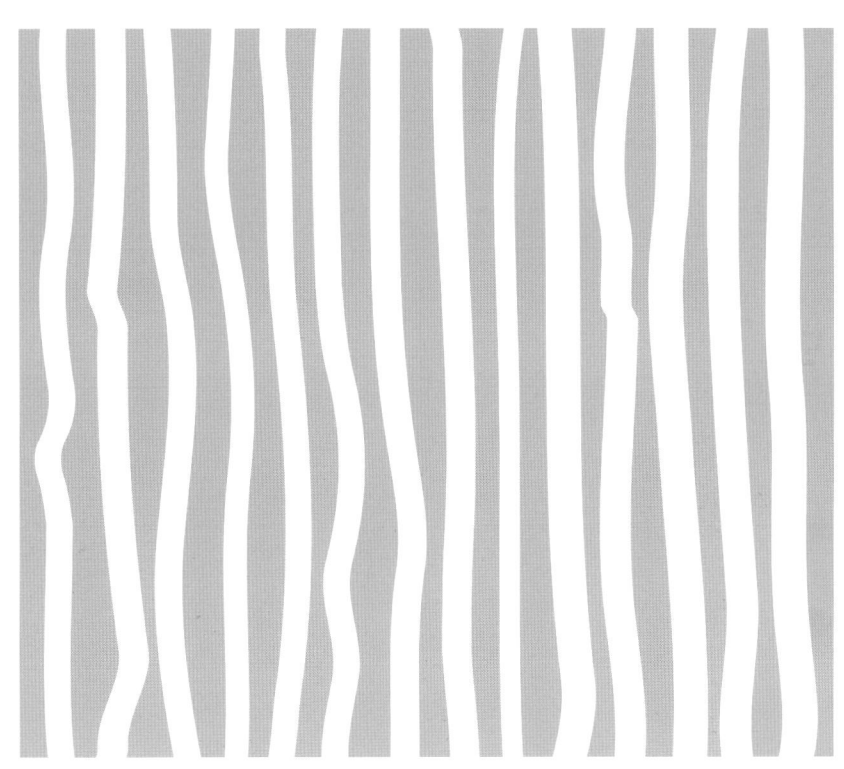

クインテッセンス出版株式会社

監修者の序

 本邦における歯科衛生士教育は昭和24年(1949)に開始され，すでに50余年を経過した．その間，昭和58年(1983)には教育内容の全面的な改正に伴い，修業年限が2年以上に改められた．さらに平成元年(1989)6月には歯科衛生士法の一部改正により，業務内容に新たに保健指導が加わって，従前にも増して包括的な知識と技術の習得が求められることになった．次いで平成11年(1999)5月には，厚生省「歯科衛生士の資質の向上に関する検討会」より，主要業務である「歯科予防処置」「歯科診療補助」「歯科保健指導」に関する技能習得だけではなく，その基礎となる理論体系ならびに学問体系を将来的に構築することなど教育内容の見直しも含め，修業年限も現行の2年を3年に延長することなどについての意見書が出された．

 これらの趨勢と時代の要請を勘案すれば，歯科衛生士の修業年限が3年制へと移行することは至当であると思われる．本シリーズでは，このような動向を踏まえて，歯科衛生士試験の出題科目「歯科臨床大要」の各項目とその治療時の診療補助を各分冊に纏め，簡明かつビジュアルに編纂した．各分冊の大項目，中項目は，歯科衛生士試験出題基準に準拠しており，試験学習を兼ねた実技シリーズとなっている．また歯科臨床における記述は，診療補助を前提とした基礎的な学理と連携するように配されており，各分冊では歯科衛生士の診療補助業務について，共同動作，術式，患者対応，材料，薬品，器具の取り扱い等，実際の診療時の写真を多数掲載して，確実にそれらの技能を習得できるように詳述してある．

 本シリーズの著者は，いずれも日本歯科大学新潟歯学部附属病院で臨床の第一線に携わっており，また日本歯科大学新潟短期大学歯科衛生学科ならびに専攻科においても歯科衛生士の養成にあたっている．超高齢社会の到来とともに，国民の医療に対するニーズがますます高まっている折から，歯科医師とともに歯科保健医療を支える歯科衛生士の資質向上のためにも，本シリーズが有効に活用されることを願ってやまない．

2001年1月

東理　十三雄

序　文

　歯科衛生士の教育が始まって以来，50年余りが経過しました．この間，歯科医学・医療の急速な発展，歯科疾患パターンの変化，患者中心の医療，関連知識の多大な供給など歯科医療を取り巻く環境は大きく変化しつつあり，歯科矯正学も例外ではありません．また，歯科矯正臨床に対する国民の要求水準も飛躍的に向上しています．一方，従来，矯正歯科治療は一部の専門医が行っていました．しかし，最近では歯科医師過剰時代の到来とともに，一般歯科治療のなかで矯正歯科治療を行っている歯科医師も多くなっています．このような歯科医学・医療の再構築期(改革期)において，歯科衛生士は歯科矯正学の知識や矯正歯科治療の技能を十分に修得すべきです．矯正歯科治療の重要な役割を担える有能な歯科衛生士を育成する第一歩として，本書に記載された知識や技能が役立つことを期待して「歯科矯正学と診療補助」を執筆いたしました．

　したがって，本書を第1～8章が歯科矯正学の基礎知識，第9～16章が矯正歯科治療の概要，第17～21章が矯正歯科治療時の診療補助に分けて執筆し，歯科矯正学の知識や矯正歯科治療の技能を修得しやすくしました．巻末に参考図書も掲載しました．

　なお，本書の発刊にあたり，有益なるご指導とご助言を賜った日本歯科大学　中原　泉学長，新潟歯学部長　束理十三雄教授，クインテッセンス出版株式会社社長佐々木一高氏，他関係者に衷心より感謝いたします．

2001年1月

遠藤敏哉

目　次

第1章　歯科矯正学概論／2

1-1．歯科矯正学の定義 …………………………………………………… 2
1-2．矯正歯科治療の歴史 ………………………………………………… 2
1-3．不正咬合による障害 ………………………………………………… 3
　　　A．生理的障害 ……………………………………………………… 3
　　　B．心理的障害 ……………………………………………………… 6
1-4．矯正治療の目的 ……………………………………………………… 6

第2章　顎顔面の成長発育／7

2-1．成長発育 ……………………………………………………………… 7
　　　A．成長発育の定義 ………………………………………………… 7
　　　B．成長発育のパターン …………………………………………… 7
2-2．頭部(頭蓋)の成長発育 ……………………………………………… 8
2-3．脳頭蓋の成長発育 …………………………………………………… 8
　　　A．頭蓋冠の成長発育 ……………………………………………… 8
　　　B．頭蓋底の成長発育 ……………………………………………… 8
2-4．顔の成長発育 ………………………………………………………… 9
　　　A．出生前(胎生期)の顔の形成 …………………………………… 9
　　　B．出生後の顔の成長発育 ………………………………………… 10
2-5．顎の成長発育 ………………………………………………………… 12
　　　A．上顎の成長発育 ………………………………………………… 12
　　　B．下顎骨の成長発育 ……………………………………………… 14

第3章　正常咬合／16

3-1．正常咬合の概念 ……………………………………………………… 16
3-2．正常咬合の種類 ……………………………………………………… 16
　　　A．仮想正常咬合 …………………………………………………… 16
　　　B．典型正常咬合 …………………………………………………… 16
　　　C．個性正常咬合 …………………………………………………… 16
　　　D．機能正常咬合 …………………………………………………… 16

         E．歴齢正常咬合 ……………………………………………………16
  3-3．正常咬合の成立条件 …………………………………………………16
         A．上下顎骨の正常な形態と成長発育 …………………………………16
         B．正常な歯の大きさおよび形態 ………………………………………16
         C．歯の大きさと顎骨の大きさの調和 …………………………………17
         D．歯の正常な咬頭嵌合および隣接面の接触関係 ……………………17
         E．歯周組織の健康 ………………………………………………………17
         F．筋の正常な発育と機能 ………………………………………………17
         G．顎関節の正しい形態と機能 …………………………………………18
  3-4．永久歯列期の正常咬合の特徴 ………………………………………18
         A．一般的特徴 ……………………………………………………………18
         B．ヘルマンとフリエールの説 …………………………………………19

第4章　不正咬合／20

  4-1．不正咬合の概念 …………………………………………………………20
  4-2．歯の位置異常 ……………………………………………………………20
         A．個々の歯の位置異常 …………………………………………………20
         B．数歯にわたる位置異常 ………………………………………………22
  4-3．歯列弓形態の異常 ………………………………………………………22
         A．狭窄歯列弓 ……………………………………………………………22
         B．V字形歯列弓 …………………………………………………………22
         C．鞍状歯列弓 ……………………………………………………………22
         D．空隙歯列弓 ……………………………………………………………23
  4-4．上下歯列弓関係の異常 …………………………………………………23
         A．近遠心(前後)関係の異常 ……………………………………………23
         B．垂直(上下)関係の異常 ………………………………………………24
         C．水平(側方)関係の異常 ………………………………………………26

第5章　不正咬合の分類／27

  5-1．不正咬合の分類概論 ……………………………………………………27
  5-2．慣用的な不正咬合の分類法(不正咬合の種類) ………………………27
         A．上顎前突 ………………………………………………………………27
         B．下顎前突 ………………………………………………………………27
         C．上下顎前突 ……………………………………………………………27
         D．過蓋咬合 ………………………………………………………………27

　　　　E．切端咬合 ……………………………………………………………………27
　　　　F．開咬 ……………………………………………………………………………27
　　　　G．交叉咬合 ……………………………………………………………………27
　　　　H．鋏状咬合 ……………………………………………………………………27
　　　　I．犬歯低位唇側転位 …………………………………………………………28
　　　　J．正中離開 ……………………………………………………………………28
　　　　K．叢生 ……………………………………………………………………………28
　　　　L．対称捻転 ……………………………………………………………………28
　　5-3．臨床的な不正咬合の分類法 ………………………………………………………28
　　　　A．歯槽性不正咬合 ……………………………………………………………28
　　　　B．骨格性不正咬合 ……………………………………………………………28
　　　　C．機能的不正咬合 ……………………………………………………………28
　　5-4．アングルの不正咬合の分類法 ……………………………………………………29
　　　　A．特徴 ……………………………………………………………………………29
　　　　B．分類法 …………………………………………………………………………29
　　　　C．利点 ……………………………………………………………………………30
　　　　D．欠点（批判） …………………………………………………………………30

第6章　不正咬合の原因／31

　　6-1．分類 …………………………………………………………………………………31
　　6-2．遺伝的原因 …………………………………………………………………………31
　　6-3．先天的原因 …………………………………………………………………………31
　　　　A．先天異常 ……………………………………………………………………31
　　　　B．歯数の異常 …………………………………………………………………33
　　　　C．歯の形態異常 ………………………………………………………………34
　　　　D．口腔軟組織の異常 …………………………………………………………35
　　　　E．胎児の栄養障害および特殊疾患 …………………………………………36
　　6-4．後天的原因 …………………………………………………………………………36
　　　　A．全身的原因 …………………………………………………………………36
　　　　B．局所的原因 …………………………………………………………………36

第7章　口腔習癖／43

　　7-1．口腔習癖の概要 ……………………………………………………………………43
　　7-2．指しゃぶり …………………………………………………………………………43
　　　　A．発現頻度 ……………………………………………………………………43

Ｂ．原因 …………………………………………………………………………………44
　　　Ｃ．拇指吸引癖の不正咬合や口腔機能への影響 ……………………………………44
　7-3．舌突出癖 ……………………………………………………………………………46
　　　Ａ．原因 …………………………………………………………………………………46
　　　Ｂ．不正咬合や口腔機能への影響 ……………………………………………………46
　　　Ｃ．幼児型嚥下と成熟型嚥下 …………………………………………………………48
　7-4．指しゃぶり，舌突出癖の指導・治療 ……………………………………………48
　　　Ａ．筋機能療法 …………………………………………………………………………49
　　　Ｂ．習癖除去装置 ………………………………………………………………………49

第8章　矯正力／50

　8-1．矯正力の定義と分類 ………………………………………………………………50
　　　Ａ．いわゆる矯正力と顎整形力 ………………………………………………………50
　　　Ｂ．器械的矯正力と機能的矯正力 ……………………………………………………50
　8-2．歯の移動方法（矯正力の特性） ……………………………………………………51
　　　Ａ．力の大きさ …………………………………………………………………………51
　　　Ｂ．力の作用期間 ………………………………………………………………………51
　　　Ｃ．力の作用分布 ………………………………………………………………………52
　　　Ｄ．力の作用方向 ………………………………………………………………………53

第9章　診断学概論／55

　9-1．診断の定義と進め方 ………………………………………………………………55
　9-2．初診 …………………………………………………………………………………55
　9-3．診察 …………………………………………………………………………………55
　9-4．形態的検査 …………………………………………………………………………58
　9-5．機能的検査 …………………………………………………………………………58
　9-6．症例分析 ……………………………………………………………………………58
　9-7．総合診断 ……………………………………………………………………………58

第10章　診察／59

　10-1．診察の概要 …………………………………………………………………………59
　10-2．基本的な診察 ………………………………………………………………………59
　　　Ａ．主訴 …………………………………………………………………………………59
　　　Ｂ．家族歴 ………………………………………………………………………………59
　　　Ｃ．既往歴 ………………………………………………………………………………59

　　　　D．現病歴 …………………………………………………………………………59
　　　　E．患者・保護者の心理 …………………………………………………………59
　10-3．全身的な診察 …………………………………………………………………………59
　　　　A．栄養・体格 ……………………………………………………………………59
　　　　B．成長発育状態 …………………………………………………………………59
　10-4．局所的な診察 …………………………………………………………………………60
　　　　A．顔貌の診察 ……………………………………………………………………60
　　　　B．口腔内の診察 …………………………………………………………………60

第11章　形態的検査／61

　11-1．形態的検査の概要 ……………………………………………………………………61
　11-2．顔面(規格)写真 ………………………………………………………………………61
　11-3．口腔内写真 ……………………………………………………………………………61
　11-4．口腔模型 ………………………………………………………………………………62
　　　　A．平行模型 ………………………………………………………………………62
　　　　B．顎態模型 ………………………………………………………………………62
　　　　C．セットアップモデル …………………………………………………………63
　　　　D．口腔模型の検査の要点 ………………………………………………………64
　11-5．エックス線写真検査 …………………………………………………………………64
　　　　A．デンタルエックス線写真 ……………………………………………………64
　　　　B．パノラマエックス線写真 ……………………………………………………65
　　　　C．オクルーザルエックス線写真 ………………………………………………65
　　　　D．顎関節エックス線写真 ………………………………………………………65
　　　　E．頭部エックス線規格写真 ……………………………………………………66
　　　　F．断層エックス線写真 …………………………………………………………67
　　　　G．手根骨のエックス線写真 ……………………………………………………68
　　　　H．軸位(オトガイ-頭頂方向)頭部エックス線規格写真 ……………………68
　11-6．磁気共鳴画像 …………………………………………………………………………68

第12章　機能的検査／69

　12-1．機能的検査の概要 ……………………………………………………………………69
　12-2．顎運動 …………………………………………………………………………………69
　　　　A．下顎位 …………………………………………………………………………69
　　　　B．運動路 …………………………………………………………………………69
　　　　C．早期接触 ………………………………………………………………………71

D．咬合音 ……………………………………………………………71
　　　E．機能分析法 …………………………………………………………71
　12-3．筋機能 …………………………………………………………………72
　12-4．発音 ……………………………………………………………………72

第13章　症例分析／73

　13-1．症例分析の概要 ………………………………………………………73
　13-2．模型分析法 ……………………………………………………………73
　　　A．歯冠近遠心幅径の計測 …………………………………………73
　　　B．歯列弓の幅径と長径の計測 ……………………………………74
　　　C．歯槽基底弓の幅径と長径の計測 ………………………………74
　　　D．上下歯冠幅径の調和(トゥースサイズレシオの分析) ……75
　　　E．歯の大きさと歯槽基底の大きさの調和
　　　　　（アーチレングスディスクレパンシーの分析）………………76
　13-3．頭部エックス線規格写真分析法 ……………………………………77
　　　A．計測点 ……………………………………………………………77
　　　B．基準平面 …………………………………………………………78
　　　C．計測平面 …………………………………………………………78
　　　D．分析法 ……………………………………………………………79

第14章　矯正歯科治療に使用する器具・材料／85

　14-1．矯正用器具 ……………………………………………………………85
　14-2．バンド製作のための鉗子類 …………………………………………85
　　　A．バンド形成鉗子(バンドフォーミングプライヤー) ………85
　　　B．バンド賦形鉗子(バンドカンタリングプライヤー) ………86
　　　C．バンド追進器 ……………………………………………………87
　　　D．バンド撤去鉗子(バンドリムービングプライヤー) ………87
　14-3．線屈曲のための鉗子類 ………………………………………………88
　14-4．結紮，歯間離開用鉗子類 ……………………………………………90
　14-5．線切断用鉗子類 ………………………………………………………92
　14-6．その他の器具 …………………………………………………………93
　14-7．矯正用材料 ……………………………………………………………96
　14-8．ワイヤー(線材料) ……………………………………………………96
　　　A．材質 ………………………………………………………………96
　　　B．形状 ………………………………………………………………96

14-9．バンド材料……………………………………………………97
 A．ロールバンド………………………………………………97
 B．膨隆付きバンド……………………………………………97
 C．既製シームレスバンド……………………………………97
14-10．ブラケット……………………………………………………98
 A．形態による分類……………………………………………98
 B．装着方法による分類………………………………………99
 C．材質による分類……………………………………………99
14-11．バッカルチューブ(頬面管)…………………………………99
14-12．その他の材料………………………………………………100
 A．エラスティック……………………………………………100
 B．レジン………………………………………………………100
 C．スクリュー…………………………………………………101
 D．コイルスプリング…………………………………………101
 E．銀鑞…………………………………………………………101
 F．鑞付け用熔剤・フラックス………………………………101
 G．ダイレクトボンディング剤………………………………101
 H．STロック…………………………………………………101
 I．ロックピン…………………………………………………102
 J．アップライティングスプリングピン……………………102
 K．エラスティックモジュール………………………………102
 L．エラスティックスレッド…………………………………102
 M．パワーチェーン……………………………………………102
 N．エラスティックセパレーター……………………………102

第15章　矯正装置／104

15-1．矯正装置の種類……………………………………………104
 A．適用方法による分類……………………………………104
 B．矯正力の発生源の種類による分類……………………104
 C．抵抗源の部位による分類………………………………104
15-2．唇側弧線装置………………………………………………104
15-3．舌側弧線装置………………………………………………105
 A．構造………………………………………………………105
 B．装置の種類………………………………………………107
 C．適応症と応用……………………………………………107

15-4．顎間固定装置……………………………………………………107
　　A．上顎前突用顎間固定装置……………………………………107
　　B．下顎前突用顎間固定装置……………………………………107
15-5．マルチブラケット装置…………………………………………108
　　A．エッジワイズ装置……………………………………………108
　　B．ベッグ装置……………………………………………………109
15-6．顎外固定装置……………………………………………………109
　　A．上顎顎外固定装置(ヘッドギア)……………………………109
　　B．オトガイ帽装置(チンキャップ)……………………………111
　　C．上顎前方牽引装置……………………………………………111
15-7．床矯正装置………………………………………………………112
　　A．"いわゆる床矯正装置"………………………………………112
　　B．咬合挙上板……………………………………………………113
　　C．咬合斜面板……………………………………………………113
　　D．保定床…………………………………………………………113
　　E．スライディングプレート……………………………………114
15-8．機能的矯正装置…………………………………………………114
　　A．アクチバトール………………………………………………114
　　B．バイオネーター………………………………………………115
　　C．ビムラーのアダプター………………………………………116
　　D．フレンケルの装置……………………………………………116
　　E．切歯斜面板……………………………………………………116
　　F．リップバンパー………………………………………………117
15-9．トゥースポジショナー…………………………………………117
15-10．拡大装置…………………………………………………………118
　　A．急速拡大装置…………………………………………………118
　　B．緩徐拡大装置…………………………………………………118

第16章　保定／120

16-1．保定の定義と意義………………………………………………120
16-2．自然的保定………………………………………………………120
　　A．筋の機能回復による保定……………………………………120
　　B．咬合による保定………………………………………………120
　　C．歯周組織による保定…………………………………………120
16-3．器械的保定………………………………………………………120

16-4．保定装置 ··· 120
    A．可撤式保定装置 ··· 120
    B．固定式保定装置 ··· 122

第17章　治療用器具・材料とその取り扱い方／123

17-1．バンド製作のための鉗子類とその取り扱い方 ··· 123
    A．バンド形成鉗子（バンドフォーミングプライヤー） ·· 123
    B．バンド賦形鉗子（バンドカンタリングプライヤー） ·· 123
    C．バンド追進器 ·· 124
    D．バンド撤去鉗子（バンドリムービングプライヤー） ·· 124
17-2．線屈曲のための鉗子類とその取り扱い方 ·· 125
17-3．結紮，歯間離開用鉗子類とその取り扱い方 ··· 127
17-4．線切断用鉗子類とその取り扱い方 ·· 129
17-5．その他の器具とその取り扱い方 ·· 130
17-6．ワイヤー（線材料）の種類とその取り扱い方 ··· 131
    A．アーチワイヤー ··· 131
    B．唇側線 ··· 132
    C．舌側弧線 ·· 132
    D．弾線 ·· 132
    E．クラスプ ·· 132
    F．リガチャーワイヤー（結紮線） ·· 133
17-7．バンド材料の種類とその取り扱い方 ·· 133
17-8．ブラケットの種類とその取り扱い方 ·· 133
17-9．バッカルチューブの種類とその取り扱い方 ··· 134
17-10．その他の材料の種類とその取り扱い方 ·· 134
    A．エラスティック ··· 134
    B．レジン ··· 135
    C．スクリュー ··· 135
    D．コイルスプリング ·· 135
    E．ダイレクトボンディング剤 ·· 135
    F．エラスティックモジュール ·· 135
    G．エラスティックスレッド ·· 135
    H．パワーチェーン ··· 136
    Ⅰ．エラスティックセパレーター ··· 136
17-11．電気溶接器とその取り扱い ··· 136

第18章　診療記録／137

- 18-1. 診療記録の概論 ……………………………………………………………… 137
  - A. 診察・検査の前準備 …………………………………………………… 137
  - B. 診察の補助 ……………………………………………………………… 137
  - C. 形態的検査とその補助 ………………………………………………… 137
  - D. 機能的検査の補助 ……………………………………………………… 138
  - E. 症例分析の補助 ………………………………………………………… 138
  - F. 総合診断の補助 ………………………………………………………… 138
- 18-2. 顔面写真(顔面規格写真)撮影の準備と補助 ……………………………… 138
  - A. 顔面写真と顔面規格写真 ……………………………………………… 138
  - B. 撮影の目的と時期 ……………………………………………………… 138
  - C. 撮影の方向と条件 ……………………………………………………… 138
  - D. 前準備 …………………………………………………………………… 139
  - E. 顔面規格写真の撮影を行う際の注意事項 …………………………… 139
- 18-3. 口腔内写真撮影の準備と補助 ……………………………………………… 140
  - A. 撮影の目的と時期 ……………………………………………………… 140
  - B. 撮影の方向と条件 ……………………………………………………… 140
  - C. 前準備 …………………………………………………………………… 140
  - D. 注意事項 ………………………………………………………………… 140
- 18-4. 頭部エックス線規格写真撮影の準備と補助 ……………………………… 144
  - A. 撮影の目的と時期 ……………………………………………………… 144
  - B. 撮影の準備と注意事項 ………………………………………………… 144
  - C. 現像の注意事項 ………………………………………………………… 145
  - D. 透写図の作成(トレーシング)に必要な器材 ………………………… 145
  - E. 透写図の作成(トレーシング)の前準備 ……………………………… 145
  - F. 透写図の作成(トレーシング)とその注意事項 ……………………… 146
  - G. 計測点の設定 …………………………………………………………… 149
  - H. 基準平面および計測平面の設定 ……………………………………… 149
  - I. 分析 ……………………………………………………………………… 150

第19章　装置の装着／151

- 19-1. ブラケットのダイレクトボンディング法による接着 …………………… 151
  - A. 接着剤の種類とその取り扱い方 ……………………………………… 151
  - B. ブラケットの種類とその取り扱い方 ………………………………… 151
  - C. 接着方法 ………………………………………………………………… 151

　　　　D．ダイレクトボンディング法に必要な器具・材料……………………152
　　　　E．ダイレクトボンディング法の手順と注意事項…………………………152
　19-2．バンドのセメントによる合着……………………………………………155
　　　　A．歯間離開………………………………………………………………155
　　　　B．バンドの製作と適合…………………………………………………157
　　　　C．チューブ類のバンドへの溶接………………………………………158
　　　　D．バンドのセメント合着………………………………………………161
　19-3．ワイヤーのブラケットへの装着…………………………………………162
　　　　A．ワイヤーの種類とその取り扱い方…………………………………162
　　　　B．ワイヤーの装着方法…………………………………………………163
　　　　C．必要な器具・器材……………………………………………………163
　　　　D．手順と注意事項………………………………………………………163

第20章　装置の撤去／166

　20-1．アーチワイヤーの撤去……………………………………………………166
　　　　A．必要な器具・器材……………………………………………………166
　　　　B．術式と注意事項………………………………………………………166
　20-2．バンドの撤去………………………………………………………………168
　　　　A．必要な器具・器材……………………………………………………168
　　　　B．術式と注意事項………………………………………………………168
　20-3．ブラケットの撤去…………………………………………………………170
　　　　A．必要な器具・器材……………………………………………………170
　　　　B．術式と注意事項………………………………………………………170

第21章　矯正臨床における歯科衛生士の役割／172

　21-1．矯正臨床における歯科衛生士の役割の概要……………………………172
　21-2．診断の補助…………………………………………………………………172
　　　　A．矯正治療前の説明と承諾
　　　　　　（インフォームド・コンセント）の補助…………………………172
　21-3．矯正治療の補助……………………………………………………………172
　　　　A．矯正装置の取り扱い方の指導………………………………………173
　　　　B．矯正装置のトラブルとその応急処置の指導………………………174
　21-4．口腔衛生指導管理の補助…………………………………………………175
　　　　A．患者教育………………………………………………………………175
　　　　B．刷掃指導と口腔衛生管理……………………………………………176

21-5．口腔機能改善の補助……………………………………………………179
　　　A．口腔習癖の除去………………………………………………179
21-6．滅菌・消毒……………………………………………………………183
21-7．事務管理………………………………………………………………183
　　　A．患者管理………………………………………………………184
　　　B．口腔模型や装置製作用作業模型の管理……………………184
　　　C．器具・器材の管理……………………………………………184

参考図書 ……………………………………………………………………185

索　　引 ……………………………………………………………………186

第1章
歯科矯正学概論

1-1. 歯科矯正学の定義

　歯科矯正学とは"歯列(歯並び)や咬合(上下の咬み合わせ)の不正(異常)な状態を改善するための治療技術を究明する一歯学である"と定義されてきた．しかし，歯科矯正学には不正な歯列や咬合(不正咬合)の発生を予防したり，抑制したりする治療技術や基礎的研究も含まれる．

　そこで，本書では歯科矯正学を次のように定義する．

　歯科矯正学とは"顎顔面系の正常な成長発育を研究し，これらの不正な成長発育から引き起こされる顎顔面系の異常や不正咬合を改善して，顎口腔系の正しい形態と機能を獲得し，さらにこれらの不正な状態の発生を予防するための研究と技術を含む歯科学の一分科である．"

1-2. 矯正歯科治療の歴史

　矯正(歯科)治療の歴史は古く，すでに紀元の初め頃にローマの医師が指圧で歯を動かすことを試みていた．しかし，器械的矯正装置を使って矯正治療を行ったのはフォーシャール(Faushard P, 1678～1761)が最初である．この方法は後にアングル(Angle EH)が歯列弓拡大弧線装置(expansion arch appliance, 1899)に取り入れた．

　1800年代から筋の機能力を矯正力として応用する試みがなされた．カタラン(Catalan, 1808)は下顎に斜面板を有する弧線を装着し，上顎の歯をこの斜面と咬合させ移動しようとした．この金属の斜面装置が切歯斜面板の原型となった．この斜面を利用する理論は後にキングスレー(Kingsley NW, 1877)の咬合跳躍法(jumping plane)，ロバン(Robin P, 1902)のモノブロック，そしてアンドレーゼン(Andresen V, 1936)のアクチバトールに応用され，機能的顎矯正法として普及した．

　矯正治療の歴史はアングル(Angle EH)を抜きにして語れない．アングルは近代矯正学の発展に尽力し，偉大な業績を残した．彼は1900年アングルスクールを設立し，矯正臨床の普及と矯正専門医の育成を行った．アングルは歯列弓拡大弧線装置，釘管装置(pin and tube appliance, 1912)，紐状装置(ribbon arch appliance, 1916)，そしてエッジワイズ装置(edgewise arch appliance, 1928)を考案した．その後，紐状装置は改良され，ベッグ装置として普及した．エッジワイズ装置は世界中に普及し，現在はエッジワイズ法としてさまざまな治療方法が確立されている．また，アングルの不正咬合の分類法は世界中で採用されている．

　従来，ブラケット類の装着にはこれらを溶接したバンドを歯にセメント合着する方法が用いられていた．これを全帯環(フルバンド)装置という．しかし，1970年代になると，歯面に直接ブラケット類を接着剤で接着する方法が導入された．この方法がダイレクトボンディング法であり，この装置をマルチブラケット装置という．現在，このダイレクトボンディング法は普遍的

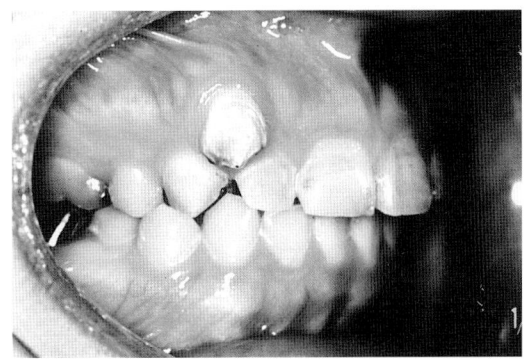
図1-1 上顎右側犬歯が低位唇側転位（八重歯）である．口腔清掃が不十分になり，齲蝕を生じている．

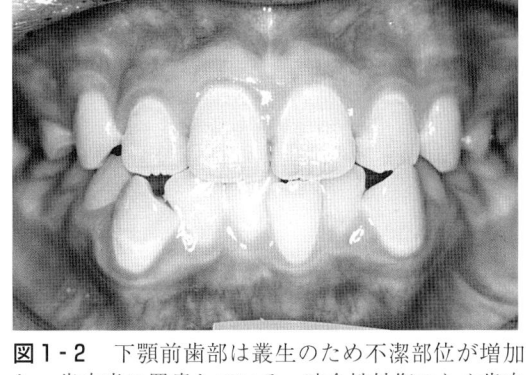
図1-2 下顎前歯部は叢生のため不潔部位が増加し，歯肉炎に罹患している．咬合性外傷のため歯肉退縮を起こしている．

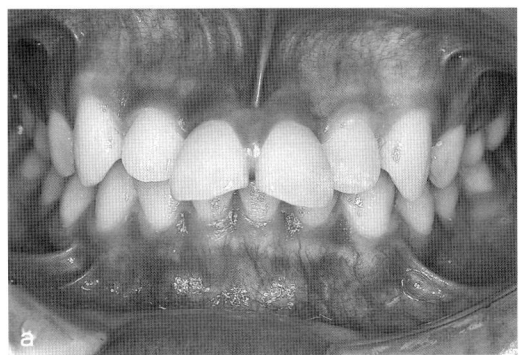
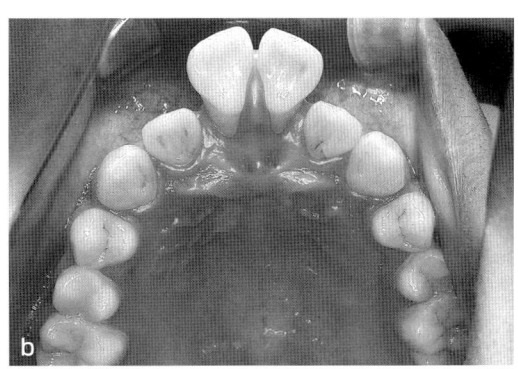
図1-3 下顎切歯が過蓋咬合のため口蓋粘膜と咬合し(a)，この部分に炎症を生じている(b)．

地位を確立し，マルチブラケット法を簡便な方法にするのに役立っている．

　矯正治療の対象は成長発育期にある若年者がほとんどであった．しかし，最近，成人の矯正治療が増加する傾向にある．これは金属製ブラケットに代わり，プラスチック製やセラミック製の審美ブラケットの登場が影響している．

　矯正治療は以前，健康保険の給付対象外であった．しかし，1982年から口唇・口蓋裂の矯正治療，1990年から顎変形症の外科手術前後の矯正治療が健康保険の適用になった．矯正治療は従来の美容重視の医療から社会の要求に応えられる社会医療に変わりつつある．

1-3．不正咬合による障害

　不正咬合によって引き起こされる障害には生理的障害と心理的障害がある．

A．生理的障害

a．齲蝕発生の誘因になる

　不正咬合は口腔の自浄作用を阻害したり，口腔清掃を不十分にしたりする．この結果，不潔域が増大し，齲蝕の発生を促す（図1-1）．

b．歯周疾患の誘因になる

　不正咬合は口腔清掃を不十分にしたり，早期接触や咬頭干渉を生じたりする．これにより歯肉炎や歯周疾患が誘発される（図1-2）．過蓋咬合では下顎切歯が口蓋粘膜と咬合し，この部

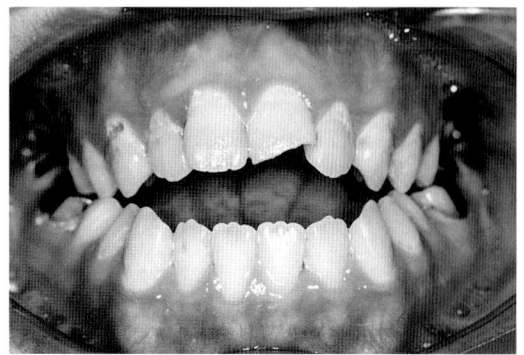

図1-4 開咬のため口呼吸となり，前歯部歯肉に炎症を生じている．

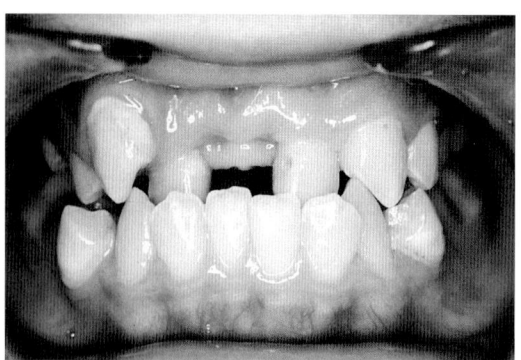

図1-5 突出していた上顎左右側中切歯が交通事故のため喪失している．

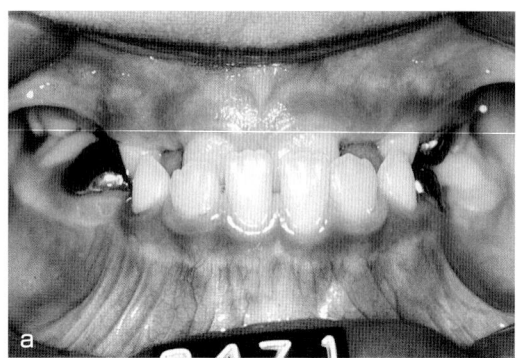

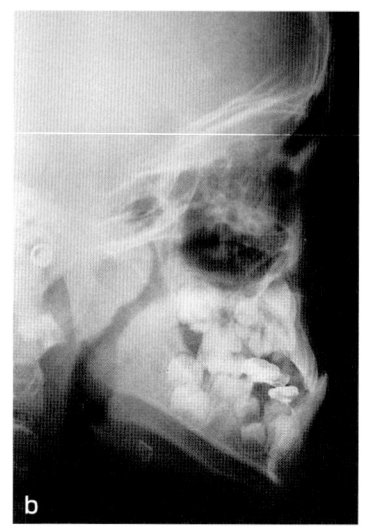

図1-6 a：反対咬合のため上顎の前方成長が抑制されている．b：同，側面頭部エックス線規格写真．

分に炎症を生じる(図1-3)．上顎前突や開咬では口唇閉鎖不全や口呼吸を生じ，前歯部歯肉に炎症を生じる(図1-4)．

c．発音に影響する

不正咬合や口腔周囲筋の異常は発音障害を起こす．上顎前突では上下口唇を接して発音する二唇音(p, m, b)が影響を受け，上顎前歯と下口唇を接して発音する唇歯音(f, v)で代償される．

d．咀嚼機能への影響がある

咀嚼は正しい咬合や咀嚼運動によって最大の機能を発揮する．不正咬合は咀嚼能率を低下する．とくに，開咬や骨格性下顎前突では咀嚼能率の低下が著しい．

e．外傷にかかりやすい

突出した上顎前歯は交通事故や転倒などによって外傷を受けやすい．その結果，前歯の破折や脱臼，嵌入などの位置異常を起こすことがある．さらに，顎骨の骨折や歯の喪失を生じることもある(図1-5)．

f．歯槽突起や顎の成長発育に影響を与える

ある種の不正咬合では歯槽突起や顎骨の成長発育に影響を及ぼす．反対咬合では上顎の前方成長が抑制される(図1-6)．臼歯部交叉咬合では顎が非対称に成長して，顎変形症や顔貌の変形を起こす(図1-7)．過蓋咬合では下顎の前方成長が抑制される(図1-8)．

第1章 歯科矯正学概論　5

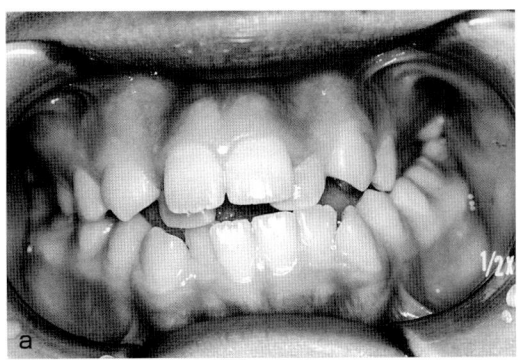

図1-7　臼歯部交叉咬合のため顎(a)や顔貌(b)の変形を起こしている．

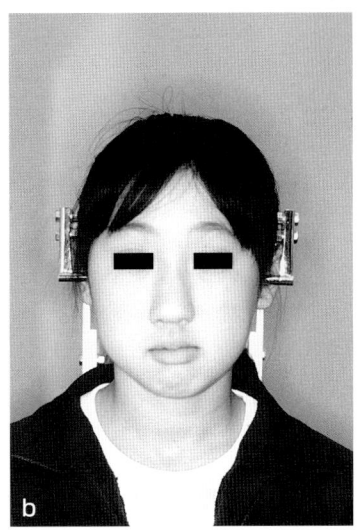

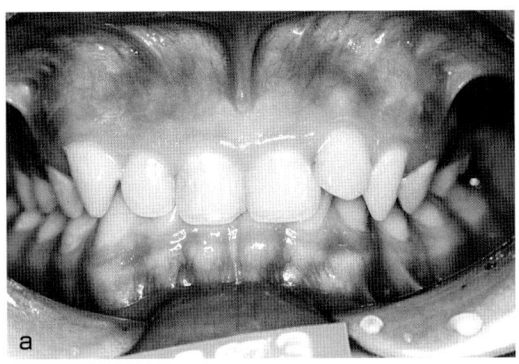

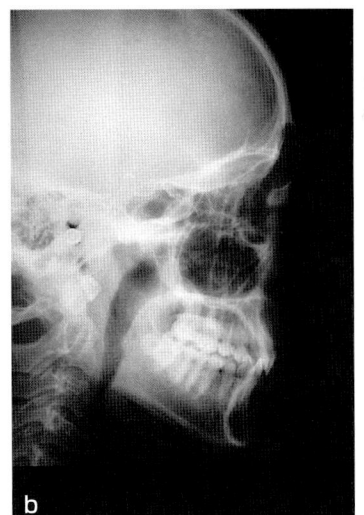

図1-8　a：過蓋咬合のため下顎の前方成長が抑制されている．b：同，側面頭部エックス線規格写真．

g．補綴作業を困難にする

　支台歯の著しい傾斜や捻転は補綴処置を困難にする．この際，簡単な矯正治療が補綴の前処置として応用される(**図1-9**)．

h．顎関節の障害を起こすことがある

　不正咬合により早期接触や咬頭干渉がある場合には下顎が異常な方向に誘導され，顎関節症を起こすことがある．とくに，過蓋咬合や骨格性開咬では顎関節症を生じやすい．

i．筋の形態や機能に影響を与える

　不正咬合は舌や口腔周囲筋の形態や機能に影

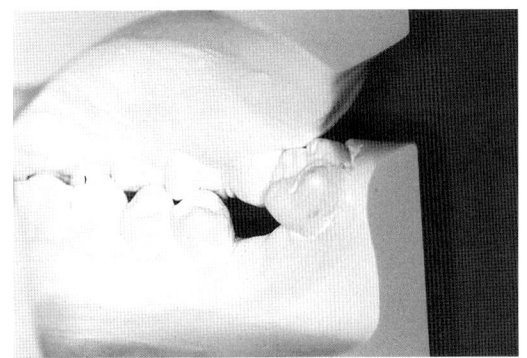

図1-9　下顎右側第二大臼歯の著しい舌側傾斜が補綴処置を困難にしている．

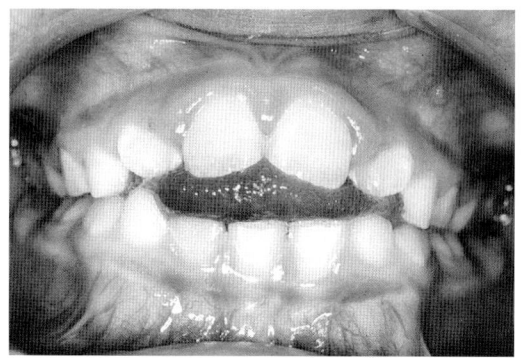
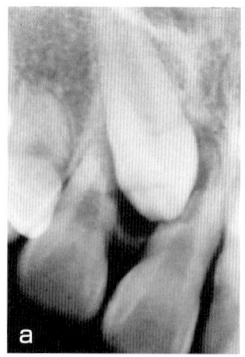
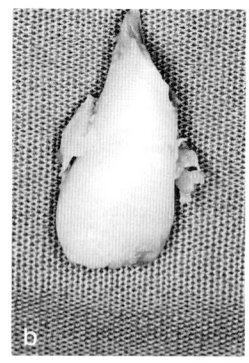

図1-10　開咬のため舌が嚥下時に口腔前庭に突出し，異常な嚥下行動を起こしている．

図1-11　a：上顎右側犬歯のため中・側切歯の歯根が吸収している．b：抜歯された側切歯は歯髄に達する歯根吸収を起こしていた．

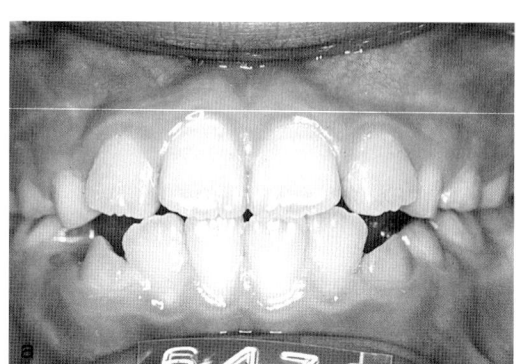
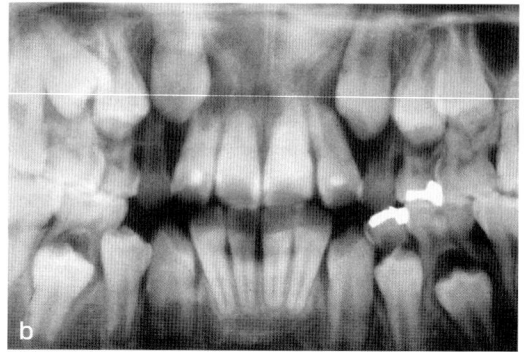

図1-12　前歯部の早期接触のため（a）上顎前歯が歯根吸収を起こしている（b）．

響を与える．開咬では舌が嚥下時に口腔前庭に突出し，異常な嚥下行動を起こす（図1-10）．上顎前突では口唇の閉鎖が困難になったり，下口唇を咬んだりする．

j．歯根吸収を起こすことがある

萌出方向の異常な永久歯はすでに萌出している永久歯の歯根を吸収することがある（図1-11）．前歯部の早期接触は上顎前歯の歯根吸収を起こすことがある（図1-12）．

B．心理的障害

不正咬合は心理的にも影響を及ぼす．劣等感を抱いたり，消極的になったりする．

1-4．矯正治療の目的

矯正治療の目的は不正咬合によって生じる障害を予防したり，改善したりすることである．

ツイード（Tweed，CH）は矯正治療の目的（目標）として①顔貌の最良のバランスと調和，②治療後の歯列弓の安定，③健康な口腔組織，④効率的な咀嚼機能をあげている．すなわち，アメリカでは矯正治療の第一の目的が顔貌の改善，つまり顔の審美性の回復である．しかし，本邦では矯正治療の第一の目的が顔貌の改善になることはほとんどない．

第2章
顎顔面の成長発育

2-1. 成長発育

矯正治療の対象は成長発育が旺盛な若年者とすでに完了している成人である．つまり，若年者では矯正治療の成績を向上させる成長発育を助長し，悪影響をもたらす成長発育を抑制しなければならない．成人では成長発育が利用できないがゆえに，若年者と異なった見地で診断し，矯正治療を行う必要がある．したがって，矯正歯科学では顎顔面領域の成長発育を十分に把握しておく必要がある．

A. 成長発育の定義

"成長(growth)"と"発育(development)"は厳密に言えば異なった生物学的変化である．トッド(Todd TW)は"成長は大きさの増加であり，発育は成熟への過程である"といっている．ワトソン(Watson EH)らは"成長は全身あるいはその一部分の大きさの増大を意味する．発育は技能の増大と機能の複雑化を示す．成熟と分化はしばしば発育の同義語として用いられる．つまり，発育は成長と関連性があるが，同一でないことは明白である"と述べている．すなわち，成長とは形態の増大であり，発育とは機能の分化，成熟，複雑化を意味する．

しかし，形態の増大は機能の複雑化を伴うことが多く，成長と発育はお互いに密接な関連性がある．したがって，成長と発育が区別されることは少なく，一語にして"成長発育"と表現することが多い．

B. 成長発育のパターン

身体を構成する各部分あるいは各臓器は出生から成人までの間にそれぞれが固有の時期と固有の比率をもって成長発育する．つまり，成長発育は生体各部でそれぞれ盛んに行われる時期と衰える時期がある．このような成長発育の様式を差動成長(differential growth)という．

この差動成長を明確に表現する1例として，ハリス(Harris JA)とスキャモン(Scammon RE)の臓器発育曲線がある(**図2-1**)．これは臓器を4型に分け，それぞれを特有な曲線で表したものである．すなわち，この臓器発育曲線は各臓器によって成長発育の速度やその推移が異なることを示している．臓器の4型とは一般型，

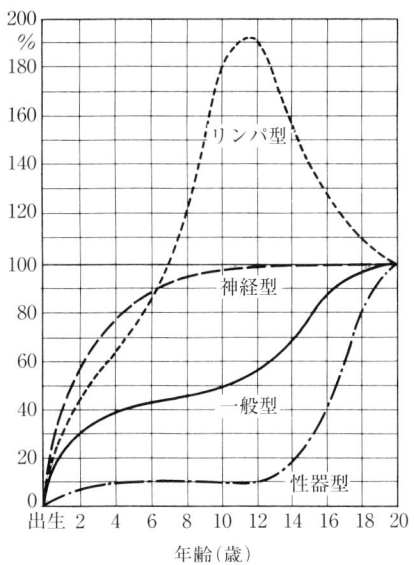

図2-1 ハリスとスキャモンの臓器発育曲線．

神経型，性器型，リンパ型である．

a．一般型(general type)

乳幼児期と思春期に著しい成長発育があり，学童期に緩慢な様相を呈する曲線である．この曲線はＳ字を引き伸ばした形をしているのでＳ字曲線（シグモイドカーブ）と呼ばれている．筋肉，骨格，身長，体重，顔面頭蓋がこの成長発育を示す．

b．神経型(neural type)

乳幼児期までに成人のほぼ90％の急激な成長発育があり，以降平坦に近い状態の緩慢な上昇を呈する曲線である．脳や脊髄，脳頭蓋（頭蓋冠，頭蓋底）がこの成長発育を示す．

c．性器型(genital type)

出生時から思春期まで著明な成長発育を示さず，思春期以降に急激に上昇する曲線である．子宮，卵巣，睾丸がこの成長発育を示す．

d．リンパ型(lymphoid type)

12歳前後に成人の200％近い最高の成長発育を遂げ，以降退縮して20歳くらいで成人の大きさに達する曲線である．胸腺，リンパ腺，扁桃腺がこの成長発育を示す．

2-2．頭部(頭蓋)の成長発育

頭部（頭蓋）は脳頭蓋と顔面頭蓋からなる．脳頭蓋は脳髄を包含し，神経型の成長発育をする．すなわち，成長発育は幼児期までにその大部分が完了する．これに対して顔面頭蓋は顔面を構成し，一般型の成長発育をする．すなわち，成長発育はＳ字曲線を描く．このように頭蓋は早期に成長発育する脳頭蓋と緩やかに成長発育する顔面頭蓋が一体となっており，生体中で最も複雑な成長発育を示す．したがって，頭部（頭蓋）の成長発育を脳頭蓋（頭蓋冠と頭蓋底）の成長発育，出生前と出生後の顔の成長発育，上顎と下顎骨の成長発育について把握する必要がある．

2-3．脳頭蓋の成長発育

A．頭蓋冠の成長発育

頭蓋冠は神経型の成長発育を示し，脳のそれと密接な関係がある．すなわち，頭蓋冠は脳実質の成長発育による圧力が刺激となり拡大する．

頭蓋冠の成長発育は膜内骨化による．つまり，縫合部での結合組織の増殖と化骨，ならびに頭蓋骨の外面での骨添加と内面での骨吸収による（図2-2，3）．頭蓋骨の骨添加は外面ばかりでなく内面でも起こり，頭蓋骨は平坦になる．縫合は出生時まだ完成せず，一部泉門として残っている（図2-3）．

B．頭蓋底の成長発育

頭蓋底は脳の成長発育に多大な影響を受け，神経型の成長発育をする．しかし，頭蓋底は顔面頭蓋と境界を接しているので，一般型の成長発育の影響も受ける．

頭蓋底の成長発育は軟骨性骨化と膜内骨化による．軟骨結合における軟骨性骨化（軟骨性成長）が成長発育の主役である．軟骨結合には蝶

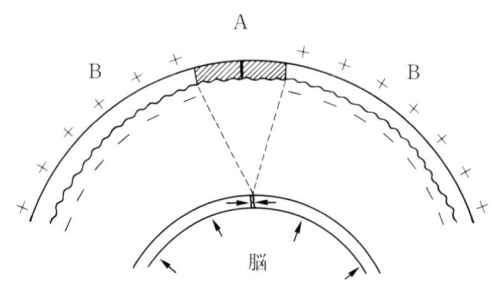

図2-2 頭蓋冠の成長発育．頭蓋冠は脳実質の成長発育による圧力が刺激となり拡大する．すなわち，縫合部(A)での結合組織の増殖と化骨，頭蓋骨(B)の外面での骨添加(＋)と内面での骨吸収(－)により成長発育する．

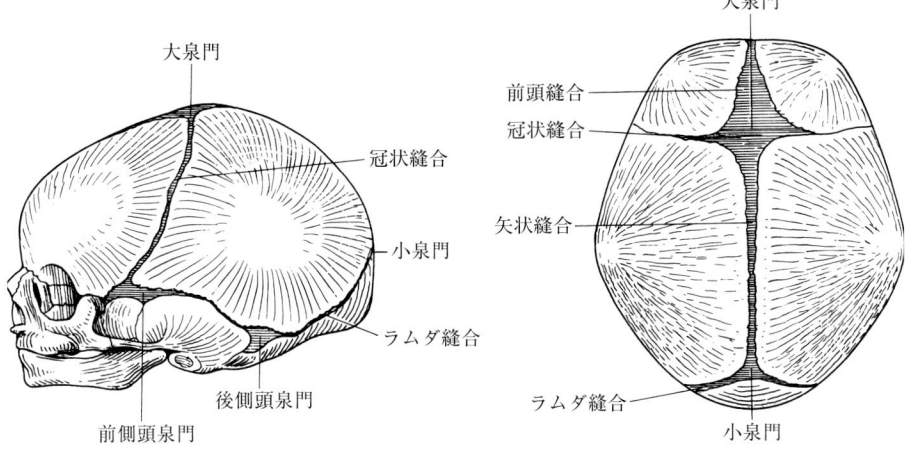

図2-3 新生児の頭蓋．新生児の頭蓋冠では縫合がまだ完成せず，一部泉門として残っている．小泉門は生後1～2か月，大泉門は生後1年半頃に閉鎖する(Gray, H., 1985より改変)．

形篩骨軟骨結合，蝶形骨間軟骨結合，蝶形後頭軟骨結合，後頭骨内軟骨結合がある．これらの軟骨結合は化骨の時期が異なる．すなわち，蝶形骨間軟骨結合は出生時すでに化骨しその活動を終了している．蝶形篩骨軟骨結合は7歳頃に化骨する．したがって，これ以降頭蓋底の中央部から前方部では成長発育がほとんど行われない．後頭骨内軟骨結合は3～5歳頃に化骨する．蝶形後頭軟骨結合は18～20歳になってはじめて化骨し，活動を停止する．つまり，脳頭蓋底の後方部では成長発育が20歳頃まで認められる（**図2-4**）．頭蓋底の成長発育には骨表面での骨添加と骨吸収（膜内骨化）も関与する．

2-4. 顔の成長発育

A. 出生前（胎生期）の顔の形成

a. 外鼻と口唇の形成（発生）

胎生3週頃には胚子の頭側に口窩（浅い外胚葉性陥凹）が出現する．顔はこの口窩を中心に形成が始まる．胎生4週の初め頃には口窩の周囲に隆起群が発生する．すなわち，口窩の尾方には両側に下顎隆起，側方には両側に上顎隆起，

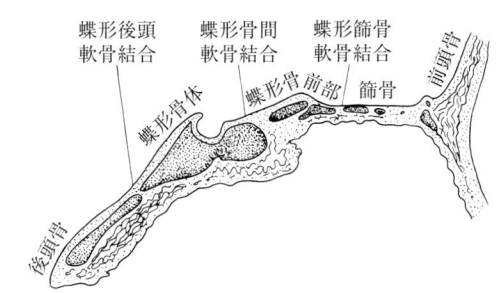

図2-4 頭蓋底の成長発育．頭蓋底に4つのは軟骨結合がある．それぞれ化骨し，活動を停止する時期が異なる．後頭骨内軟骨結合はこの図で見えない(Graber TM : Orthodontics principles and practice, Saunders WB Co, 1972)．

頭方には前頭隆起が形成される．

胎生4週中には両側の下顎隆起が癒合し，下顎が形成される．

胎生4週末には鼻板（楕円形の肥厚）が前頭隆起に出現する．胎生5週中には鼻板の周囲に馬蹄形の隆起が形成される．この内側部を内側鼻隆起，外側部を外側鼻隆起という．鼻板は内側鼻隆起と外側鼻隆起によって囲まれ陥凹して窪みとなり，鼻窩と呼ばれるようになる．

胎生5週末までには左右の上顎隆起が外側鼻隆起と癒合する．

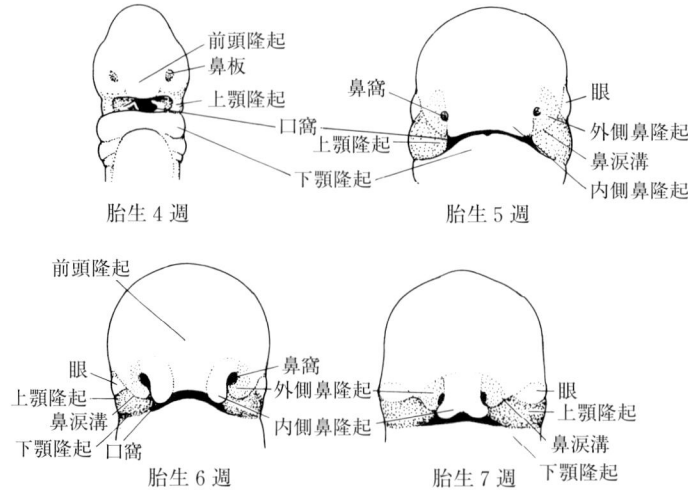

図2-5 出生前の顔の形成．胎生4週：前頭隆起の下方部に鼻板が形成される．胎生5週：上顎隆起が鼻涙溝に沿って外側鼻隆起と癒合する．胎生6，7週：上顎隆起が内側へ成長し，内側鼻隆起を正中に圧迫する．その後，左右の内側鼻隆起同士，内側鼻隆起と上顎隆起が癒合する(Langman J；沢野十蔵訳：人体発生学 正常と異常，医歯薬出版，東京，1985より一部改変)．

　胎生6～7週には上顎隆起が内側へ成長し，内側鼻隆起を正中に向かって圧迫する．その後，左右の内側鼻隆起同士が癒合し，その直後に内側鼻隆起と上顎隆起が癒合する(図2-5)．

　すなわち，鼻背と鼻尖部は前頭隆起から，外鼻の外側部と鼻翼部は外側鼻隆起から，上口唇の正中部，上顎の顎間部と外鼻の正中部は内側鼻隆起から，上口唇の側方部は上顎隆起から，下口唇は下顎隆起からそれぞれ形成される．

b．口蓋の形成(発生)

　胎生6週頃には上顎隆起の内側面から外側口蓋突起が生じる．この外側口蓋突起は初め舌の斜め下方に向かう．顎と頸部の発生に伴い，舌は小さくなり下方に沈下する．胎生7週頃には外側口蓋突起が舌の上方で垂直位から水平位となり，内側へ成長し互いに癒合する．すなわち，左右の外側口蓋突起は正中部で癒合して二次口蓋を形成する．外側口蓋突起は前方で内側鼻突起由来の正中口蓋突起(一次口蓋)と癒合する．

外側口蓋突起は下方に成長してきた鼻中隔と癒合する．鼻中隔と口蓋突起の癒合は胎生9週頃に前方より始まり，胎生12週頃に口蓋垂の領域で完了する(図2-6)．

　すなわち，口蓋は内側鼻突起と上顎突起から形成され，前方の三角形の一次口蓋と口蓋の大部分を占める二次口蓋からなる．

B．出生後の顔の成長発育

a．顔の高さ

　顔の高さは出生時全顔面高の38％が成長発育を完了している．しかし，この成長の割合は顔の幅や深さに比べて最も少ない．その後，6歳で80％，12歳で89％の成長発育が完了する．すなわち，一般に矯正治療を受ける年齢である10歳前後までに全顔面高の85～90％の成長発育が完了する(表2-1)．

　顔の後方部分は前方部分よりも比較的大きく増加する．この結果，下顎下縁平面の傾斜は増

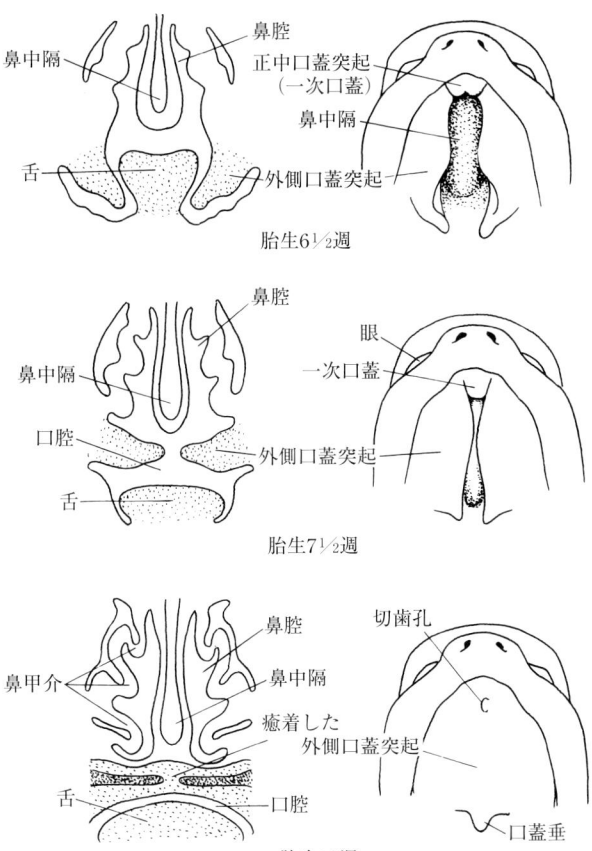

図2-6 口蓋の形成．胎生6 1/2週：外側口蓋突起は舌の両側で垂直位にある．正中口蓋突起（一次口蓋）と外側口蓋突起の間には裂隙がある．胎生7 1/2週：舌が下方に移動し，外側口蓋突起が水平位になる．胎生10週：両側の外側口蓋突起が癒合し，かつ鼻中隔とも癒合する．外側口蓋突起は前方で一次口蓋と癒合する（Langman J；沢野十蔵訳：人体発生学　正常と異常，医歯薬出版，東京，1985より一部改変）．

表2-1 出生後の顔の成長発育．顔は高さ，幅，深さでそれぞれ特徴的な成長発育を示す．

年	顔の大きさ 高さ mm	高さ %	幅 mm	幅 %	深さ mm	深さ %	顔と脳頭蓋との容量比	歯の萌出
0	47	38	78	56	40	40	1：8	無
2	83	68	111	80	75	75	1：6	乳歯咬合
6	96	80	117	83	80	85	1：5	第一大臼歯萌出
12	109	89	126	90	87	87		第二大臼歯萌出
18	122	100	140	100	98	98	1：2	第三大臼歯萌出

(Horowitz SL, et al.：The nature of orthodontic diagnosis, C.V. Mosby Co, 1986)

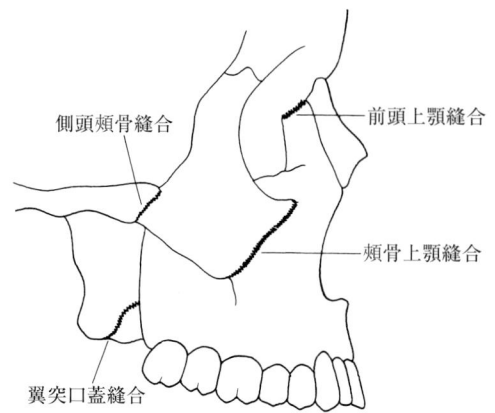

図2-7 上顎骨の4つの縫合．4つの縫合は互いに平行で，前下方に方向づけられている．これらの縫合部での成長発育が上顎を前下方に移動(転位)させる．

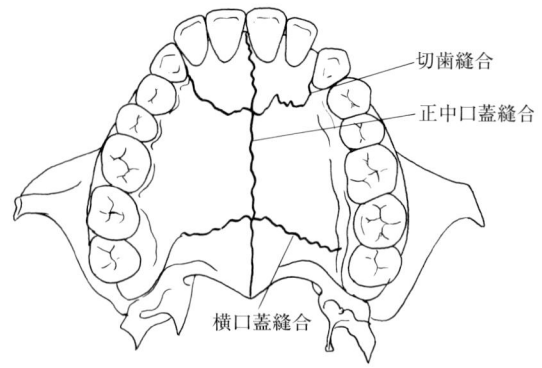

図2-8 口蓋における縫合．上顎の幅が正中口蓋縫合での成長発育によって増大する．

齢的に緩やかになる．

顔の高さの成長発育は乳歯や永久歯の萌出に伴う歯槽骨の発育に大きく関係がある．

b．顔の幅

顔の幅は出生時すでに56％が成長発育を完了している．出生時の顔の幅は高さや深さに比べて最も成人の大きさに近い．その後，6歳で83％，12歳で90％の成長発育が完了する．つまり，顔の幅の成長発育は顔の高さや深さに比べて最初に完了する(表2-1)．

顔の幅は下顎幅(顎角間幅径)が上顔幅(頬骨弓幅)よりわずかに増加する．すなわち，顔の幅は下方部分が上方部分に比べて増大する．

c．顔の深さ

顔の深さは出生時40％が成長発育を完了している．また，その後の成長発育の速度は遅く，成長期間は長い(表2-1)．

顔の深さは下顎面部が中顎面部より多く成長し，中顎面部が上顎面部より多く成長する．すなわち，顔の深さは増齢的に下方部分がより深くなる．したがって，下顎の前方への成長はかなり高年齢まである．

2-5．顎の成長発育

A．上顎の成長発育

上顎の成長発育は膜内骨化であり，縫合部での結合組織の増殖と化骨および骨表面での骨の添加と吸収による．

a．縫合部での結合組織の増殖と化骨

上顎には前頭上顎縫合，頬骨上顎縫合，側頭頬骨縫合，翼突口蓋縫合がある．これらの縫合は互いに平行で，同一方向(前下方)に方向づけられている．したがって，上顎は縫合部での成長発育によって前下方に移動(転位)する(図2-7)．

上顎には口蓋に正中口蓋縫合がある．この縫合部での成長発育によって上顎の幅が増加する(図2-8)．

b．骨表面での骨の添加と吸収

1) 上顎歯槽(列)弓

上顎歯槽(列)弓は上顎結節部での骨添加により長さ(深さ)が増大する．唇側歯槽部表面での骨吸収と内側面での骨添加により上顎歯列弓は後方に移動する．この唇(頬)側での骨吸収は頬骨突起の位置で終了し，それより後方は骨添加

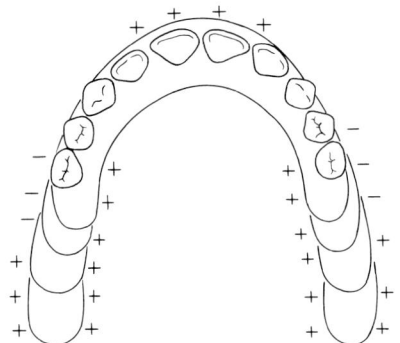

図2-9 上顎歯槽(列)弓の成長発育．上顎歯槽(列)弓は上顎結節部での骨添加(＋)により長さと幅が増大する．歯の萌出に伴う歯槽突起の骨添加(＋)により高さが増加する．歯列弓の前方部ではごくわずか歯槽骨の骨添加(＋)がある(Ross RB, et al : Cleft lip and palate, Williams and Wilkins Co, 1972)．

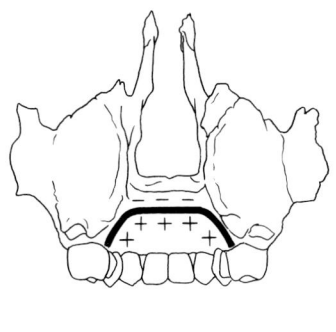

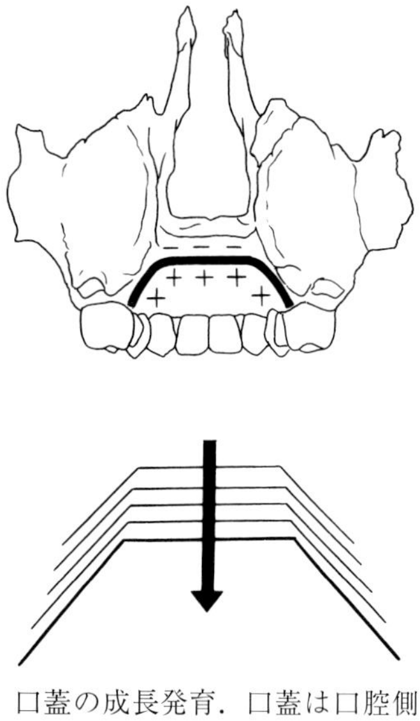

図2-10 口蓋の成長発育．口蓋は口腔側での骨添加(＋)と鼻腔側での骨吸収(－)により下方ならびに側方に移動する(Enlow DH : The human face, Harper & Row, 1968)．

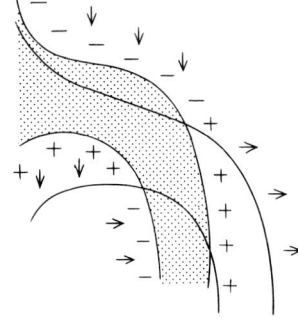

図2-11 頬骨弓の成長発育．頬骨突起(頬骨弓)は前面と内側面の骨吸収(－)および内前面と外側面の骨添加(＋)により後方かつ側方に移動する(Enlow DH : The human face, Harper & Row, 1968)．

となる．したがって，上顎歯槽(列)弓の後方部は後方に成長すると同時に幅が拡大する．前歯部の唇側歯槽部表面ではごくわずか骨添加がある(図2-9)．

歯の萌出に伴う歯槽突起の骨添加により上顎歯槽(列)弓の高さが増加する．

2) 口蓋

口蓋は口腔側での骨添加と鼻腔側での骨吸収により下方ならびに側方(頬側方向)に移動する．鼻腔は垂直方向に拡大される(図2-10)．

3) 頬骨弓

頬骨突起(頬骨弓)は前面と内側面の骨吸収，ならびに内前面と外側面の骨添加により後方かつ側方に移動する(図2-11)．

頬骨弓は上下縁で骨添加が起こる．頬骨弓上縁での骨添加は頭蓋底や眼窩に対して下方へ移動する頬骨弓の相対的位置を維持する．頬骨弓下縁での骨添加は上顎歯列弓(とくに大臼歯部)の下方への拡大に寄与する．

4) 切歯部

切歯部では舌面(口蓋側)での骨添加と唇面での骨吸収，ならびに前鼻棘部での骨添加が起こる．この結果，切歯部は下方ならびに多少後方に移動し，凹彎を呈する(図2-12)．

5) 鼻部

鼻部は上顎骨の前頭突起と鼻骨より成る．鼻部の骨は表面での骨添加と内面での骨吸収により側方，前方，上方に成長する．鼻腔は外表面の骨添加と内側壁面の骨吸収によって増大する．

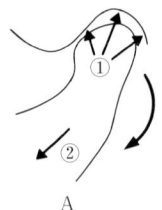 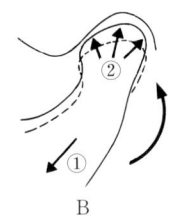

図2-13 下顎頭の成長発育(軟骨性骨化). A:下顎頭軟骨の増殖(①)によって,下顎頭が下顎窩に押しやられる.その結果,下顎骨が前下方に移動する(②).下顎頭は成長中心である.B:下顎骨を取り囲む機能的因子によって,下顎骨が前下方に移動する(①).その結果,下顎窩との間に生じた間隙を満たすために,下顎頭が軟骨性成長をする(②).下顎頭は成長の場である.

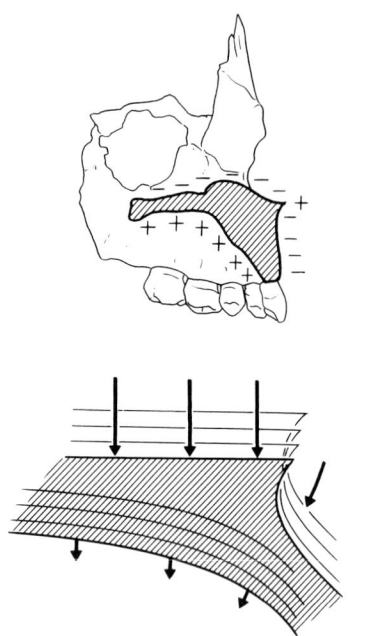

図2-12 切歯部の成長発育.切歯部は舌面(口蓋側)での骨添加(+)と唇面での骨吸収(-),ならびに前鼻棘部での骨添加(+)が起こる.この結果,切歯部は下方ならびに多少後方に移動し,凹彎する(Enlow DH: The human face, Harper & Row, 1968).

6)眼窩底部

眼窩底は骨の表面での骨添加と内面(上顎洞の上面)での骨吸収により,側方上方,前方に移動する.

B. 下顎骨の成長発育

下顎骨の成長発育は軟骨性骨化と膜内骨化であり,下顎頭の軟骨性骨化と下顎骨表面での骨添加と骨吸収による.

a. 下顎頭の軟骨性骨化

下顎頭は著明な軟骨の増殖,分化によって後上方に成長する.この結果,下顎骨は相対的に前下方に移動(転位)する.すなわち,下顎頭軟骨の増殖活動により生じた転位力が下顎を前下方に押し出す.この考え方は下顎頭が成長の中心(growth center)であるという説に基づく.し

かし,現在では下顎が成長の原動力となる機能的因子により前下方に移動し,下顎頭と下顎窩の解剖学的関係を維持するため,下顎頭での軟骨性骨化および膜内骨化が起こるという説が主流である.この説を機能マトリックス説(機能母体説,functional matrix theory)という.この下顎の成長の原動力となる機能的因子(functional matrix)とは下顎を取り囲む筋肉,神経,脈管,歯,口腔,鼻腔などの機能組織である.この説では下顎頭は成長の中心というより,むしろただ単なる成長の場(growth site)に過ぎないのである(図2-13).

b. 骨表面での骨の添加と吸収

1)顎関節部

下顎頭は骨内面での骨添加と骨外面での骨吸収により後上方へ移動する(図2-14).

2)筋突起

筋突起の上方部分は内側面が骨添加,外側面が骨吸収になり,上方,後方,内方に移動する.この結果,筋突起の先端間距離は増加し,基底部間距離は減少する.筋突起の下方部分は内側面が骨吸収,外側面が骨添加になり,外側に移動する(図2-15).

第2章 顎顔面の成長発育 15

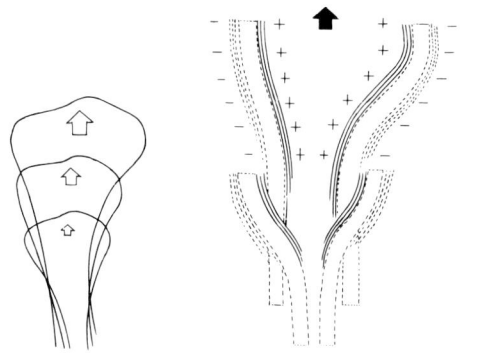

図2-14 顎関節部の成長発育．下顎頭は骨内面での骨添加（＋）と骨外面での骨吸収（−）により後上方へ移動する．(Enlow DH : The human face, Harper & Row, 1968).

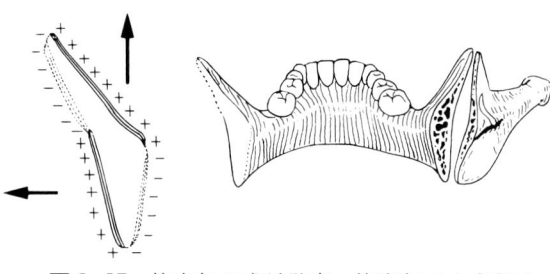

図2-15 筋突起の成長発育．筋突起の上方部分は内側面が骨添加（＋），外側面が骨吸収（−）になる．この結果，筋突起の先端間距離は増加し，基底部間距離は減少する．筋突起の下方部分は内側面が骨吸収（−），外側面が骨添加（＋）になり，外側に移動する(Enlow DH : The human face, Harper & Row, 1968).

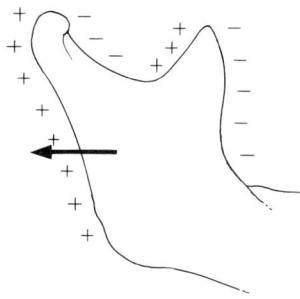

図2-16 下顎枝の成長発育．下顎枝は前縁の骨吸収（−）と後縁の骨添加（＋）により後方に移動する(Enlow DH : The human face, Harper & Row, 1968).

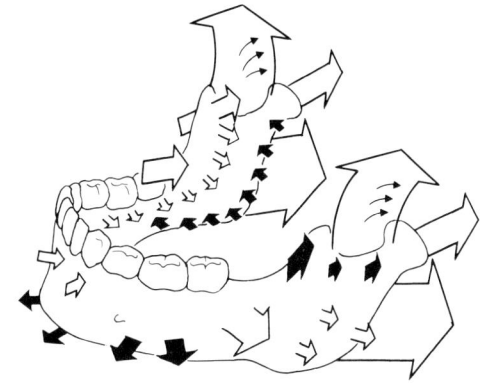

図2-17 下顎体とオトガイ部の成長発育．下顎体の内面は小臼歯より前方部分が骨添加（＋）により内側に移動する．小臼歯より後方部分は上方部分が骨添加（＋）により内側に，下方部分が骨吸収（−）により外側に移動する．下顎体の外面は犬歯間付近を除いて骨添加（＋）により外側に移動する．犬歯間歯槽付近ではオトガイ基底部の骨添加（＋）とその上方部分の骨吸収（−）によりオトガイ結節隆起が形成される(Enlow DH : The human face, Harper & Row, 1968).

3）下顎枝

下顎枝は筋突起と同様に，上方部分の内側面と下方部分の外側面で骨添加，上方部分の外側面と下方部分の内側面で骨吸収が起きる．また，下顎枝は前縁の骨吸収と後縁の骨添加により後方に移動する（図2-16）．

4）下顎体

下顎体の内面は小臼歯より前方部分が骨添加のため内側に移動する．小臼歯より後方部分は上方部分が骨添加により内側に，下方部分が骨吸収により外側に移動する．

下顎体の外面は犬歯間付近を除いて骨添加により外側に移動する．とくに，下顎骨下縁の骨添加は著明である（図2-17）．

歯の萌出に伴う歯槽突起への骨添加により下顎骨の高さが増大する．

5）オトガイ部

ヒトはオトガイをもつ唯一の霊長類である．オトガイ基底部は骨添加により突出する．オトガイ基底部より上方部分は骨吸収により内側に移動する．この結果，いわゆるオトガイ結節隆起が形成される（図2-17）．

第3章
正常咬合

3-1. 正常咬合の概念

　正常咬合とは中心咬合位(咬頭嵌合位)において，上下の歯が形態学的(解剖学的)に正しく咬合している状態である．しかし，正常咬合はただ単に上下の歯の静的な接触関係だけで定義されるべきではない．つまり，顎関節，咀嚼筋などと調和した正常な歯の動的(機能的)な接触関係も有するべきである．すなわち，正常咬合は上下の歯が形態的かつ機能的に正常な接触関係を有し，顎口腔系の他の構成要素と協調していなければならない．

3-2. 正常咬合の種類

A. 仮想正常咬合

　ヒトの歯がその機能を最大限に発揮できるような理想的な咬合をいう．

B. 典型正常咬合

　ある集団ないし民族に最も共通的な特徴をもつ正常咬合をいう．

C. 個性正常咬合

　歯の大きさや植立状態，顎骨の大きさや形態は各個人によって異なる．このような咬合を構成する素材の個体差を認めたうえで，各個人にとって最善の咬合状態をいう．矯正治療の最終目標となる咬合は個性正常咬合である．

D. 機能正常咬合

　形態学的(解剖学的)に多少の欠陥があっても，機能的に異常が認められない咬合をいう．

E. 歴齢正常咬合

　永久歯列期では不正咬合であるが，乳歯列期あるいは混合歯列期では正常と考えられる咬合をいう．つまり，各歯列弓の時期に応じて正常と考えられる咬合である．たとえば，乳歯列期の歴齢正常咬合には切端咬合や空隙歯列がある．混合歯列期の歴齢正常咬合にはアグリーダックリングステージ(ugly duckling stage，醜いアヒルの子の時期)や上下第一大臼歯の咬頭対咬頭の咬合がある(図3-1, 2)．

3-3. 正常咬合の成立条件

A. 上下顎骨の正常な形態と成長発育

　歯は歯槽突起を介して上下顎骨の上に植立している．したがって，上下顎骨が正しく調和した成長発育をし，正常な形態であることは最も基本的な正常咬合の成立条件である．

B. 正常な歯の大きさおよび形態

　歯の大きさや形態あるいは歯数の異常は不正咬合を生じる．たとえば，上顎側切歯の矮小化や下顎側切歯の先天的欠如では側方歯群の1歯対2歯の咬合関係が乱れる．日本人特有のシャ

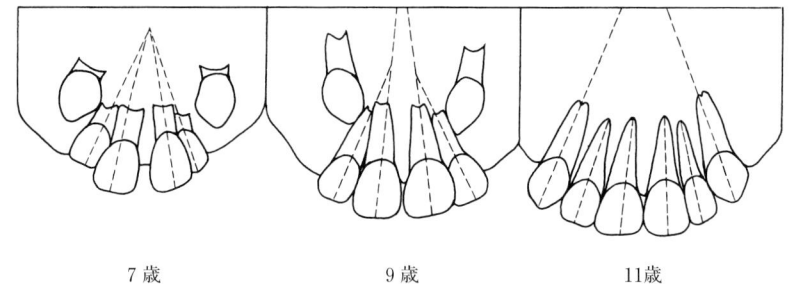

図3-1　上顎前歯部の萌出過程では正中離開と切歯の遠心傾斜が認められる．しかし，これは正常な発育過程の一現象である．この時期をブロードベントはアグリーダックリングステージ(醜いアヒルの子の時期)と命名した．

ベル状切歯は異常な厚径のために前歯のオーバージェットに悪影響を及ぼす．

C. 歯の大きさと顎骨の大きさの調和

歯の大きさと顎骨の大きさの不調和をディスクレパンシー(discrepancy)という．歯の大きさが顎に比べて大き過ぎる場合には叢生，上顎前突，上下顎前突になる．逆の場合には空隙歯列になる．

D. 歯の正常な咬頭嵌合および隣接面の接触関係

上下の歯が1歯対2歯の関係で咬頭嵌合し，かつ正しい隣接面の接触関係を保つことは正常咬合を保持する条件である．

E. 歯周組織の健康

歯を支持する歯周組織の健康は正常咬合を保持するうえで重要である．重篤な歯周疾患では上顎前歯の唇側傾斜を起こす．

F. 筋の正常な発育と機能

筋の正常な発育と機能は顎骨の成長発育，咬合や歯列の発育と安定に大きな影響を及ぼす．筋には直接歯列や咬合，顎骨の成長発育に関与

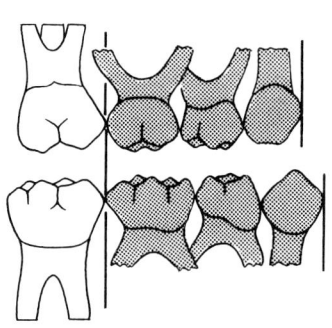

図3-2　ターミナルプレーンが垂直型の場合には第一大臼歯は咬頭対咬頭の咬合になる．混合歯列期ではこの対咬関係が正常である．

する舌や顔面筋群，咀嚼筋群，舌骨上筋群，舌骨下筋群がある．このほか頭部の姿勢を保持する後頭部や頸部の筋群などがある．とくに，歯列の内側から働く舌圧と口唇・頬など外側から働く筋群の機能圧が平衡状態を保っていなければならない(図3-3)．たとえば，歯列の内側からの機能圧の乱れには大舌症，無舌症や小舌症，舌の異常行動などがある．大舌症では空隙歯列弓や前突・開咬，無舌症や小舌症では重篤な叢生，舌の異常行動では開咬を引き起こす．歯列の外側からの機能圧の乱れには口呼吸や吸指癖による口腔周囲筋の異常な行動がある．

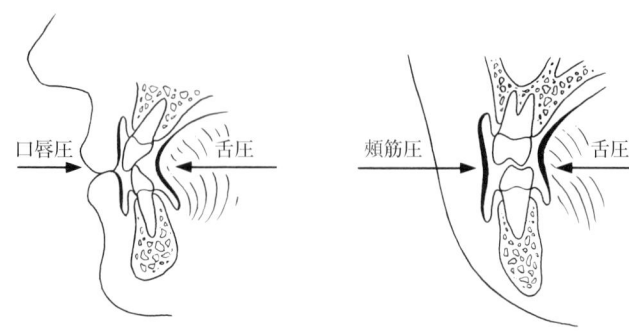

図 3-3 歯列の内側から働く舌圧と口唇・頰など外側から働く筋群の機能圧が平衡状態を保っていることは正常咬合の成立条件の一つである(Graber TM: Orthodontics principles and practice, Saunders WB Co, 1972).

ブロディー(Brodie AG)は歯列の外側からの筋の機能力としてバクシネーターメカニズム(buccinator mechanism, 頰筋機能機構)に注目している．歯列上では外側から作用する口唇や頰などの力と内側から作用する舌の力が平衡状態を保っている．すなわち，歯列の外側からは口輪筋，口角から始まり歯列を帯状に包む頰筋，臼歯の後方の翼突下顎縫線で頰筋と結ばれる上咽頭収縮筋による機能力が作用する．これに対して歯列の内部からは舌が拮抗する．この歯列の外側からの機能力をバクシネーターメカニズムという(図3-4)．

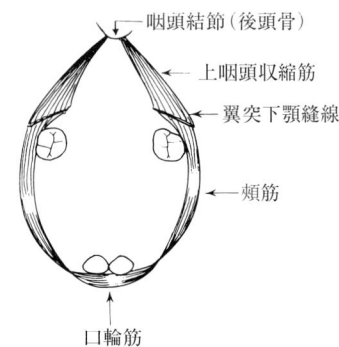

図 3-4 バクシネーターメカニズム(頰筋機能機構)．歯列を帯状に包む口輪筋，頰筋，上咽頭収縮筋が正常咬合の成立に寄与している(Graber TM: Orthodontics principles and practice, Saunders WB Co, 1972).

G．顎関節の正しい形態と機能

顎関節が正常な形態を有し，正しい機能を営むことは咬合の保全に必要である．

3-4．永久歯列期の正常咬合の特徴

A．一般的特徴

a．上下の歯の大きさの差異によって

1) 上下の歯の対咬関係は1歯対2歯の関係を示す．ただし，下顎中切歯と上顎第三大臼歯は1歯対1歯の関係である．

2) 上顎の歯は下顎の歯を被蓋する．前歯部では上顎の歯が下顎の歯の1/3～1/4を被蓋する．臼歯部では上顎臼歯の頰側咬頭が下顎臼歯の頰側咬頭を被蓋する．

b．上下の歯の形態の相違によって

歯面接触，咬頭頂と窩の接触，隆線と歯間鼓形空隙の接触，隆線と溝の接触など部位によって特殊な接触関係を生じる．

c. 歯の傾斜や植立状態の相違によって

被蓋の深さの相違やスピーの彎曲などを生じる．

B. ヘルマンとフリエールの説

ヘルマン(Hellman M)とフリエール(Friel S)は正常咬合の上下の歯の接触関係を次の4つの因子に分類した．

a. 歯面接触

たとえば上顎中切歯の舌面は下顎中切歯の唇面1/3～1/4を覆い，接触する．

b. 咬頭頂と窩の接触

たとえば上顎第一大臼歯の近心舌側咬頭頂は下顎第一大臼歯の中央窩と接触する．

c. 隆線と歯間鼓形空隙の接触

たとえば上顎第一小臼歯の頬側咬頭の三角隆線は下顎第一・第二小臼歯の歯間鼓形空隙と接触する．

d. 隆線と溝の接触

たとえば上顎第一大臼歯の近心頬側咬頭の三角隆線は下顎第一大臼歯の頬面溝と接触する．

この説ではこれらの4つの接触関係が理想的な咬合状態において138か所ある．

第4章
不正咬合

4-1. 不正咬合の概念

不正咬合(malocclusion)とは歯あるいは顎顔面頭蓋がなんらかの原因で形態的あるいは機能的な異常をきたし，正常な咬合を営むことのできない状態の総称である．不正咬合には歯の位置異常や歯列弓形態の異常から，さらに上下歯列弓関係の異常などがあり，その種類は多種多様である．これらの異常が単独で認められることもあるが，複数の異常が複雑に関連して出現することも多い．

4-2. 歯の位置異常

A. 個々の歯の位置異常

a. 転位(transversion)

歯が歯列弓内の正常な位置から近遠心あるいは唇(頬)舌方向に偏位している状態をいう(図4-1，2)．

1) 近心転位：歯列弓内で正常な位置より正中線に近づいている状態
2) 遠心転位：歯列弓内で正常な位置より正中線から遠ざかっている状態
3) 唇側転位：歯列弓内で正常な位置より唇側にある状態(切歯・犬歯に適用される)
4) 頬側転位：歯列弓内で正常な位置より頬側にある状態(小臼歯・大臼歯に適用される)
5) 舌側(口蓋側)転位：歯列弓内で正常な位置より舌側(口蓋側)にある状態

b. 捻転(torsiversion)

歯がその長軸を中心に回転している状態をいう．回転(rotation)ともいう(図4-3)．

c. 傾斜(axiversion)

歯がその近遠心軸あるいは唇(頬)舌軸を中心に回転している状態をいう(図4-1，4〜6)．

1) 唇(頬)側傾斜：近遠心軸を中心に歯冠が唇(頬)側に回転している状態

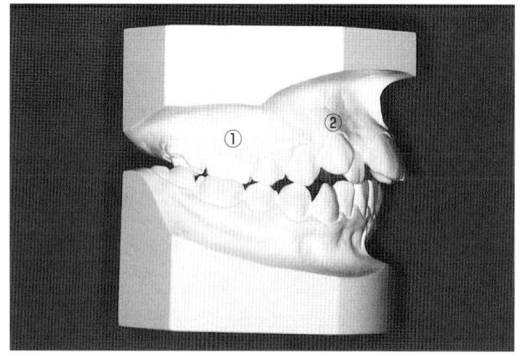

図4-1 近心転位：①上顎右側第一大臼歯．近心傾斜：②上顎右側犬歯．

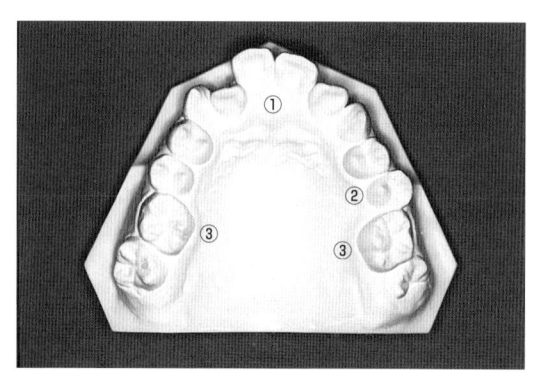

図4-2 唇側転位：①左右側中切歯．頬側転位：②左側第二小臼歯．舌側(口蓋側)転位：③左右側第一大臼歯．

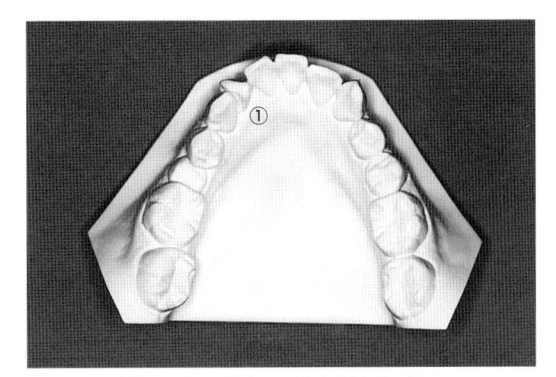

図4-3 捻転：①左側側切歯．

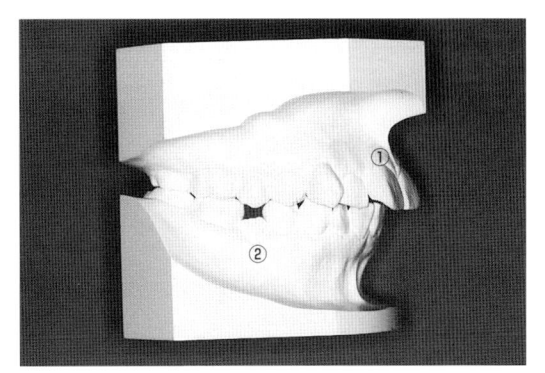

図4-4 唇(頰)側傾斜：①上顎左右側中切歯．低位：②下顎右側第二小臼歯．

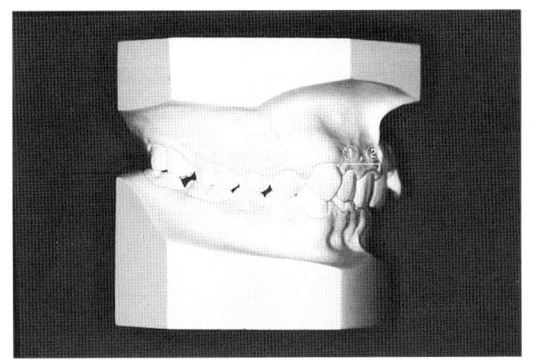

図4-5 舌側傾斜：①上顎右側中・側切歯と左側中切歯．高位：②上顎右側中・側切歯と左側中切歯．

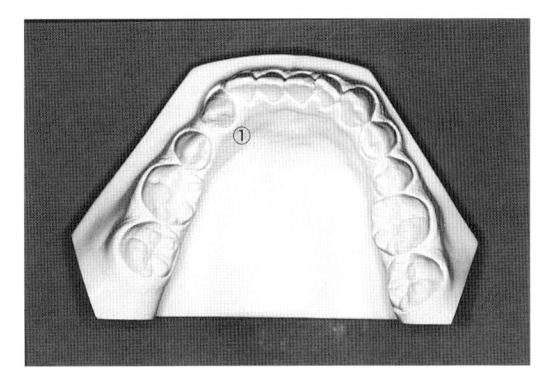

図4-6 遠心傾斜：①左側犬歯．

2）舌側傾斜：近遠心軸を中心に歯冠が舌側に回転している状態

3）近心傾斜：唇(頰)舌軸を中心に歯冠が近心に回転している状態

4）遠心傾斜：唇(頰)舌軸を中心に歯冠が遠心に回転している状態

d．移転(transversion)

2本の歯が互いにその位置を交換した状態をいう．また，単に歯が本来の位置から著しく異なった位置に萌出した状態もいう．

e．高位(supraversion)

歯が咬合線を越える位置にある状態をいう．挺出(elongation)ともいう（図4-5）．

f．低位(infraversion)

歯が咬合線に達しない位置にある状態をいう（図4-4）．

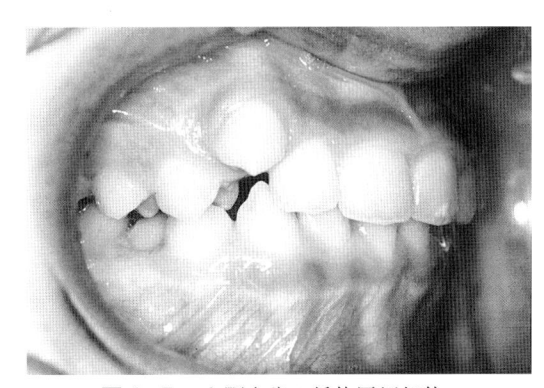

図4-7 上顎犬歯の低位唇側転位．

個々の歯の位置異常は単独に現れることもあるが，複合して出現することもある．たとえば，上顎犬歯が唇側かつ上方に位置するいわゆる"八重歯"は上顎犬歯の低位唇側転位という（図4-7）．

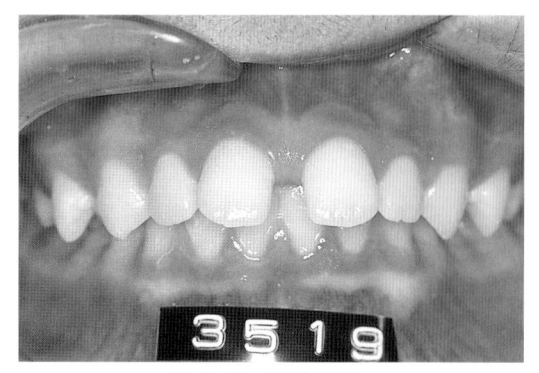

図4-8 正中離開.

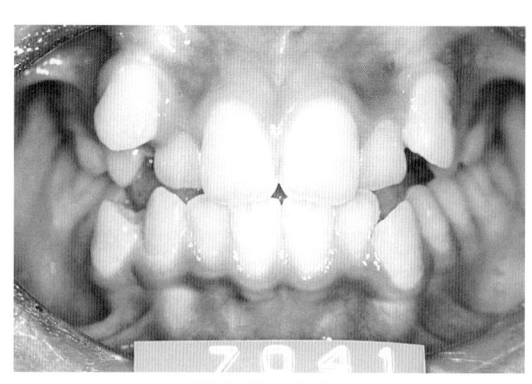

図4-9 叢生.

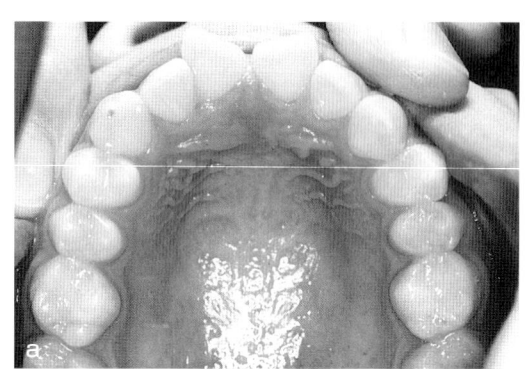

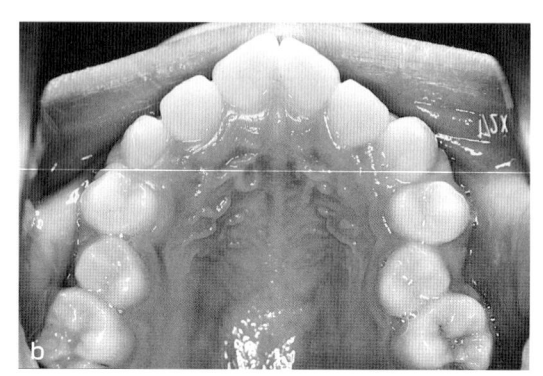

図4-10 対称捻転. a:翼状捻転. b:相対捻転.

B. 数歯にわたる位置異常

個々の歯の位置異常が2歯ないし数歯に現れた状態である．次のような特別な呼称がある．

a. 正中離開(diastema)

左右中切歯の間に空隙のある状態をいう．上顎に多い(図4-8)．

b. 叢生(crowding)

歯が数歯にわたって唇(頰)側，舌側に転位している状態をいう．乱杭歯ともいう(図4-9)．

c. 対称捻転(winging・counterwinging)

上顎左右中切歯が対称的に捻転した状態をいう．これには上顎左右中切歯が近心捻転した翼状捻転(winging)と遠心捻転した相対捻転(counterwinging)がある(図4-10)．

4-3. 歯列弓形態の異常

歯列弓形態の異常は数歯の連続した位置異常，顎骨の変形，先天異常などに起因する．

一般的には次のようなものがある．

A. 狭窄歯列弓(constricted arch)

側方歯群の舌側転位により幅径の狭い歯列弓をいう．異常嚥下癖などによるバクシネーターメカニズムの乱れが原因になることが多い．高口蓋を呈する場合が多い(図4-11)．

B. V字形歯列弓(V-shaped arch)

狭窄歯列弓に属する．側方歯群が舌側転位し、かつ前歯が唇側に転位あるいは傾斜して歯列弓全体がV字形を呈している．上顎歯列弓に多く認められる(図4-12)．

C. 鞍状歯列弓(saddle shaped arch)

下顎歯列弓に認められる．小臼歯が舌側に転位し，歯列弓全体が馬の鞍の断面のような形を

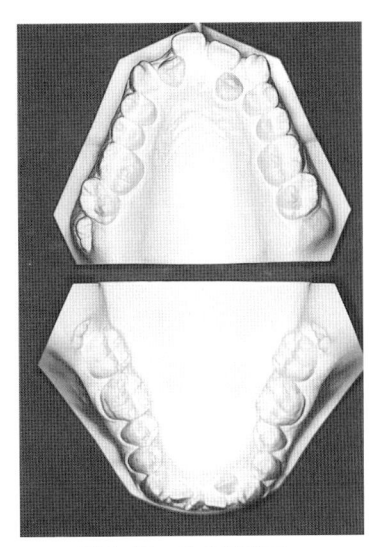

図4-11 狭窄歯列弓.

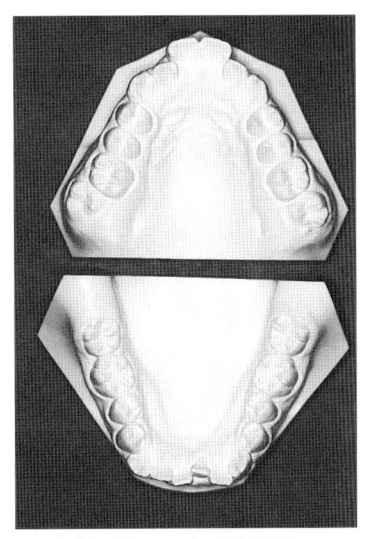

図4-12 V字形歯列弓.

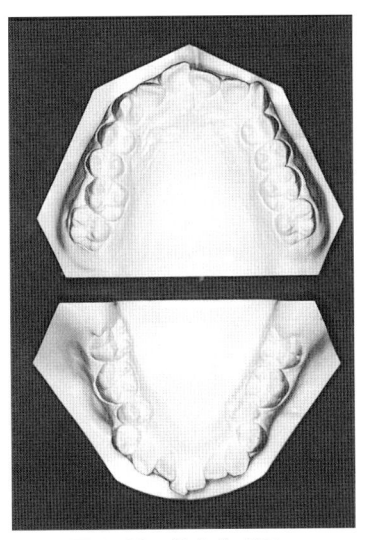

図4-13 鞍状歯列弓.

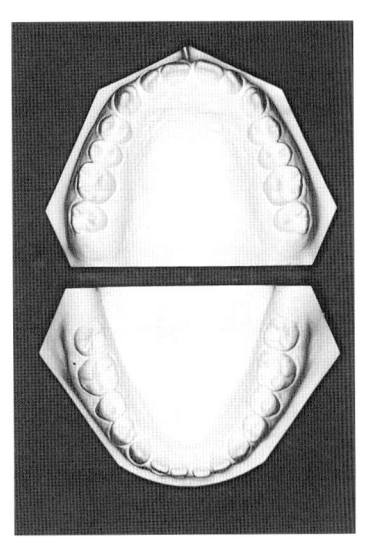

図4-14 空隙歯列弓.

呈している．下顎骨の劣成長や第一大臼歯の著しい近心転位に起因することが多い（図4-13）．

D．空隙歯列弓（spaced arch）

歯と歯の間に空隙のある歯列弓をいう．顎骨の過大または歯の矮小に起因する（図4-14）．

4-4．上下歯列弓関係の異常

上下歯列弓関係の異常には近遠心（前後）関係，垂直（上下）関係および水平（側方）関係の異常がある．

A．近遠心（前後）関係の異常

上顎歯列弓と下顎歯列弓の近遠心関係の異常な組み合わせには次の8通りがある．

a．上顎歯列弓の位置が正常である場合

1）下顎歯列弓が近心位をとる下顎近心咬合（下顎の過成長）

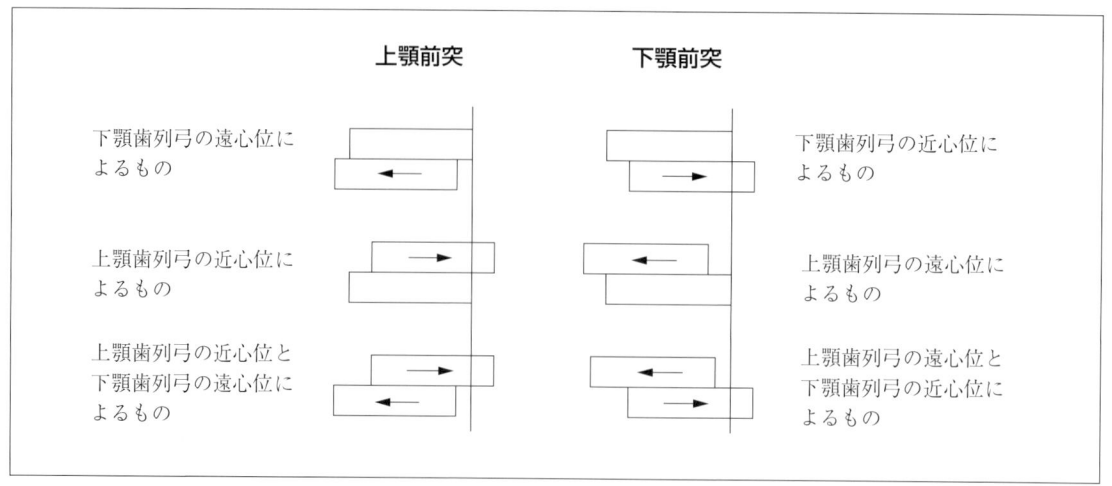

図4-15 上下顎歯列弓の近遠心関係の異常.

2)下顎歯列弓が遠心位をとる下顎遠心咬合(下顎の劣成長)

b. 下顎歯列弓の位置が正常である場合

1)上顎歯列弓が近心位をとる上顎近心咬合(上顎の過成長)

2)上顎歯列弓が遠心位をとる上顎遠心咬合(上顎の劣成長)

c. 上下歯列弓がともに異常な位置をとるもの

1)上下歯列弓がともに近心位をとるもの(上下顎前突)

2)上下歯列弓がともに遠心位をとるもの(上下顎後退)

3)上顎歯列弓が近心位をとり,下顎歯列弓が遠心位をとるもの(下顎遠心咬合を伴う上顎前突)

4)上顎歯列弓が遠心位をとり,下顎歯列弓が近心位をとるもの(上顎の劣成長を伴う下顎前突)

上下歯列弓の近遠心関係の異常を歯の対咬関係だけで判定すると,a.の2),b.の1),c.の3)は形態的に同じ上顎前突である.また,a.の1),b.の2),c.の4)は形態的に同じ下顎前突に属する(図4-15).すなわち,上下歯列弓の近遠心的関係の異常には3種類の上顎前突,3種類の下顎前突,上下顎前突,上下顎後退がある(図4-16～19).

B. 垂直(上下)関係の異常

上下歯列弓の垂直関係の異常には過蓋咬合,切端咬合,開咬がある.

a. 過蓋咬合(deep overbite)

中心咬合位において上下前歯部の垂直的被蓋(オーバーバイト)が著しく深い咬合状態をいう.上顎切歯が下顎切歯の歯冠を2/3以上被覆している状態をいう.過蓋咬合には前歯部の高位によるものと臼歯部の低位によるものがある(図4-20).

b. 切端咬合(edge to edge occlusion)

中心咬合位において上下前歯部が互いに切端(切縁)で咬合する状態をいう(図4-21).

c. 開咬(open bite)

中心咬合位において数歯にわたって低位歯があり,上下の歯の間に垂直的な空隙のある咬合状態をいう.開咬状態は前歯部にも臼歯部にも出現する.前歯部の開咬が一般的である.開咬には指しゃぶりや舌突出癖などの口腔習癖に起因するものと異常な顎骨の発育に起因するものがある(図4-22).

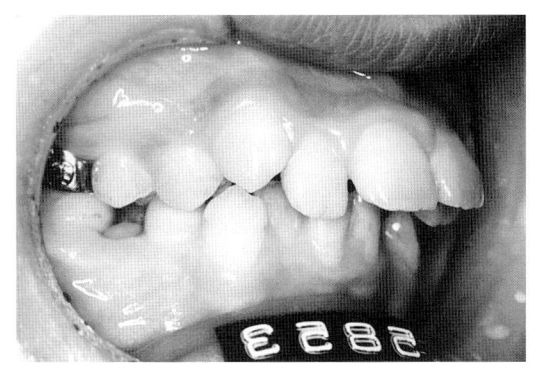

図4-16 上顎前突.

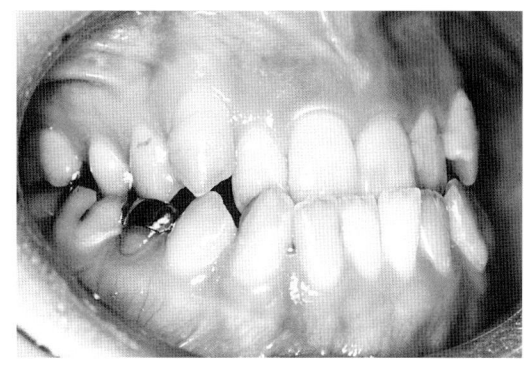

図4-17 下顎前突.

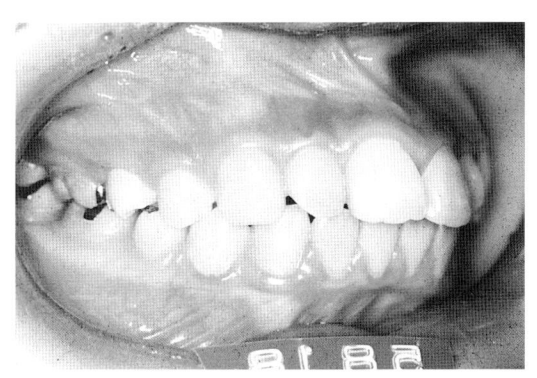

図4-18 上下顎前突.

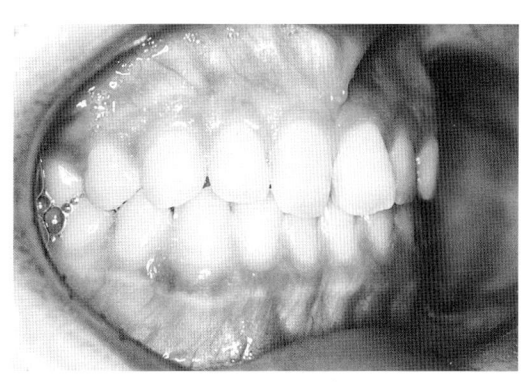

図4-19 上下顎後退.

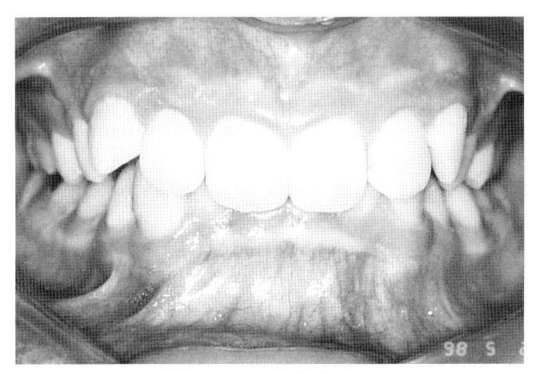

図4-20 過蓋咬合.

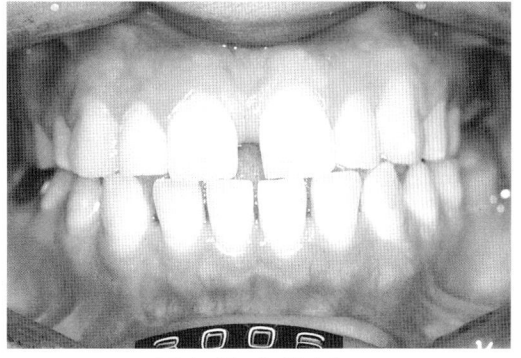

図4-21 切端咬合.

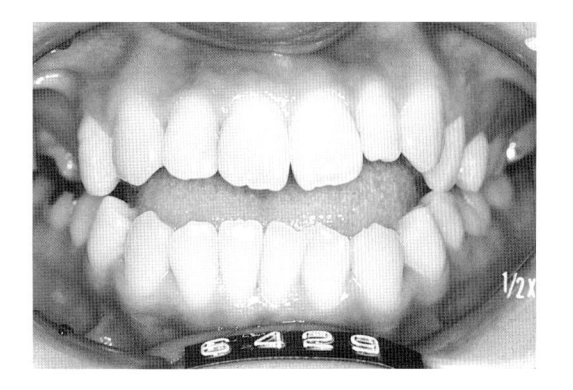

図4-22 開咬.

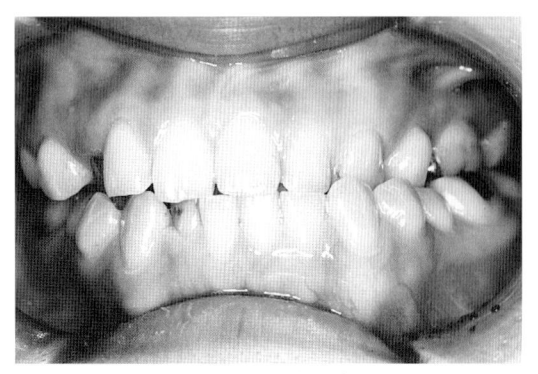

図4-23 片側性臼歯部交叉咬合.

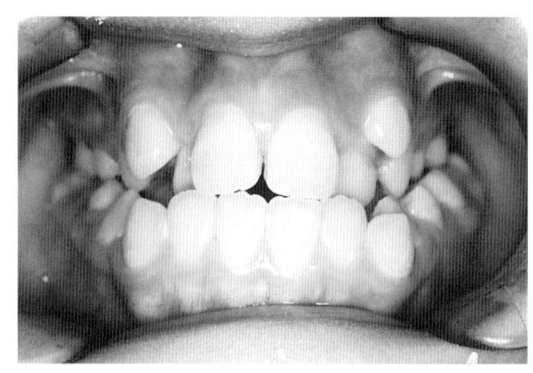

図4-24 両側性臼歯部交叉咬合.

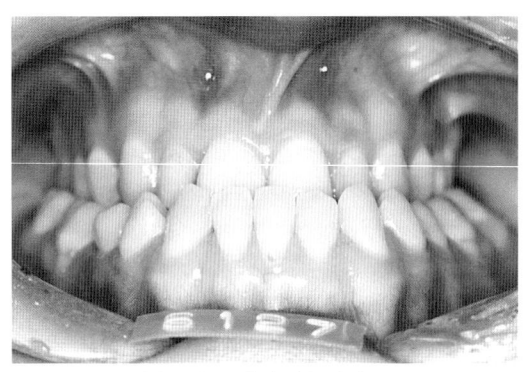

図4-25 全歯舌側咬合.

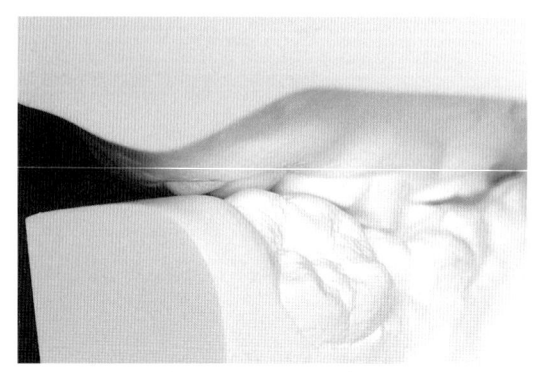

図4-26 鋏状咬合.

C. 水平(側方)関係の異常

水平的関係の異常には交叉咬合と鋏状咬合がある.

a. 交叉咬合(cross bite)

上顎臼歯部が下顎臼歯部に対して口蓋側に咬合する状態をいう. 片側性と両側性がある.

1) 片側性臼歯部交叉咬合(unilateral posterior cross bite)

臼歯部の交叉咬合が片側性に出現した状態である. 交叉咬合のうち出現頻度が最も高い. 一般に交叉咬合といえばこれを示す. 原因には局所的な歯の位置異常(歯槽性), 顎骨の形態異常(骨格性), 咬頭干渉(機能的)などがある. 上下の正中線は一致しないことが多い. 骨格性では顔貌の左右非対称を伴うこともある(図4-23).

前歯部反対咬合は前歯部に交叉咬合が出現した状態なので前歯部交叉咬合(anterior cross bite)ともいう.

2) 両側性臼歯部交叉咬合(bilateral posterior cross bite)

臼歯部の交叉咬合が両側性に出現した状態である. 下顎骨が上顎に対して前方に位置することに起因することが多い. 上下の正中線は一致していることが多い(図4-24).

両側性臼歯部交叉咬合に前歯部反対咬合(交叉咬合)を伴うものは全歯舌側咬合(total cross bite, total lingual occlusion)と呼ばれる(図4-25).

b. 鋏状咬合(buccal cross bite)

上顎臼歯の舌側咬頭が下顎臼歯の頬側に咬合する状態をいう(図4-26).

第5章
不正咬合の分類

5-1. 不正咬合の分類概論

　不正咬合は多種多様であり，無限の変異に富んでいる．しかし，不正咬合の分類・類型化は診断や治療方針の樹立あるいは不正咬合の情報化において必要不可欠である．

　分類には原因によるものと症候(形態)によるものがある．不正咬合の原因は非常に多く，多数の因子が複雑に絡み合っている．したがって，原因による分類はきわめて困難である．現在普及している分類は症候的(形態的)分類法である．症候的(形態的)分類法は多くの研究者によって種々なものが発表されてきた．これらの中で最も世界的に広く使用されているのがアングル(Angle EH)の不正咬合の分類である．

　本章では慣用的な不正咬合の分類法(不正咬合の種類)，臨床的な不正咬合の分類法，アングルの不正咬合の分類法について記述する．

5-2. 慣用的な不正咬合の分類法(不正咬合の種類)

A. 上顎前突(maxillary protrusion)

　上顎歯列弓が下顎歯列弓に対して近心に位置し，オーバージェットが7～8mm以上ある咬合状態の総称である(図4-16)．

B. 下顎前突(mandibular protrusion)

　下顎歯列弓が上顎歯列弓に対して近心に位置し，オーバージェットが反対になっている咬合状態の総称である(図4-17)．

C. 上下顎前突(bimaxillary protrusion)

　上下顎の前突または上下前歯の唇側傾斜を呈している咬合状態である(図4-18)．

D. 過蓋咬合(deep overbite)

　オーバーバイトが著しく深い咬合状態をいう．上顎切歯が下顎切歯の歯冠を2/3以上被蓋している状態をいう(図4-20)．

E. 切端咬合(edge to edge occlusion)

　上下前歯が互いに切端(切縁)で咬合する状態をいう(図4-21)．

F. 開咬(open bite)

　数歯にわたって低位歯があり，上下の歯の間に垂直的な空隙がある咬合状態をいう(図4-22)．

G. 交叉咬合(cross bite)

　上顎臼歯部が下顎臼歯部に対して口蓋側に咬合する状態をいう(図4-23～25)．

H. 鋏状咬合(buccal cross bite)

　上顎臼歯の舌側咬頭が下顎臼歯の頬側に咬合する状態をいう(図4-26)．

機能的下顎近心咬合　　機能的下顎遠心咬合　　機能的交叉咬合

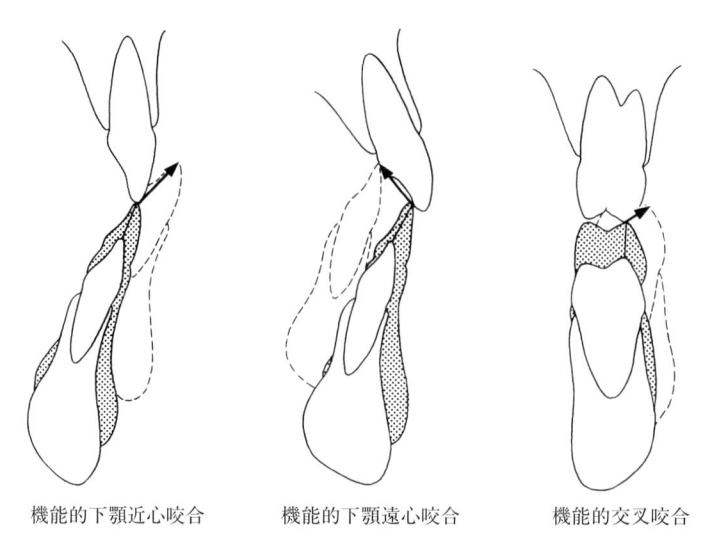

図5-1　機能的不正咬合．機能的不正咬合では下顎安静位(□)から中心咬合位(▣)に至る過程(閉鎖路)で，下顎が初期接触位(▦)から前後左右に偏位して不正な位置で咬合する．

I. 犬歯低位唇側転位(infralabioversion of canine)

犬歯が低位で，かつ唇側に転位している状態をいう．上顎のそれはいわゆる"八重歯"と呼ばれている(図4-7)．

J. 正中離開(diastema)

左右中切歯の間に空隙のある状態をいう(図4-8)．

K. 叢生(crowding)

歯が数歯にわたって唇(頰)側，舌側に転位している状態をいう(図4-9)．

L. 対称捻転(winging・counterwinging)

上顎左右中切歯が対称的に捻転した状態をいう．翼状捻転(winging)と相対捻転(counterwinging)がある(図4-10)．

5-3. 臨床的な不正咬合の分類法

A. 歯槽性不正咬合

不正咬合の原因が主に歯にあるものをいう．

B. 骨格性不正咬合

不正咬合の原因が主に骨格にあるものをいう．

C. 機能的不正咬合

下顎は反射的に早期接触や咬頭干渉を逃避して異常な咬合位になる．下顎安静位から中心咬合位に至る過程(閉鎖路)で早期接触があると，下顎は上下の歯が最初に接触した位置(初期接触位)から前後左右に偏位して不正な位置で咬合する．このような不正咬合を機能的不正咬合という．

次の3種類に大別される(図5-1)．

a. 機能的下顎近心咬合

下顎が早期接触により本来の咬合位より近心に咬合するものをいう．

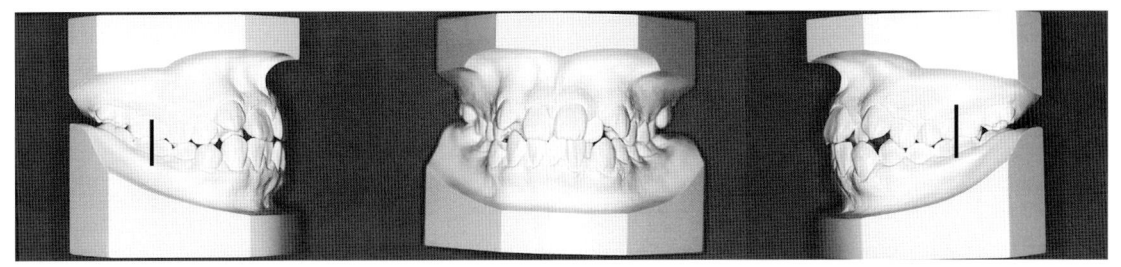

図5-2 アングルⅠ級不正咬合.

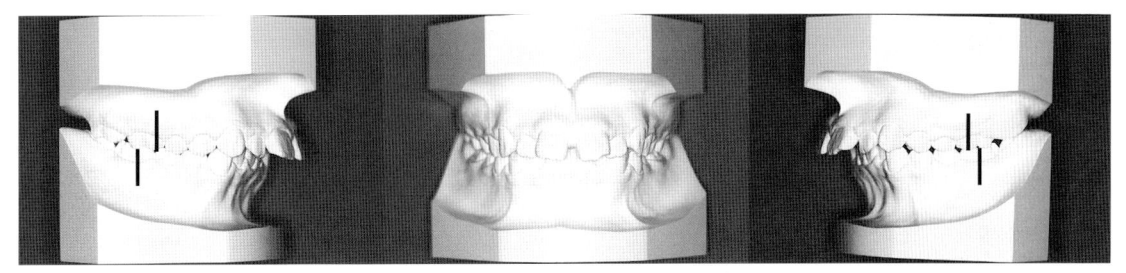

図5-3 アングルⅡ級1類不正咬合.

b. 機能的下顎遠心咬合

下顎が上顎前歯の舌面に誘導されて，本来の咬合位より遠心に咬合するものをいう．

c. 機能的交叉咬合

下顎が早期接触により本来の咬合位より外れて交叉して咬合するものをいう．

5-4. アングルの不正咬合の分類法

A. 特徴

1899年，アングル(Angle EH)が不正咬合の分類法を発表した．この分類法は現在も広く全世界で用いられている．

アングルは不正咬合を上下歯列弓の近遠心的な対咬関係だけに着目して分類した．しかも上顎歯列弓の近遠心的位置は正常位にあるとした．これにより不正咬合をわずか3種類だけに分類した．

上下歯列弓の対咬関係を上下第一大臼歯の近遠心的咬合状態だけで判定した．すなわち，上顎第一大臼歯の近心頰側咬頭の三角隆線が下顎第一大臼歯の頰面溝に接触する状態を正常(Ⅰ級)とした．また，上顎第一大臼歯に対して下顎第一大臼歯が半咬頭以上遠心に偏った状態を遠心咬合(Ⅱ級)，半咬頭以上近心に偏った状態を近心咬合(Ⅲ級)とした．つまり，アングル(Angle EH)は"上顎第一大臼歯の位置不変説"を唱え，上顎第一大臼歯を"咬合の鍵(key to occlusion)"とした．

B. 分類法

a. Ⅰ級(Class Ⅰ)

上下歯列弓が正常な近遠心的関係で咬合するものをいう(**図5-2**)．

b. Ⅱ級(Class Ⅱ)

下顎歯列弓が上顎歯列弓に対し正常より遠心に咬合するものをいう．

1)1類(Division 1)

両側性の下顎遠心咬合で，上顎前歯が前突している．口呼吸を伴うことが多い(**図5-3**)．

Subdivision：片側性の下顎遠心咬合で，上顎前歯が前突し，口呼吸を伴うことが多い．

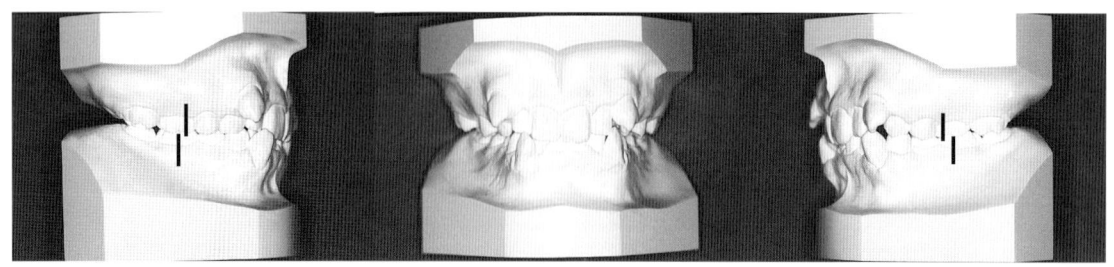

図5-4 アングルⅡ級2類不正咬合.

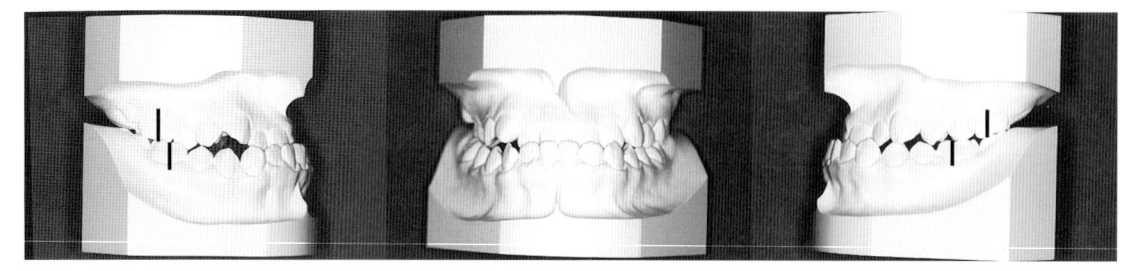

図5-5 アングルⅢ級不正咬合.

2）2類(Division 2)

両側性の下顎遠心咬合で，上顎前歯が後退している．正常な鼻呼吸を営む(図5-4)．

Subdivision：片側性の下顎遠心咬合で，上顎前歯が後退し，鼻呼吸を営む．

c．Ⅲ級(Class Ⅲ)

下顎歯列弓が上顎歯列弓に対し正常より近心に咬合するものをいう(図5-5)．

Subdivision：片側性の下顎近心咬合である．

C．利点

1）きわめて簡明である．

2）特殊な装置は不必要である．

3）不正咬合の症候を的確に情報化できる．

D．欠点(批判)

1）上顎歯列弓を分類の基礎として，上顎歯列弓の位置そのものの異常を認めていない．

2）上顎第一大臼歯の位置が不変であるとし，その変異を認めていない．

3）上下歯列弓の近遠心的関係だけで分類し，垂直的・水平的な位置関係に触れていない．

4）上下歯列弓が頭蓋の中でどういう位置を占めているかという観察が見逃されている．

第6章
不正咬合の原因

6-1. 分類

不正咬合の治療あるいは予防にはその原因(etiology)を知ることが重要である．

不正咬合の原因は遺伝的原因と環境的原因に大別できる．遺伝的原因とは遺伝子の働きにより決定された遺伝形質が不正咬合の原因になるものである．環境的原因とは胎生中あるいは出生後に不正咬合の原因となるものである．すなわち，環境的原因は原因が胎生中にある先天的原因と出生後にある後天的原因に分類される．さらに，後天的原因は全身的原因と局所的原因に分かれる（図6-1）．

実際の矯正治療では遺伝的原因なのかあるいは環境的原因なのか，この両者が複雑に絡み合うことによるのか，その原因を特定できない不正咬合もかなり存在する．

6-2. 遺伝的原因

遺伝的原因とは遺伝子の働きにより決定された遺伝形質が不正咬合の原因になるものである．

下顎前突，上顎前突，正中離開，空隙歯列弓，上顎中切歯の対称捻転，過蓋咬合，交叉咬合，開咬など種々の不正咬合に遺伝が関与するといわれている．下顎前突では優性遺伝をした代表例として"ハプスブルグ家の唇（下顎前突）"が有名である．ハプスブルグ家では下顎前突を伴った特有の口唇形態が数世代続いた．顎顔面形態に関して家系的な遺伝形質が存在した実例である（図6-2）．

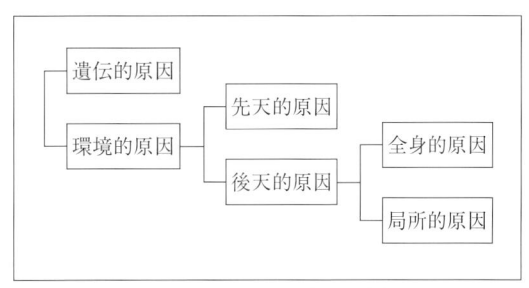

図6-1 不正咬合の原因．

ルンドストローム(Lundström AF)は双生児で特定の歯や顔面形態の形質について分析した．その結果，遺伝が関与している形質として①先天奇形，②顔面非対称，③大顎症と小顎症，④巨大歯と矮小歯，⑤無歯症，⑥歯の形態異常，⑦口蓋裂と口唇裂，⑧正中離開，⑨過蓋咬合，⑩叢生と捻転，⑪下顎前突症，⑫下顎後退症をあげている．

6-3. 先天的原因

先天的原因は環境的原因のうち原因が胎生中に発生するものである．しかし，ある種の不正咬合は原因が遺伝的原因か，環境的原因かを明瞭に区別できないこともある．

A. 先天異常

a. 唇顎口蓋裂

環境的原因にはサリドマイド（睡眠薬）やアミノプテリン（流産促進薬）などの薬剤，風疹ウィルスなどの感染症，低酸素状態や胎児の体位異常などの物理的要因，リボフラビンの欠乏など

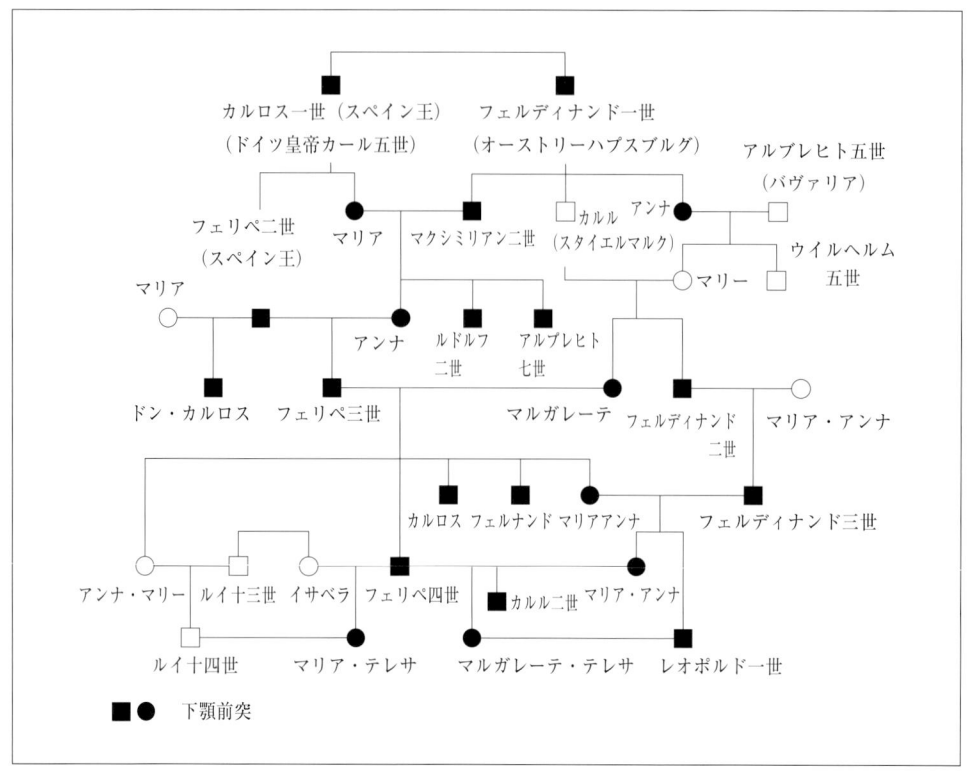

図6-2 "ハプスブルグ家の唇（下顎前突）"の家系図．カルロス1世の子孫（スペイン王家）とフェルディナンド1世の子孫（オーストリアハプスブルグ家）の間の血族結婚が"ハプスブルグ家の唇（下顎前突）"の発現を助けた．顎顔面形態の家系的な遺伝形質が存在した実例である（須佐美隆三ほか：臨床反対咬合，医歯薬出版，東京，1997；田中の文献[18]を基に，大山，福原の文献[19,20]を参考に改変したもの）．

の母親の状態があげられる．遺伝的原因も関与している．

口唇裂は上顎隆起と内側鼻隆起の癒合不全により発生する（**図2-5**）．口蓋裂は内側鼻隆起由来の正中口蓋突起（一次口蓋）と外側口蓋突起の癒合不全，あるいは両側の外側口蓋突起の癒合不全によって発生する（**図2-6**）．

発生頻度は白人が800人に1人，黒人が1000人に1人に対して，本邦では400～500人に1人の割合で発生し，人種的に高頻度である．また，先天異常の中でも最も発生頻度が高い．

唇顎口蓋裂では破裂部に歯数の異常，歯の形態異常や萌出異常が起こる．唇裂では上口唇圧の不足により，切歯の突出を伴う．

通常，口唇裂形成手術は哺乳の確保のため生後3か月以内に行われる．口蓋裂形成手術は患者の体力，歯と顎骨の発育および言語発音の時期などを考慮して1.5～3歳頃に行われる．唇顎口蓋裂の形成手術後には瘢痕収縮によって，上顎の劣成長，上顎歯列弓の狭窄，下顎前突（反対咬合）などを引き起こす（**図6-3**）．

b．鎖骨頭蓋異骨症

鎖骨の完全欠損または形成不全と頭蓋骨の形成異常を主徴とする疾患である．遺伝的な傾向が強い．身長は低く，頭蓋骨は短頭形で，大泉門の閉鎖不全や頭蓋圧痕が認められる．上顎の劣成長による下顎前突，乳歯の晩期残存，永久歯の著しい萌出遅延や埋伏などを伴う（**図6-4**）．

第6章 不正咬合の原因 33

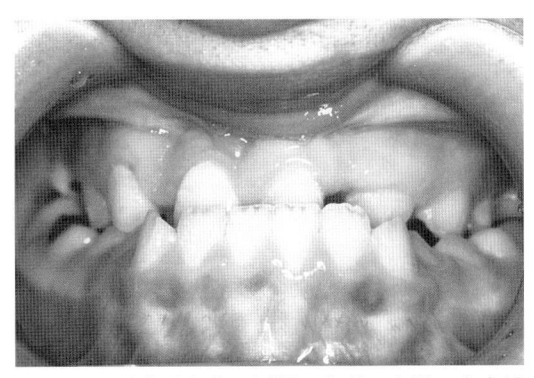

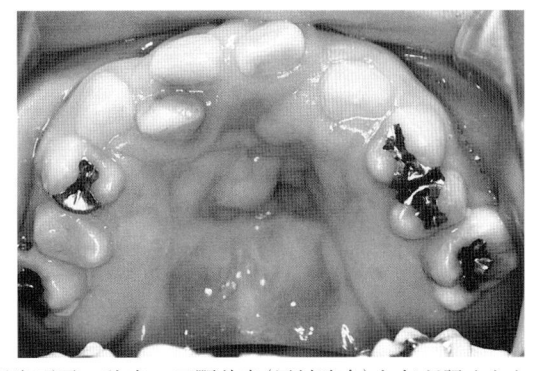

図6-3 形成手術後の唇顎口蓋裂．上顎の劣成長，上顎歯列弓の狭窄，下顎前突（反対咬合）などが認められる．

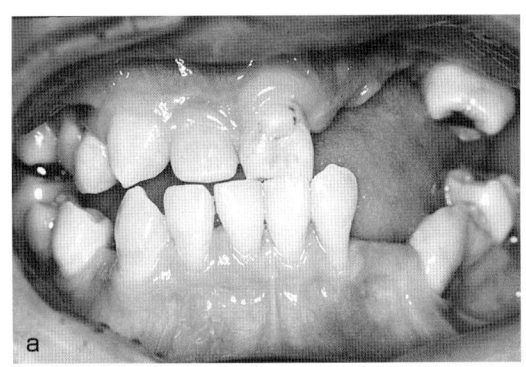

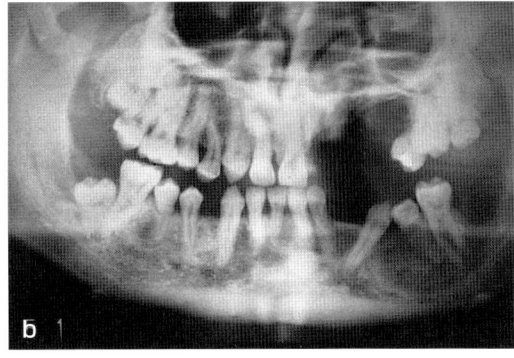

図6-4 鎖骨頭蓋異骨症．a：上顎の劣成長による下顎前突，永久歯の著しい萌出遅延や埋伏が認められる．b：同，パノラマエックス線写真．

c．脳性麻痺

脳性麻痺では脳の運動中枢障害により運動麻痺をきたす．この結果，咀嚼・嚥下・呼吸・発音などの障害を引き起こし，不正咬合を生じる．

B．歯数の異常

a．先天的欠如歯

先天的欠如歯は空隙歯列弓や歯列弓の狭小の原因になる（図6-5）．発生頻度の高い部位には上顎側切歯，下顎中・側切歯，上下顎第二小臼歯と第三大臼歯がある．

b．過剰歯

過剰歯は上顎正中部に多発する．正中離開や叢生の原因になる（図6-6）．

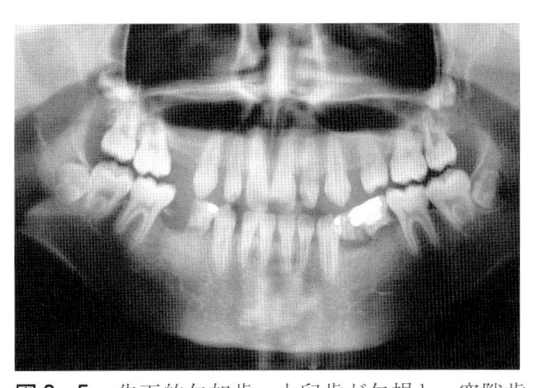

図6-5 先天的欠如歯．小臼歯が欠損し，空隙歯列弓を呈している．

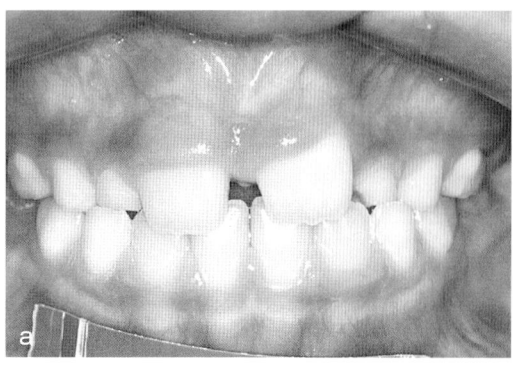

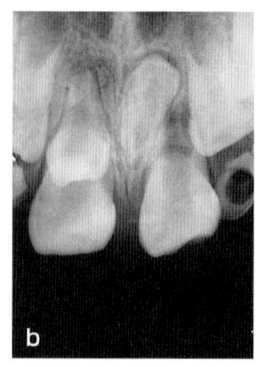

図6-6　過剰歯．a：上顎正中部の過剰歯（埋伏歯）が正中離開の原因になっている．
b：同，デンタルエックス線写真．

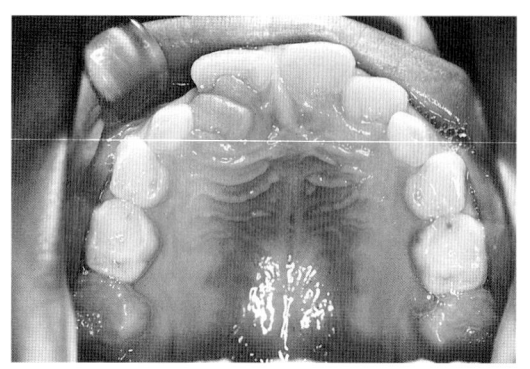

図6-7　巨大歯．上顎中・側切歯が巨大歯である．叢生の原因になっている．

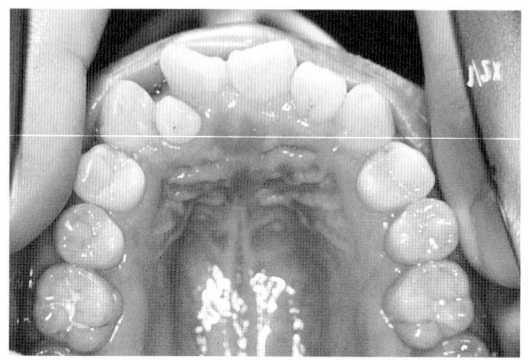

図6-8　矮小歯．上顎右側側切歯が矮小歯である．叢生の原因になっている．

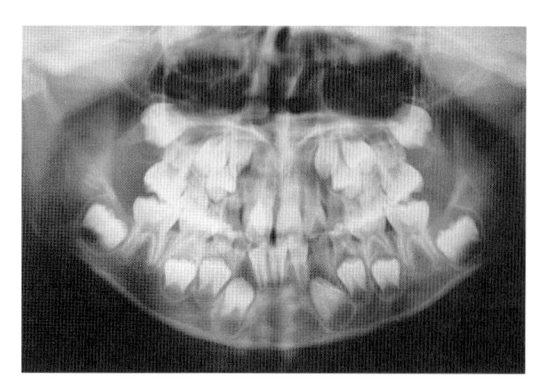

図6-9　癒着歯．下顎左側乳側切歯と乳犬歯が癒着している．左側側切歯が先天的に欠如している．

C．歯の形態異常

a．巨大歯（図6-7）

巨大歯は上顎中・側切歯に多く認められる．上顎前歯の唇側転位（傾斜）や叢生の原因になる．

b．矮小歯

矮小歯は上顎側切歯に円錐歯，栓状歯として多く認められる．側方歯群の1歯対2歯の対咬関係を乱したり，空隙歯列弓や歯列弓の狭小，叢生を引き起こしたりする（図6-8）．

c．癒合歯，癒着歯

癒合歯や癒着歯は乳歯に多く認められ，下顎に多く出現する．癒合歯が乳歯にあると，後継永久歯が1歯しかないことが多い．たとえば，下顎乳側切歯と乳犬歯が癒合すると，永久側切歯が先天的に欠如することが多い（図6-9）．

第6章 不正咬合の原因　35

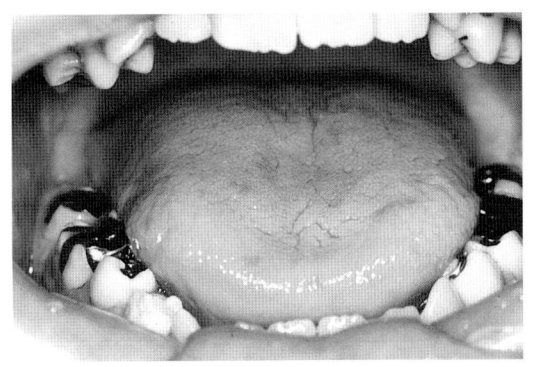

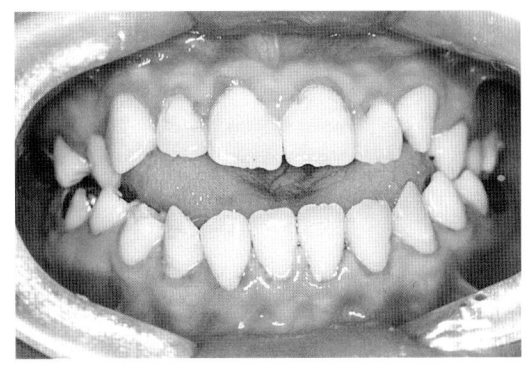

図6-10 大(巨)舌症．大(巨)舌症が開咬の原因になっている．

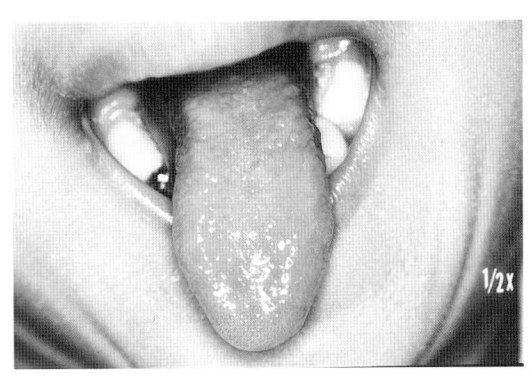

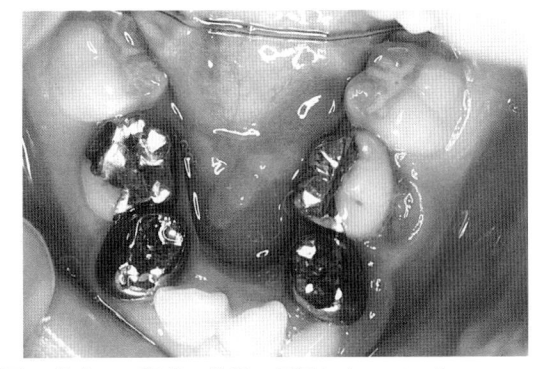

図6-11 小舌症．小舌症が著しい叢生，下顎歯列弓の狭小，下顎骨の後退の原因になっている．

D．口腔軟組織の異常

a．大(巨)舌症

大(巨)舌症では舌が口腔前庭や歯の欠損部へ突出する．この結果，空隙歯列弓，開咬，上下顎前突，下顎前突などを引き起こす(図6-10)．

b．無舌症，小舌症

無舌症や小舌症では著しい叢生，上下歯列弓の狭小，過蓋咬合，下顎骨の後退などの形態的異常を引き起こす．嚥下障害や発音障害なども認められる(図6-11)．

c．口唇の異常

上口唇の長さが不十分であったり，口輪筋が弛緩したりしていると，口唇は翻転し，閉鎖が困難になる．この結果，上顎前歯の唇側傾斜を引き起こす(図6-12)．

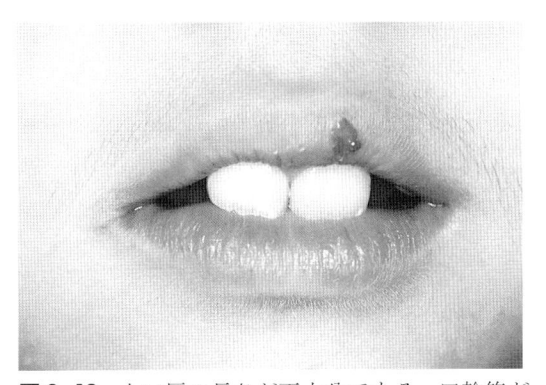

図6-12 上口唇の長さが不十分である．口輪筋が弛緩し，上顎前歯が唇側傾斜している．

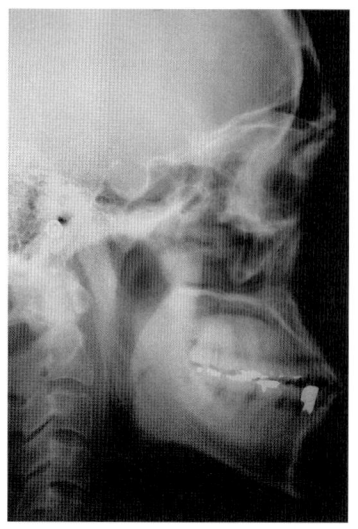

図6-13 末端肥大症（アクロメガリー）．脳下垂体の機能が腫瘍により亢進し，末端肥大症と診断された．下顎骨は突出し，トルコ鞍は肥大している．

E. 胎児の栄養障害および特殊疾患

胎生中の栄養障害は全身的および局所的に影響を及ぼし，顎骨の発育不全や各種不正咬合を惹起する．先天性梅毒では顎の非対称，開咬，唇顎口蓋裂，歯の形態異常（ハッチンソンの歯）などを生じる．

6-4．後天的原因

後天的原因は環境的原因のうち原因が出生後に生じたものである．全身的（一般的）原因と局所的原因に大別される．

A．全身的原因

a．感染性疾患

結核，ポリオ（流行性灰白髄炎，脊髄性小児麻痺），高熱性疾患では全身や顎骨の成長発育，歯の形成に影響を及ぼし，不正咬合を引き起こす．

b．栄養障害

1）クル病

クル病はビタミンDの欠乏または紫外線の

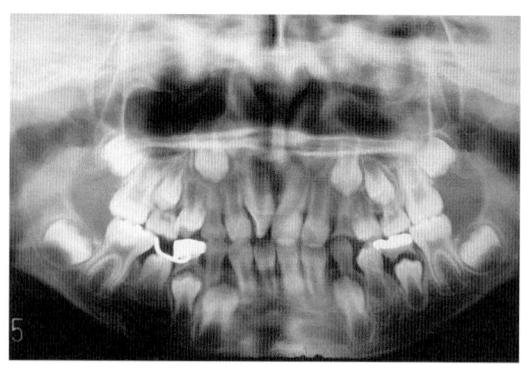

図6-14 下顎右側第二乳臼歯と左側第一乳臼歯の早期喪失により後継永久歯が早期萌出している．

不足に起因した骨の形成異常を主徴とする栄養失調疾患である．顎骨の変形や発育障害を生じ，不正咬合の原因になる．

2）リボフラビン（ビタミンB_2）欠乏症

唇顎口蓋裂の原因になる．

c．内分泌障害

1）脳下垂体

脳下垂体は蝶形骨トルコ鞍にある．その前葉で分泌される成長ホルモンが骨の成長発育に関与し，不正咬合の原因になる．成長期における脳下垂体の機能低下は小人症，機能亢進は巨人症になる．成長期以降の下垂体腫瘍などによる機能亢進では末端肥大症（アクロメガリー，acromegaly）になり，下顎が異常発育し突出する（図6-13）．

2）甲状腺

甲状腺は骨や歯の成長発育に影響を及ぼす．甲状腺の機能低下によるクレチン病では骨の発育障害，前歯の突出，歯数の異常を生じる．

B．局所的原因

a．永久歯の萌出異常

永久歯の萌出異常には萌出時期の異常（早期萌出，萌出遅延）と萌出位置の異常がある．

1）永久歯の早期萌出

永久歯の早期萌出は先行乳歯の早期喪失に起

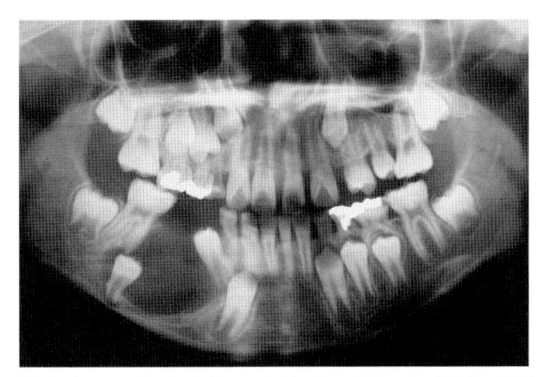

図6-15 下顎右側第二小臼歯の濾胞性歯嚢胞が隣在歯の萌出遅延や埋伏の原因になっている.

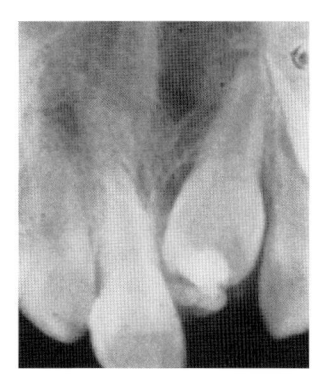

図6-16 歯牙腫が上顎左側中切歯の萌出遅延の原因になっている.

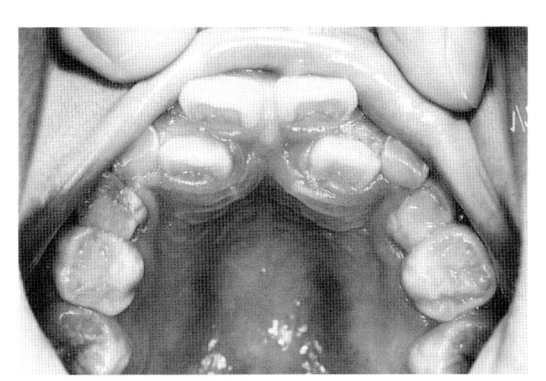

図6-17 二重歯列.

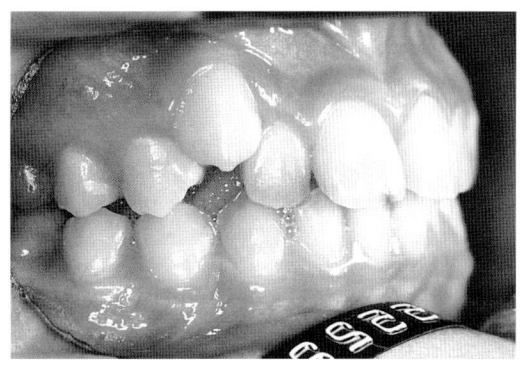

図6-18 犬歯の低位唇側転位.

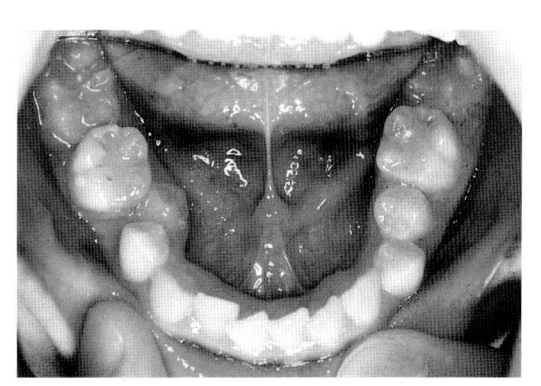

図6-19 下顎右側第二乳臼歯の早期喪失が第一大臼歯の近心傾斜や第二小臼歯の萌出余地不足による舌側転位を引き起こしている.

因することが多い(**図6-14**).

2）永久歯の萌出遅延

永久歯の萌出遅延の原因には歯胚の位置異常, 嚢胞の形成, 乳歯の晩期残存, 萌出余地の不足, 過剰歯や歯牙腫, 歯肉の肥厚などがある. 永久歯の萌出遅延では隣在歯や近在歯の位置異常が起きる(**図6-15, 16**).

3）永久歯の萌出位置の異常

多くの不正咬合は高頻度に起こる永久歯の萌出位置の異常に起因する.

切歯では永久側切歯が舌側位に萌出し二重歯列の様相を呈することがある(**図6-17**). 犬歯の低位唇側転位"八重歯"は臼歯の近心転位, 切歯の舌側転位, 小臼歯の舌側転位, 犬歯の歯胚の位置異常などに起因する(**図6-18**). 下顎第二小臼歯は第一大臼歯の近心転位により萌出余地が不足し, 舌側転位, 捻転, 傾斜を起こす(**図6-19**). 第一大臼歯は第二乳臼歯の早期喪失に伴い近心傾斜や近心転位を起こす(**図6-20**).

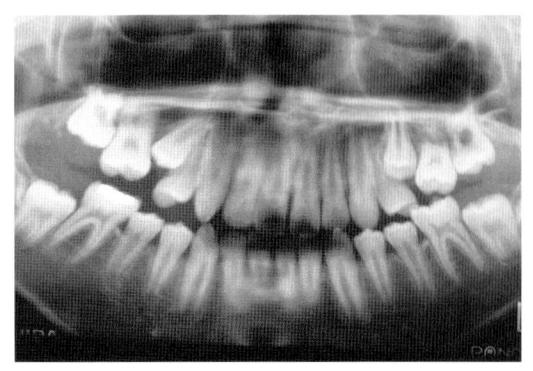

図 6-20 上顎左右側第二乳臼歯が齲蝕のため早期喪失し、第一大臼歯の近心傾斜や第二小臼歯の萌出余地不足を引き起こしている.

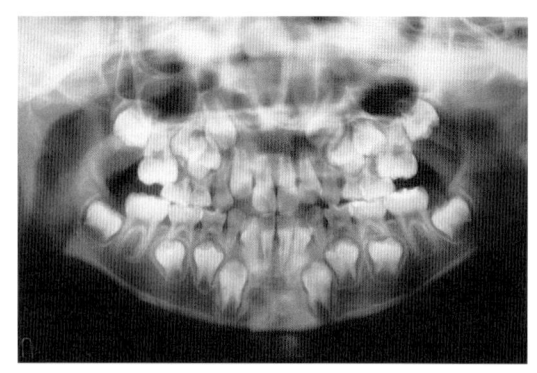

図 6-21 上顎左右側第一大臼歯の異所萌出が第二乳臼歯の歯根吸収の原因になっている.

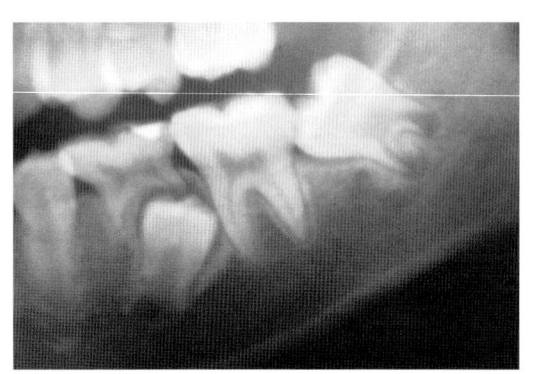

図 6-22 第二乳臼歯の晩期残存が第二小臼歯の萌出遅延と位置異常を引き起こしている.

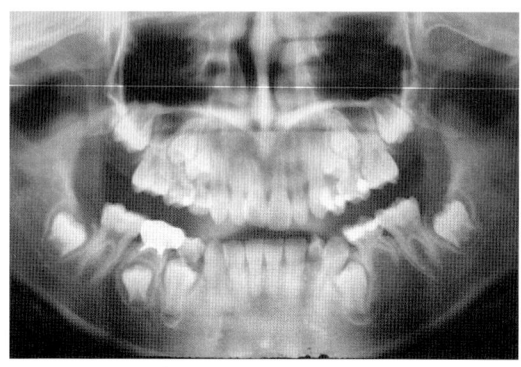

図 6-23 下顎左側乳犬歯の晩期残存と第一乳臼歯の齲蝕による早期喪失が犬歯の位置異常の原因になっている.

b. 歯の交換錯誤

乳歯と永久歯の交換が正しい機序で行われないと、不正咬合を引き起こすことがある.

1)乳歯の早期喪失

乳歯の早期喪失は後継永久歯や顎骨の発育に悪影響を及ぼす. 第二乳臼歯の早期喪失は第一大臼歯の近心傾斜や回転を引き起こし、後継小臼歯の萌出余地不足や対合歯の挺出を生じる（図6-19, 20）. 第一大臼歯の異所萌出は第二乳臼歯の歯根吸収や早期脱落の原因になる（図6-21）. 乳犬歯や乳臼歯の早期喪失は過蓋咬合を呈する. 乳歯が極めて早期に喪失した場合には乳歯の歯槽窩の骨閉塞や歯肉の肥厚により、後継永久歯の萌出遅延や埋伏を惹起する.

2)乳歯の晩期残存

乳歯の晩期残存は後継永久歯の萌出遅延や埋伏、位置異常を生じる（図6-22, 23）.

c. 永久歯の喪失

永久歯の喪失は隣在歯の傾斜や転位、対合歯の挺出を引き起こし、咬合を崩壊する（図6-24）. 側方歯群や大臼歯群が多数連続して喪失した場合は過蓋咬合や上顎前突になる.

d. 口腔軟組織の異常

口腔軟組織の異常は後天的原因（局所的原因）というよりむしろ遺伝的または先天的原因に属するのかもしれない. 口腔軟組織の異常には舌、口唇、小帯の異常がある.

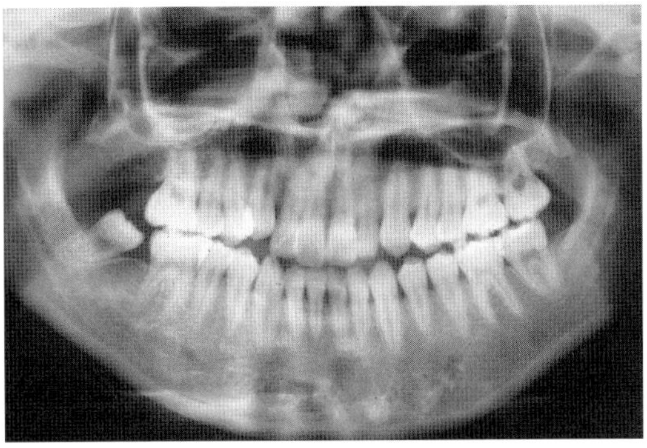

図6-24 上下右側第二大臼歯の齲蝕による喪失が咬合崩壊の原因になっている．

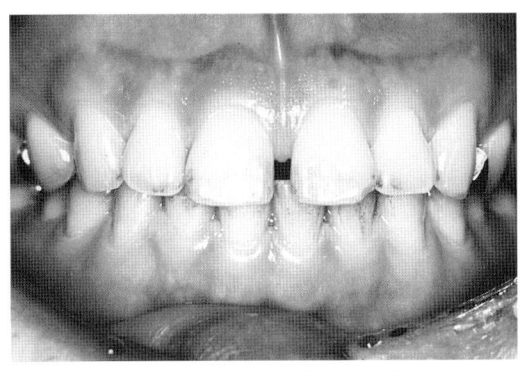

図6-25 上唇小帯の付着異常が正中離開の原因になっている．

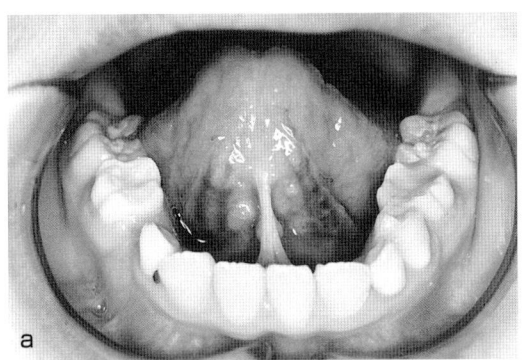

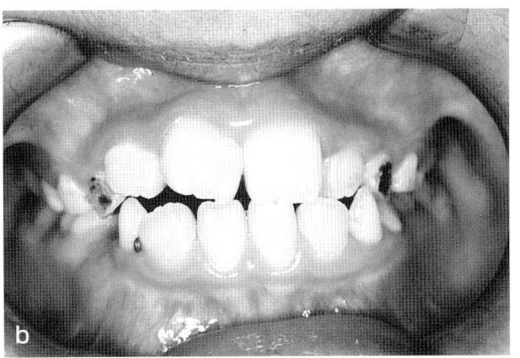

図6-26 a：舌小帯の肥厚と付着異常が認められる．低位舌を呈している．b：低位舌のため下顎前歯が唇側傾斜している．

1）大（巨）舌症，無舌症と小舌症，口唇の異常
先天的原因にそれぞれ記述した．

2）小帯の異常
上唇小帯の肥厚や付着異常では正中離開を生じる（図6-25）．

舌小帯の付着異常では低位舌を呈する．舌が安静時や機能時に本来より低い位置にある．その結果，上下前歯の唇側傾斜（上下顎前突）あるいは下顎前歯の唇側傾斜や下顎骨の過成長（下顎前突）を引き起こす（図6-26）．

頰小帯が歯槽頂付近まで延長している場合には歯の位置異常や歯間離開などを生じる（図6-27）．

e．口腔習癖
1）ゴム製乳首の常用
ゴム製乳首の哺乳時以外の常用は上顎前歯の

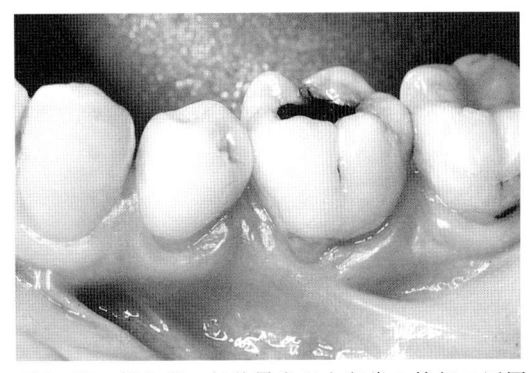

図6-27 頰小帯の付着異常が小臼歯の捻転の原因になっている．

前突や前歯部の開咬を引き起こす．

2）弄唇癖（lip habit）
弄唇癖には咬唇癖（lip biting）と吸唇癖（lip sucking）がある．下口唇を咬む咬唇癖では上顎前歯の唇側傾斜や下顎前歯の舌側傾斜，開咬，

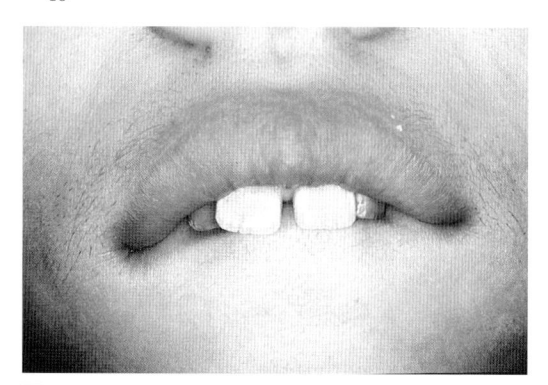

図6-28 弄唇癖．下口唇を咬む咬唇癖が上顎前歯の唇側傾斜を引き起こしている．

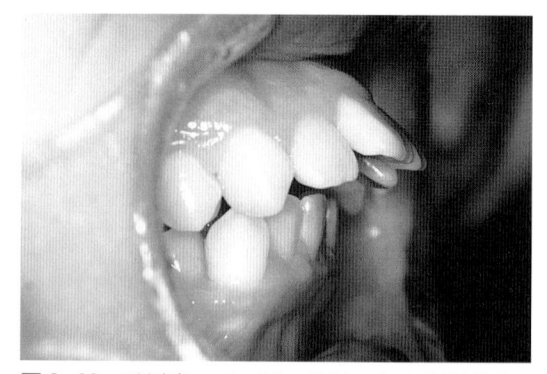

図6-29 吸唇癖．下口唇の吸引のため上顎前歯の唇側傾斜や下顎前歯の舌側傾斜，上顎の突出や下顎の後退が認められる．

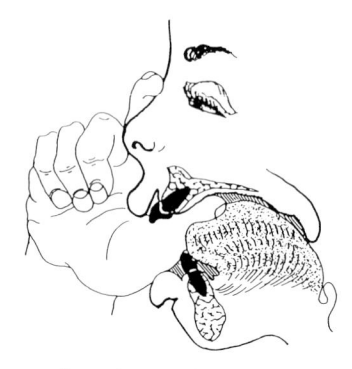

図6-30 拇指吸引癖．拇指吸引癖では上顎前歯の唇側傾斜や下顎前歯の舌側傾斜，上顎の突出と上顎歯列弓の狭窄，下顎の後退などを引き起こす．舌は低位舌になる（Graber TM：Orthodontics principles and practice, Saunders WB Co, 1972）．

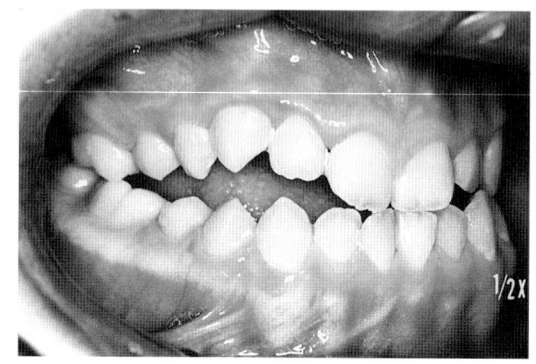

図6-31 咬舌癖．咬舌癖のため臼歯部が開咬状態を呈している．

さらに上顎の突出や下顎の後退を引き起こす（**図6-28**）．上口唇を咬む咬唇癖は下顎前歯の唇側傾斜や上顎前歯の舌側傾斜，さらに下顎の突出や上顎の後退を引き起こす．吸唇癖は下口唇の吸引がほとんどであり，下顎の著しい後退の原因となる（**図6-29**）．

3）弄指癖（finger sucking），指しゃぶり

弄指癖は一般に"指しゃぶり"という吸指癖である．拇指を吸う場合が最も多い．これを拇指吸引癖（thumb sucking）という．拇指吸引癖は不良習癖の中でも最も発生頻度が高い．拇指吸引癖では上顎前歯の唇側傾斜や下顎前歯の舌側傾斜，開咬，上顎の突出と上顎歯列弓の狭窄，下顎の後退などを引き起こす．舌は低位舌になる（**図6-30**）．拇指には歯と接触する部位に硬い"タコ"ができる．

4）弄舌癖（tongue habit）

弄舌癖は舌を不正な特定の位置や方向へ習慣的に移動させる癖である．弄舌癖には咬舌癖，舌突出癖，低位舌がある．

咬舌癖は前歯部や臼歯部の特定の部位で舌を咬む癖で，その部位に開咬を生じる（**図6-31**）．

舌突出癖は前歯部などの特定の部位を圧迫する癖である．上下前歯の唇側傾斜や開咬を引き起こす．舌突出癖は異常嚥下癖に随伴することが多い（**図6-32**）．

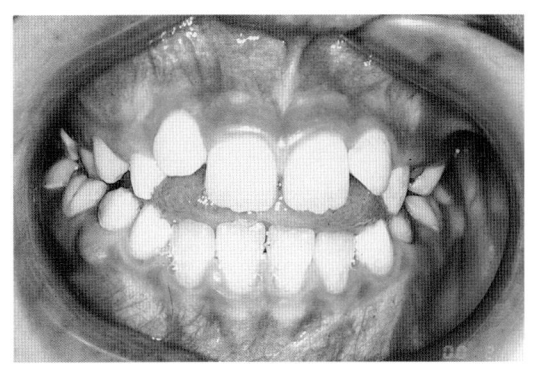

図 6-32 舌突出癖．舌突出癖のため上下前歯が開咬状態になっている．異常嚥下癖を随伴している．

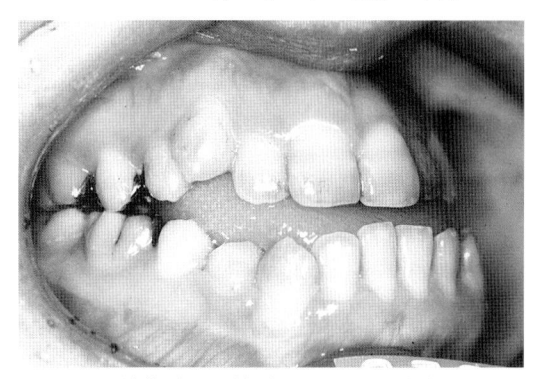

図 6-33 低位舌．低位舌のため下顎前歯が唇側傾斜し，下顎が前突している．

低位舌は舌姿勢位の異常である．舌が下顎歯列内に安静時や機能時に充満している状態をいう．低位舌は下顎前歯の唇側傾斜や下顎前突を引き起こす（図6-33）．

5）異常嚥下癖

異常嚥下癖では舌が嚥下時に固有口腔から口腔前庭に突出する．嚥下時に上下の歯は接触しない．口腔周囲筋，とくに口輪筋，オトガイ筋，頬筋などの顔面神経支配筋が活動する．異常嚥下癖では上下前歯の唇側傾斜や開咬などを引き起こす（図6-32）．

6）口呼吸（mouth breathing）

鼻咽腔疾患や口唇の長さが不十分な場合には正常な鼻呼吸が行えず，口呼吸が強いられる．口呼吸では上顎前歯の唇側傾斜，上顎前突と上顎歯列弓の狭窄，下顎遠心咬合などが引き起こされる．アングルⅡ級1類は口呼吸と関係が深い（図6-34）．

7）咬爪癖（nail biting）

咬爪癖では上顎前歯の唇側傾斜や歯列の乱れを生じる．

8）睡眠態癖（sleeping habit）

いわゆる"寝癖"である．睡眠時に特定の部位が常に圧迫され不正咬合が生じる．睡眠態癖では顔貌の変形，下顎骨の後退や側方偏位，臼歯部の交叉咬合，歯列弓の変形などを引き起こす

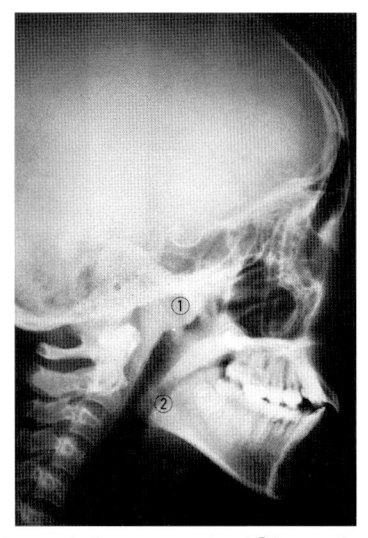

図 6-34 口呼吸．アデノイド（①）や口蓋扁桃の肥大（②）があり，口呼吸が強いられている．低位舌を呈している．上顎前歯の唇側傾斜や下顎遠心咬合が認められる．

（図6-35）．

f．歯科疾患（dental disease）

齲蝕による乳歯や永久歯の喪失では隣在歯や対合歯に不正咬合が生じる（図6-20, 24）．

乳歯の根尖病巣は後継永久歯の萌出位置や萌出時期の異常を引き起こす．

歯周疾患では歯の支持組織が弱くなり，上下前歯の唇側傾斜や空隙歯列を引き起こす（図6-36）．

g．顎関節障害

顎関節障害が長期間続くと，下顎頭の変形や

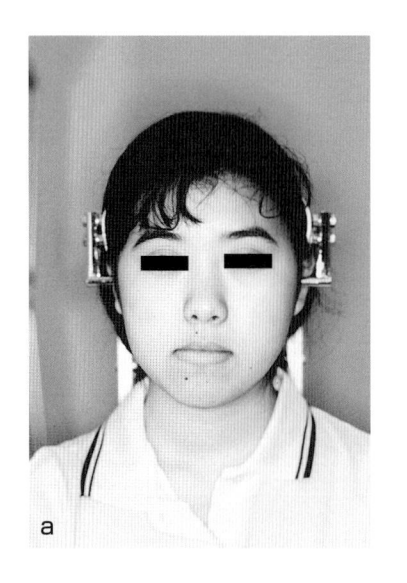

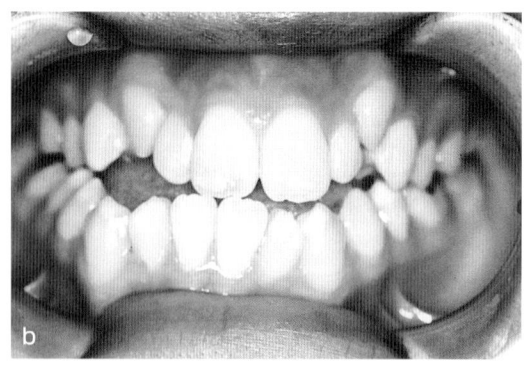

図6-35 睡眠態癖．睡眠態癖のため顔貌の変形（a），下顎骨の側方偏位，臼歯部の交叉咬合，歯列弓の変形（b）が認められる．

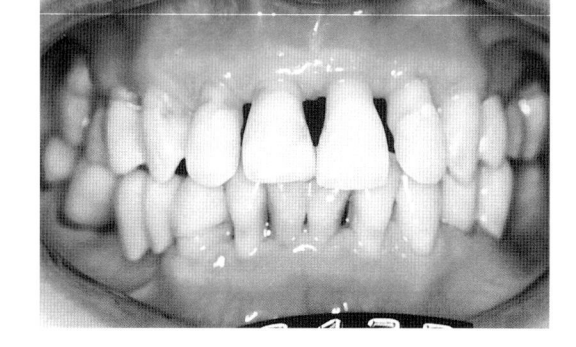

図6-36 歯周疾患のため上下前歯の唇側傾斜や空隙歯列を引き起こしている．

下顎の後退が起こり，不正咬合を惹起する．片側性の顎関節症では下顎の側方偏位を引き起こす．

h．鼻咽腔疾患

鼻閉塞，アデノイド，扁桃肥大などの鼻咽腔疾患では正常な鼻呼吸が行えず，口呼吸が強いられる．舌は低位舌を呈する．その結果，上顎前歯の唇側傾斜，上顎前突と上顎歯列弓の狭窄，下顎遠心咬合，反対咬合や下顎前突などを引き起こす（図6-33）．

i．歯ぎしり

歯ぎしりでは強い咬合力が歯，歯周組織，咀嚼筋，顎関節に加わり，咬合性外傷を起こす．咬合性外傷は歯の咬耗や支持組織の破壊を引き起こし，不正咬合を生じる．

j．口腔腫瘍

腫瘍は歯の位置や萌出時期の異常，さらに顎骨の変形などを招き，不正咬合を惹起する．

k．外傷

乳歯の外傷では歯の交換錯誤，後継永久歯の位置異常や萌出時期の異常を引き起こす．永久歯は外傷によって破折，嵌入，脱臼，喪失を起こすことがある．歯が喪失した場合には隣在歯の傾斜や転位，対合歯の挺出が起きる．また，歯が外傷により骨性癒着を起こすと矯正治療に抵抗性を示す．顎顔面への外傷では歯のみならず顎骨へ影響を及ぼすことがある．

l．不良な充填物や補綴物

歯冠形態，咬合高径，接触点の位置の不良な充填物や補綴物は隣在歯や対合歯の位置異常や顎運動の異常を引き起こす．

第7章
口腔習癖

7-1. 口腔習癖の概要

口腔習癖とは口腔に関連する癖をいう．口腔習癖には①ゴム製乳首の常用，②弄唇癖，③弄指癖，④弄舌癖，⑤異常嚥下癖，⑥口呼吸，⑦咬爪癖，⑧睡眠態癖などがある(第6章)．

口腔習癖は不正咬合の原因となるばかりか，矯正治療の妨げとなったり，矯正装置撤去後の後戻りの原因になったりする．しかし，すべての口腔習癖が歯・顎顔面の形態や機能の異常を引き起こすとは限らない．口腔習癖が不正咬合の原因となり得るか否かは癖の強さ，頻度，期間などによって決定される．

不正咬合や口腔機能の異常を引き起こす口腔習癖はできるだけ早期に指導あるいは治療する必要がある．口腔習癖のほとんどは無意識下で反復される運動性の習癖である．このため習癖を止めさせるのは容易ではない．種々の口腔習癖を正しく診察，診断し，不正咬合や口腔機能への影響を把握し，適正な指導や治療を行わなければならない．

矯正歯科臨床において遭遇する機会の多い口腔習癖は指しゃぶりと舌突出癖である．そこで，本章では指しゃぶりと舌突出癖について記載することにする．

7-2. 指しゃぶり

"指しゃぶり"は吸指癖ともいわれている．指しゃぶりの仕方はさまざまである．すなわち，単に指を口の中に入れてなめたり，しゃぶったりするだけの場合もあれば，指を咬んだり，強く吸ったりする場合もある．

しゃぶるのは右手が多い．指種では拇指が最も多く，ついで人差し指である．拇指をしゃぶる場合を拇指吸引癖(thumb sucking)という．指1本だけしゃぶるのが最も多いが，数本に及ぶこともある．

A. 発現頻度

指しゃぶりの発現頻度は年齢によって異なる．乳児期の発現頻度はおよそ50～70%とかなり高い．この時期の指しゃぶりはきわめて生理的な現象である．その後，発現頻度は2歳児での25%が3歳児で57%に急増し，5歳までほぼ同じ値

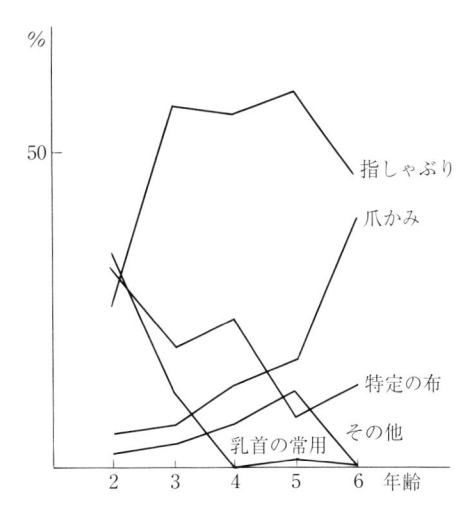

図7-1 各種口腔習癖の発現頻度(神山紀久男：保育園児にみられる二，三の歯科的問題－特にOral habitと開咬について－，歯界展望 50：487-494，1977)．

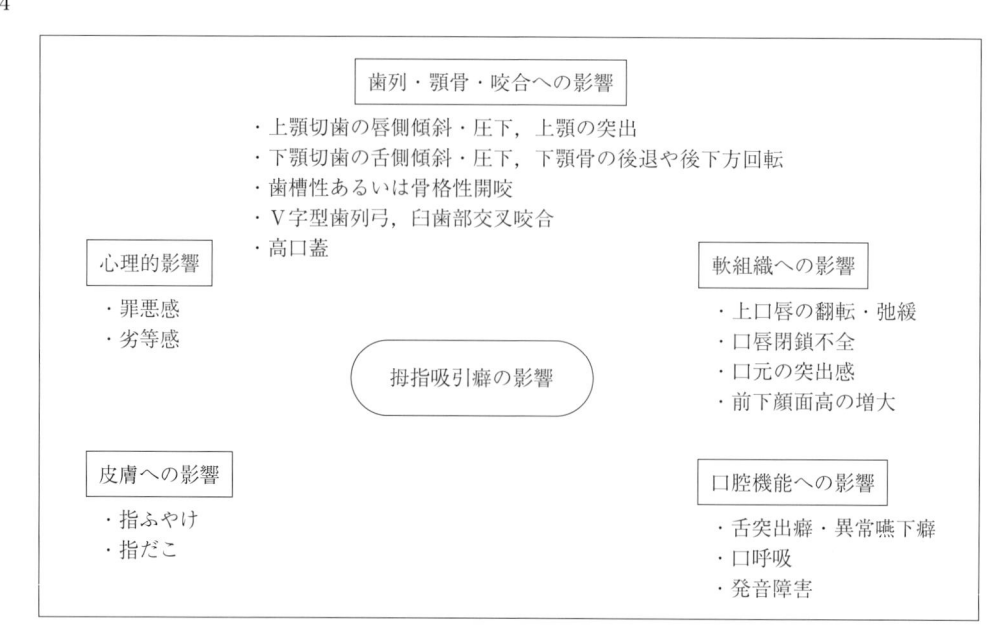

```
┌─────────────────────────────────────────────────────────────────┐
│                   ┌──────────────────────┐                       │
│                   │ 歯列・顎骨・咬合への影響 │                       │
│                   └──────────────────────┘                       │
│              ・上顎切歯の唇側傾斜・圧下，上顎の突出                    │
│              ・下顎切歯の舌側傾斜・圧下，下顎骨の後退や後下方回転        │
│              ・歯槽性あるいは骨格性開咬                              │
│   ┌────────┐ ・V字型歯列弓，臼歯部交叉咬合      ┌────────────┐     │
│   │ 心理的影響 │ ・高口蓋                         │ 軟組織への影響 │     │
│   └────────┘                                  └────────────┘     │
│    ・罪悪感                                      ・上口唇の翻転・弛緩 │
│    ・劣等感            ╭──────────────╮         ・口唇閉鎖不全     │
│                      │  拇指吸引癖の影響  │         ・口元の突出感    │
│                      ╰──────────────╯         ・前下顔面高の増大  │
│                                                                  │
│   ┌──────────┐                              ┌──────────────┐    │
│   │ 皮膚への影響 │                              │ 口腔機能への影響 │    │
│   └──────────┘                              └──────────────┘    │
│    ・指ふやけ                                   ・舌突出癖・異常嚥下癖 │
│    ・指だこ                                     ・口呼吸            │
│                                                ・発音障害          │
└─────────────────────────────────────────────────────────────────┘
```

図7-2 拇指吸引癖の影響.

を示す．6歳で急激に減少する（神山，**図7-1**）．学童期以降はほとんど認められない．

指しゃぶりの減少に伴い，咬爪癖が増加する．指しゃぶりをしていた小児に咬爪癖の発生が多い．すなわち，指しゃぶりが咬爪癖に転化することが多い．

指しゃぶりは口腔習癖の中で発現頻度が最も高い．その割合は2～6歳児の口腔習癖全体のほぼ50%を占める．

B．原因

指しゃぶりの原因には種々の学説がある．代表的な説は次のようである．

a．口唇探索－吸啜反射

口唇探索（乳探し）吸啜（吸いつき）反射は原始反射で，生後4～5か月頃まで認められる．乳児は自分の指が口に近づくと，指を反射的に口にくわえる．これが指しゃぶりの原因になるという．

b．欲求不満，不安や不快に対する心理的要因

吸啜反射は乳児にとって本能的な行動であり，不安や不快を抑制する作用がある．この吸啜反射の本能的欲求が満たされなかったり，不安や不快に遭遇したりすると，指しゃぶりを生じるという．吸啜反射の欲求不満は人工栄養における授乳時間の不足，母乳の不足，早期離乳などが原因になる．不安や不快は空腹，眠い，退屈などが原因になる．

c．学習説

乳児期に生理的であった指しゃぶりが5～6歳まで続いたり，幼児期になって指しゃぶりを始めることもある．これは心理的要因などで始まった指しゃぶりが繰り返し行われているうちに，癖として習慣化することに起因する．"指をしゃぶると快い"という精神的な満足感を繰り返し体験，学習し，指しゃぶりが単に癖として残ったに過ぎないという考え方である（学習説）．

C．拇指吸引癖の不正咬合や口腔機能への影響（図7-2，3）

a．歯列，顎骨，咬合への影響

典型的な拇指吸引では拇指を第一関節を越えたところまで口腔内に挿入し，拇指の掌面が上

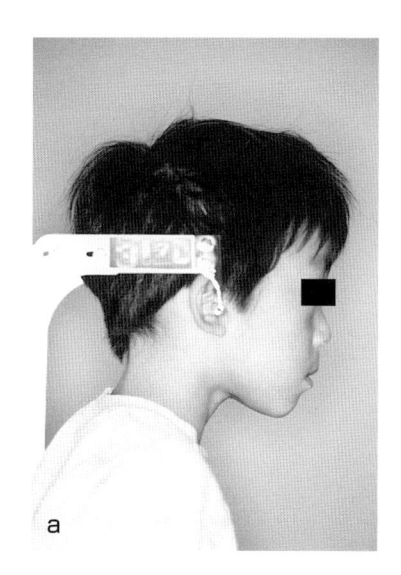

図7-3 拇指吸引癖による不正咬合．**a**：下顎骨の後下方回転のため前下顔面高が増大している．強制的に口唇を閉鎖すると口腔周囲筋の緊張が認められる．**b**：不正咬合が歯槽性から骨格性へ移行している．**c**：拇指に指だこが認められる．

顎の切歯，歯槽部，硬口蓋の粘膜を圧迫し，拇指の背面が下顎切歯を圧迫する(図7-4)．上顎切歯は唇側傾斜し，圧下する．下顎切歯は舌側傾斜し，圧下する．この結果，歯槽性の開咬になる．歯槽性の不正咬合は5歳頃までに拇指吸引を止めれば，自然治癒することが多い．

拇指吸引が長期化すると，不正咬合が歯槽性から骨格性へ移行する．すなわち，上顎の突出，下顎骨の後退や後下方への回転，骨格性の開咬へ移行していく．自然治癒はこの時点でまったく期待できない．

拇指を強く吸引すると，頰筋機能機構が乱れる．すなわち，頰筋が強く収縮し，機能力が歯列の口蓋方向に働く．このとき拇指の掌面は口蓋に上向きの力を加える．これにより上顎歯列弓はV字型を呈し，臼歯部交叉咬合や高口蓋になる．

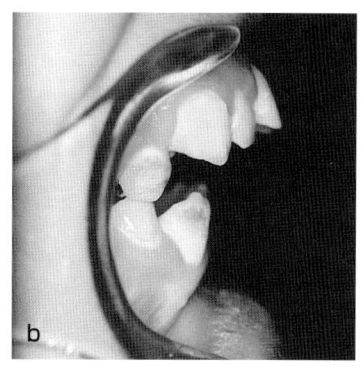

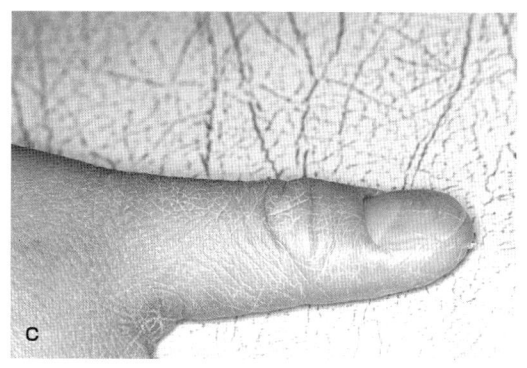

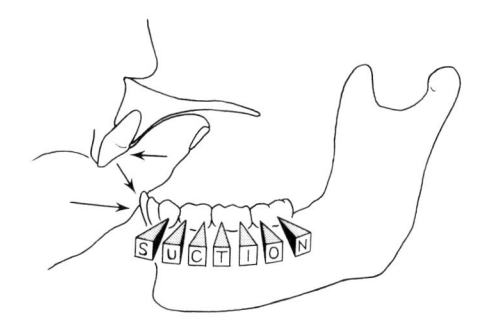

図7-4 典型的な拇指吸引癖．拇指を第一関節を越えたところまで口腔内に挿入し，拇指の掌面が上顎切歯部，背面が下顎切歯を圧迫する(Moyers RE : Handbook of orthodontics, Year Book Medical Publisher, 1973)．

b．軟組織への影響

拇指吸引では拇指の掌面が上口唇を上方へ圧迫し，口輪筋は弛緩する．拇指吸引が長期間持続すると，上口唇は弛緩したままの状態になり，翻転する．結果的に口唇の閉鎖不全を起こす．上顎前歯の唇側傾斜と上口唇の翻転は口元を突出させる．また，嚥下時には下口唇が上下切歯

間に介在する．これは不正咬合を維持するか，増悪することになる．前下顔面高が下顎の後下方への回転により増大する．

c．口腔機能への影響

開咬では上下前歯間に舌が突出し，異常な嚥下を行う．上口唇の弛緩や口唇閉鎖不全により習慣性の口呼吸を引き起こす．発音は息もれにより不明瞭となり，とくにサ行やタ行が影響を受ける．

d．皮膚への影響

指しゃぶりでは指がふやけたり，さらに"指だこ"ができたりする．

e．心理的影響

指しゃぶりが4歳頃まで継続していると，罪悪感を感じるようになる．学童期以降では指しゃぶりを止められない自分自身に自信を失ったり，容貌に劣等感を抱くこともある．

7-3．舌突出癖

舌突出癖は弄舌癖の一種で，前歯部などの特定の部位に舌を圧迫する癖である．舌突出癖では機能時や安静時に舌が前方位や上下前歯の空隙に認められる．この状態は種々の不正咬合を引き起こす．舌突出癖は異常嚥下癖に随伴することが多い．

A．原因

a．幼児期から継続している頑固な指しゃぶり

幼児期の頑固な指しゃぶりでは開咬を呈する．開咬では嚥下時に口腔内を陰圧にする必要があるため，舌が習慣的に前歯部の空隙に突出する．

b．幼児型嚥下の残存

嚥下は乳歯咬合が完成する頃に幼児型嚥下から成熟型嚥下へ移行する．しかし，成熟型嚥下への移行が円滑に行われず，幼児型嚥下が残存することがある．幼児型嚥下では上下の歯は接触せず，舌が固有口腔から口腔前庭に突出する．

c．口蓋扁桃の肥大，アデノイド(咽頭扁桃の肥大)，鼻疾患などによる口呼吸

口蓋扁桃の肥大，アデノイド(咽頭扁桃の肥大)，鼻疾患などがあると口呼吸を行うことが多い．口呼吸では舌背と下顎を下方に下げて，気道を確保しなければならない．このため，舌は前方位で低位をとり，嚥下時に突出しやすくなる．

d．舌小帯の付着異常

舌小帯の付着異常があると，舌は常に前方位で低位をとり，嚥下時に突出しやすくなる．

e．前歯の喪失

乳前歯の早期喪失や前歯の交換期では嚥下時に前歯部の空隙を閉鎖するため，舌が上下前歯間に突出する．

f．不適当な授乳法

離乳期を過ぎてもまだ断乳できない場合には吸啜時の舌の運動パターン(乳児型嚥下)が遅くまで残り，舌突出癖の原因になる．

g．大舌症

大舌症では舌が機能時あるいは安静時に口腔前庭へ突出する．

h．生活環境

常に身近にいる親が異常な舌の行動型を有している場合には乳幼児がその舌の動きを模倣し，習得する．

B．不正咬合や口腔機能への影響

(図7-5，6)

a．歯列，顎骨，咬合への影響

舌突出癖では舌が嚥下時に上下の歯を舌側から圧迫し，その間に強く突出する．このため上下切歯は唇側傾斜し，圧下する．結果的に，歯槽性の開咬になる．

舌突出癖が長期間持続すると，不正咬合が歯槽性から骨格性へ移行する．すなわち，上下顎の突出あるいは上顎前突，骨格性の開咬へ移行

```
┌─────────────────────────────────────────────────────────────┐
│                    ┌──────────────────────┐                 │
│                    │ 歯列・顎骨・咬合への影響 │                 │
│                    └──────────────────────┘                 │
│                    ・上下切歯の唇側傾斜・圧下                   │
│                    ・歯槽性あるいは骨格性開咬                   │
│                    ・上下大臼歯の挺出                          │
│                    ・上顎または下顎の突出                      │
│                    ・下顎骨の後下方回転                        │
│                    ・V字型歯列弓，臼歯部交叉咬合                │
│                                                             │
│  ┌──────────┐       ╭──────────────╮      ┌──────────────┐  │
│  │ 心理的影響 │       │  舌突出癖の影響 │      │ 軟組織への影響 │  │
│  └──────────┘       ╰──────────────╯      └──────────────┘  │
│   ・罪悪感                                   ・上口唇の翻転・弛緩  │
│   ・劣等感                                   ・口元の突出感      │
│                                             ・口唇閉鎖不全      │
│                    ┌──────────────┐         ・前下顔面高の増大  │
│                    │ 口腔機能への影響 │                         │
│                    └──────────────┘                         │
│                    ・低位舌・異常嚥下癖                         │
│                    ・口呼吸                                    │
│                    ・発音障害                                  │
└─────────────────────────────────────────────────────────────┘
```

図7-5 舌突出癖の影響．

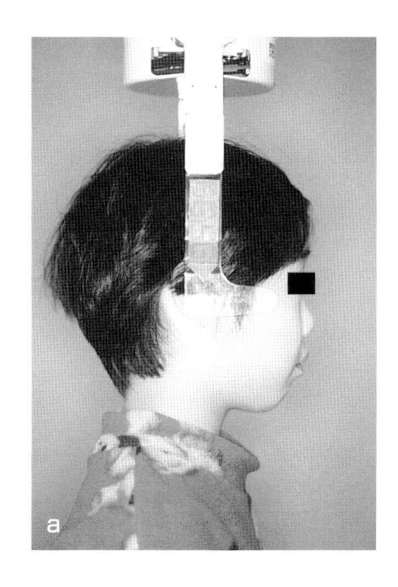

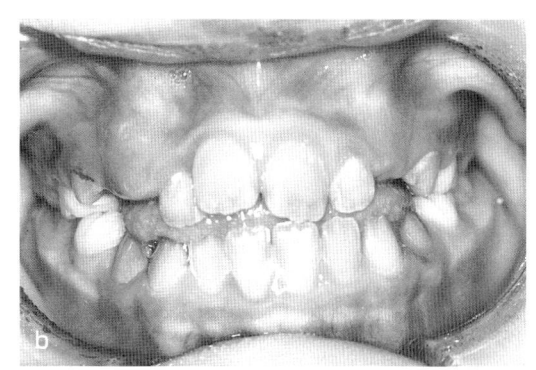

図7-6 舌突出癖による不正咬合．**a**：前下顔面高が増大し，口元が突出している．**b**：舌が嚥下時に突出している．上下前歯の唇側傾斜と開咬が認められる．

していく．開咬状態や口呼吸が継続すると，安静空隙が大きくなり，上下大臼歯が挺出する．この結果，下顎は後下方へ回転し，オトガイが後退する．舌突出癖の一次的原因が指しゃぶりの場合にはすでに下顎骨自体が後退していることがある．

舌突出癖では頰筋機能機構が乱れる．すなわち，頰筋が強く収縮し，機能力が歯列の口蓋方向に働く．この結果，上顎歯列弓は狭窄しV字型を呈し，臼歯部交叉咬合になる．

b．軟組織への影響

舌突出癖では上下顎の突出や上下前歯の唇側傾斜により，口輪筋が弛緩する．上口唇は翻転し，口唇閉鎖不全を引き起こす．また，口元が突出する．さらに前下顔面高が下顎骨の後下方への回転により増大する．いわゆるアデノイド

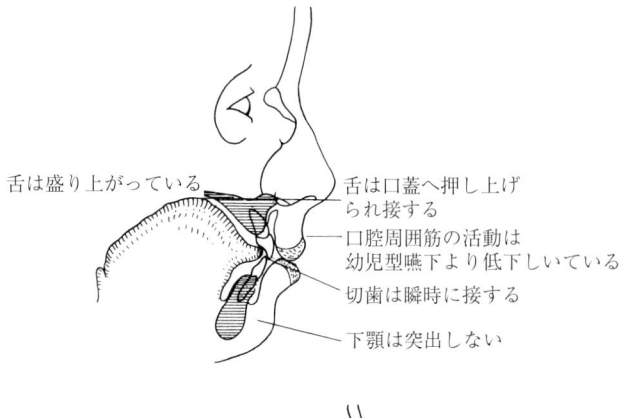

舌は盛り上がっている　舌は口蓋へ押し上げられ接する
口腔周囲筋の活動は幼児型嚥下より低下しいている
切歯は瞬時に接する
下顎は突出しない

図7-7　成熟型嚥下．舌背は口蓋に接し，舌尖は上顎切歯の背後に位置する．下顎は前方に突出しない．

前方に突出した舌　舌突出
すぼめられた口唇（口腔周囲筋の活動）
下顎の突出

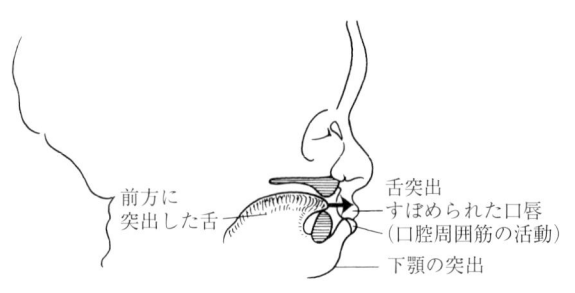

図7-8　幼児型嚥下．舌は前方に突出し，下顎も前方に位置する．授乳動作中は下顎が律動的に前後に動く．舌背は押し下げられ口蓋と接触しない．

顔貌になる．

c．口腔機能への影響

舌突出癖では舌が低位になり，異常な嚥下を行う．また，上口唇の弛緩や口唇閉鎖不全により習慣性の口呼吸を引き起こす．発音は息もれにより不明瞭になり，とくにサ行やタ行が影響を受ける．

d．心理的影響

舌突出癖により発音や容貌に影響がでると，劣等感や罪悪感を抱くこともある．

C．幼児型嚥下と成熟型嚥下

嚥下は乳歯咬合が完成する2歳半頃に幼児型嚥下から成熟型嚥下へ移行する．

成熟型嚥下では嚥下時に上下の歯が接触し，舌と口唇は接触しない．口腔周囲筋はほとんど活動しない．咬筋や側頭筋などの咀嚼筋の活動が認められる．舌は舌背を硬口蓋に押し上げ挙上し，舌後方部が軟口蓋や咽頭部を動かす(図7-7)．

幼児型嚥下では舌尖および舌縁部を固有口腔から口腔前庭に突出し，舌背は挙上されない．舌後方部，軟口蓋，咽頭部はほとんど活動しない．上下の歯は接触しない．咀嚼筋の活動はほとんど認められない．口腔周囲筋，とくに口輪筋，オトガイ筋，頰筋などが活動する(図7-8)．

幼児型嚥下から成熟型嚥下への移行がスムーズに行われず，幼児型嚥下が残存すると異常嚥下癖になる．舌突出癖はこの異常嚥下癖に随伴することが多い(図7-9)．

7-4．指しゃぶり，舌突出癖の指導・治療

指しゃぶりや舌突出癖の指導や治療はその原因を十分に考慮しなければならない．さらに，子供の性格や心理的問題，親子関係や生活環境など種々の社会的背景を考慮する必要がある．

指しゃぶりや舌突出癖の除去には筋機能療法や習癖除去装置が有効である．

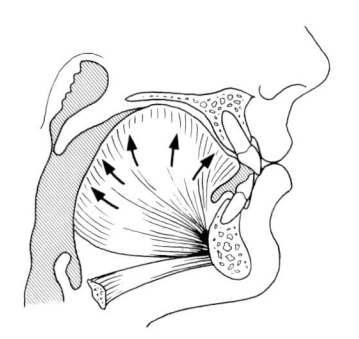

A．正常嚥下

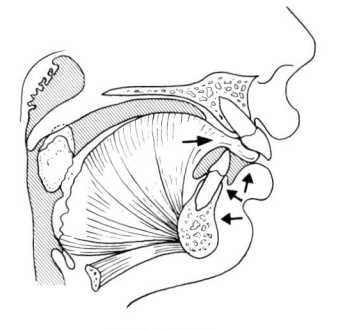

B．異常嚥下

図7-9　正常嚥下と異常嚥下．A：正常嚥下では舌尖が上顎切歯乳頭付近に接触し，上下切歯が瞬時に接触する．舌背は硬口蓋を押し上げ挙上し，舌後方部が軟口蓋や咽頭部を動かす．上下口唇は閉鎖する．B：異常嚥下癖では上下の歯が離れて，舌が上下切歯間に突出する．舌背は口蓋から離れて下方に位置する．上下口唇は閉鎖しない．下唇はオトガイ筋によって上顎切歯舌面に向かって前上方に押し上げられ，舌尖と接触する．上唇は無力性口唇の状態で機能しない（Graber TM：Orthodontics principles and practice, Saunders WB Co, 1972）．

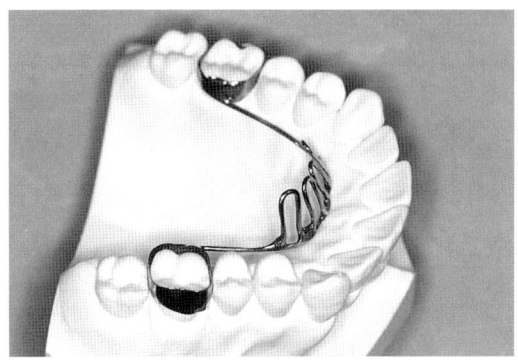

図7-10　習癖除去装置．

A．筋機能療法

筋機能療法は舌や口腔周囲筋，咀嚼筋などの訓練によって開咬状態や筋の機能異常を改善する方法である．1918年，ロジャース（Rogers AP）によって紹介された．

筋機能療法は指しゃぶりや舌突出癖により生じた開咬症例に適用される．このほかマルチブラケット装置による矯正治療中の開咬症例，保定中あるいは保定後に出現した舌突出癖による不安定な咬合，外科矯正を行った症例などに適用される．これは矯正治療に伴う顎口腔系の形態変化に筋機能を順応させるためである．

筋機能療法は①正しい嚥下や舌の行動型の獲得，②咬筋や口腔周囲筋の機能力の強化，③正しい舌位の習慣化を目的とする．

B．習癖除去装置

習癖除去装置は強制的に指しゃぶりや舌突出癖を除去するための矯正装置である．本装置は舌側弧線装置の主線にU字型やI字型のワイヤーを鑞着したり，U字型のループを屈曲したりして使用する（図7-10）．

習癖除去装置では上下前歯の萌出が促進し，前歯部歯槽突起の垂直的な成長抑制や変形が改善される．この結果，開咬状態が改善される．また，舌を前方に突出できないばかりか，安静時の舌位や機能時の舌の行動型を正しくすることができる．

習癖除去装置はかなりのストレスになるので，使用に際しては前もって十分な説明と同意が必要である．

第8章
矯正力

8-1. 矯正力の定義と分類

矯正治療では歯あるいは顎骨に対してある方向に加重(力)を与える．これらの加重(力)を総称して矯正力(orthodontic force)という．

矯正力は力の及ぶ範囲から"いわゆる矯正力"と"顎整形力"，力の発生源から"器械的矯正力"と"機能的矯正力"に分類される．

A．いわゆる矯正力と顎整形力

a．いわゆる矯正力

"いわゆる矯正力"とは歯を歯槽骨内で移動するための力をいう．"いわゆる矯正力"は舌側弧線装置やマルチブラケット装置によって発現される(図15-4, 14, 17, 18)．

b．顎整形力

顎整形力とは顎顔面頭蓋の成長発育の旺盛な時期に顎骨に直接加えられる比較的強い力をいう．顎整形力は顎骨の成長を促進あるいは抑制してコントロールし，顎骨の形態や上下顎の関係を改善する．

顎整形力を発現する装置には次のようなものがある．

1) オトガイ帽装置(チンキャップ)：下顎骨の前下方への成長の抑制(図15-21)
2) 上顎顎外固定装置(ヘッドギア)：上顎の前方成長の抑制(図15-19)
3) 上顎前方牽引装置：上顎の前方成長の促進(図15-22)
4) 急速拡大装置：上顎の側方拡大(図15-38)

B．器械的矯正力と機能的矯正力

a．器械的矯正力

器械的矯正力とは各種矯正用金属線，ゴム，高分子材料などの弾性や剛性による矯正力をいう．器械的矯正力を発揮する装置を器械的矯正装置という．器械的矯正装置にはマルチブラケット装置(図15-14, 17, 18)，舌側弧線装置(図15-4)，顎間固定装置(図15-12, 13)，急速拡大装置(図15-38)，オトガイ帽装置(図15-21)，上顎顎外固定装置(図15-19)などがある．

器械的矯正力を発揮する矯正用材料には次のようなものがある．

1) 金属線の弾性を利用する材料

矯正用金属線，弾線，コイルスプリング

2) ゴムや高分子材料の弾性を利用する材料

エラスティック，エラスティックスレッド，パワーチェーン，トゥースポジショナー

3) 金属の剛性を利用する材料

結紮線，拡大ネジ

b．機能的矯正力

機能的矯正力とは咀嚼筋，口唇や頬筋などの口腔周囲筋の作用による矯正力をいう．機能的矯正力を利用する装置が機能的矯正装置である．

機能的矯正装置には次のようなものがある．

1) 咀嚼筋を利用する装置

アクチバトール(図15-29)，バイオネーター(図15-31)，ビムラーのアダプター(図15-32)，咬合斜面板(図15-26)，咬合挙上板(図15-24)，

切歯斜面板(図15-34)

　2)口唇を利用する装置

リップバンパー(図15-35)

　3)頰筋を利用する装置

フレンケルの装置(図15-33)

8-2．歯の移動方法(矯正力の特性)

　歯の移動方法を矯正力の有する特性から把握する．矯正力の有する特性には力の大きさ，力の作用期間，力の作用分布，力の作用方向の4つがある．

A．力の大きさ(degree of force)

　矯正力は力の大きさにより強い力，弱い力，最適な矯正力に分けられる．

a．強い力(heavy force)と弱い力(light force)

　歯に矯正力が加わると，移動方向の歯根膜は圧縮され，反対側は牽引される．前者を圧迫側，後者を牽引側という．

　　1)圧迫側の変化

　強い力では圧迫側歯根膜が強く圧縮され，圧の中心部近くの歯根膜が貧血をきたす．その程度が強ければ歯根膜は硝子様変性に陥る．この結果，骨吸収は圧の中心部の歯槽壁から起こらず，圧の中心部の歯槽壁の側面あるいは背面から中心部へ進んでいく．この型の吸収を穿下性吸収(undermining resorption)あるいは間接性吸収(indirect resorption)という．強い力では歯根吸収も生じやすい．

　弱い力では圧迫側歯根膜の圧縮度が少なく，歯根膜はわずかに充血する．骨吸収はこの充血帯に接している歯槽壁に起きる．この型の吸収を直接性吸収(direct resorption)という．

　　2)牽引側の変化

　強い力でも弱い力でも牽引側歯根膜は牽引され，繊維芽細胞が増殖し，歯槽骨表面に骨芽細胞が現れ，骨添加を起こす．

b．最適な矯正力(optimal orthodontic force)

　最適な矯正力では歯の移動速度が最大となる．すなわち，歯の移動に伴う歯周組織の改造現象が最も効果的に現れる．一般に，最適な矯正力の大きさは被移動歯の歯根表面積によって異なる．しかし，被移動歯の状態や移動方向により変わり，個人差もある．最適な矯正力はオッペンハイム(Oppenheim A)とシュワルツ(Schwarz AM)によれば毛細血管圧で20〜26g/cm^2，近藤によれば80g/cm^{2}であるという．

　最適な矯正力が作用している場合には次のような臨床的所見が認められる．

　1)自発痛がない：矯正装置の装着後あるいは調整後2〜3日は初期疼痛を伴うことがある．しかし，初期疼痛は自然に消失し，長期間の持続性はない．

　2)打診に対して著明な反応や疼痛がない．

　3)歯の著しい弛緩動揺がない．

　4)治療方針に従った歯あるいは顎の移動が認められる．

　5)エックス線検査では歯周組織の破壊や吸収，歯根吸収などの異常が認められない．

B．力の作用期間

　矯正力は力の作用期間により持続的な力，間歇的な力，断続的な力に分けられる．

a．持続的な力

　持続的な力とは矯正力の減少していく程度が比較的緩やかな力である．たとえば，舌側弧線装置の補助弾線，コイルスプリング，エラスティックによる力などである(図8-1)．

b．間歇的な力

　間歇的な力とは一定時間だけ作用する力である．たとえば，アクチバトールや咬合斜面板による力などがある(図8-2)．

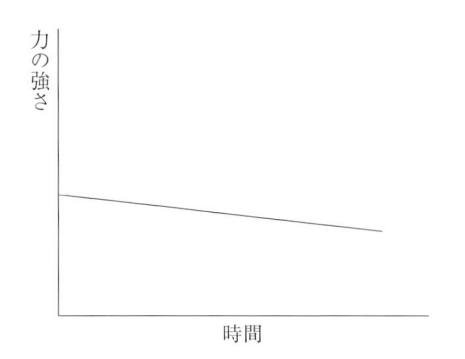

図8-1 持続的な力．減少していく程度が比較的緩やかな力である．舌側弧線装置の補助弾線やコイルスプリングによる力である．

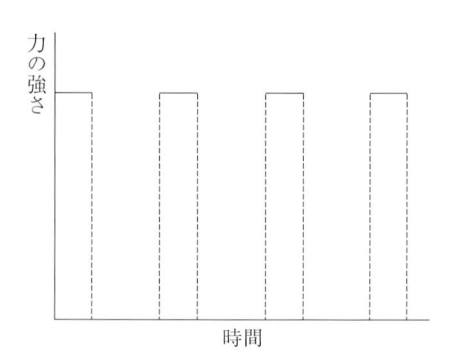

図8-2 間歇的な力．一定時間だけ作用する力である．アクチバトールや咬合斜面板による力である．

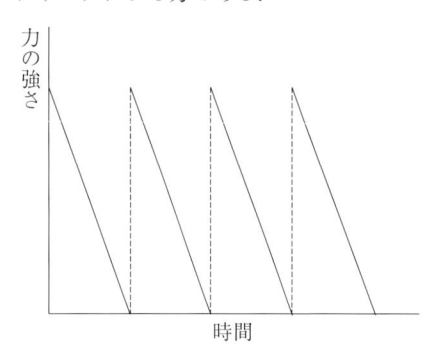

図8-3 断続的な力．急激に減衰し，短期間でゼロになり，これを繰り返す力である．結紮線や拡大ネジによる力がある．

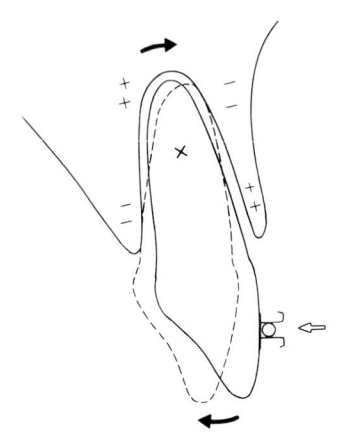

図8-4 傾斜移動．－：歯根膜圧迫帯．＋：歯根膜牽引帯．⇦：矯正力の作用方向．⬅：歯の移動方向．×：回転中心．

c．断続的な力

断続的な力とは減少が早く，急激に減衰し，短期間でゼロになり，これを繰り返す力である．たとえば，結紮線や拡大ネジによる力などがある（**図8-3**）．

C．力の作用分布

力の作用分布は傾斜移動と歯体移動で異なる．

a．傾斜移動

傾斜移動（tipping movement）とは歯軸が傾斜する移動である．近遠心的傾斜移動と唇舌的傾斜移動がある．一般に，傾斜移動では歯の回転中心が根尖側1/3にある．しかし，矯正力が弱ければ根尖に近くなり，強ければ歯頸部に近くなる．

傾斜移動では移動方向の歯頸部歯根膜と反対方向の根尖部歯根膜が圧迫帯になり，移動方向の根尖部歯根膜と反対方向の歯頸部歯根膜が牽引帯になる．たとえば，上顎前歯に舌側方向への矯正力が加わると，歯根膜の圧迫帯は舌側歯頸部と唇側根尖部に生じ，牽引帯は唇側歯頸部と舌側根尖部に生じる（**図8-4**）．

b．歯体移動

歯体移動（bodily movement）とは歯が平行に移動することである．一般に，歯体移動では歯の回転中心が歯軸の延長線上の無限大遠方にある．

歯体移動では移動方向の歯根膜全体が圧迫帯

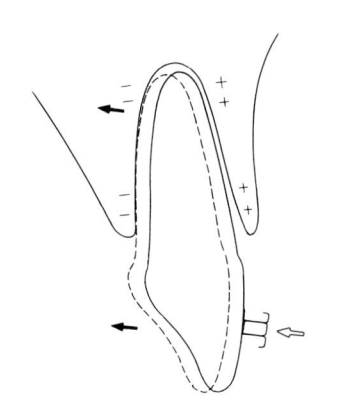

図8-5 歯体移動．－：歯根膜圧迫帯．＋：歯根膜牽引帯．⇦：矯正力の作用方向．◀：歯の移動方向．

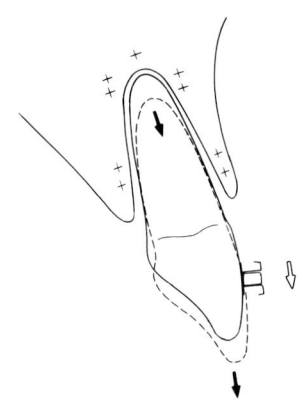

図8-6 挺出．＋：歯根膜牽引帯．⇦：矯正力の作用方向．◀：歯の移動方向．

になり，反対方向の歯根膜全体が牽引帯になる（**図8-5**）．

D．力の作用方向

力の作用方向によって歯は近遠心方向，唇（頰）舌方向，挺出，圧下，回転，トルクの6種類の移動をする．

a．近遠心方向への移動

近遠心方向への移動では近心側あるいは遠心側の歯根膜に圧迫帯あるいは牽引帯が生じ，歯槽骨の吸収と添加が起こる．

b．唇(頰)舌方向への移動

唇(頰)舌方向への移動は原理的に近遠心方向への移動と同様である．つまり，唇(頰)側あるいは舌側の歯根膜に圧迫帯あるいは牽引帯が生じ，歯槽骨の吸収と添加が起こる．

c．挺出

挺出とは歯が長軸に沿って歯槽骨から引き出される方向へ移動することである．この結果，歯槽底では歯根膜が牽引帯となり，骨添加が生じる．また，歯槽頂でもわずかな新生骨の添加が起きる（**図8-6**）．

d．圧下

圧下とは歯が長軸に沿って歯槽骨に押し込ま

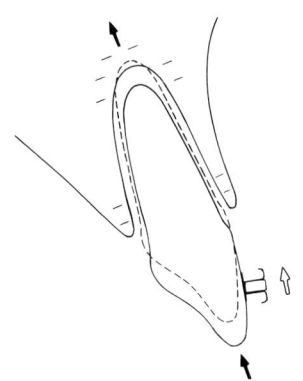

図8-7 圧下．－：歯根膜圧迫帯．⇦：矯正力の作用方向．◀：歯の移動方向．

れる方向へ移動することである．挺出の場合と逆に，歯槽底と歯槽頂に骨吸収が生じる（**図8-7**）．圧下には強い矯正力が必要であり，歯根吸収を生じやすい．

e．回転

歯根の横断面形態は円形でない．したがって，回転により歯根膜には部分的に圧迫帯と牽引帯が生じ，この部分にそれぞれ骨の吸収と添加が起きる（**図8-8**）．

回転ではこのような歯根膜内の変化のほかに歯肉線維も歯の回転方向に引かれる．歯肉線維の緊張状態は歯根膜線維のそれが消失しても長期間残存する．この結果，回転歯は後戻りしや

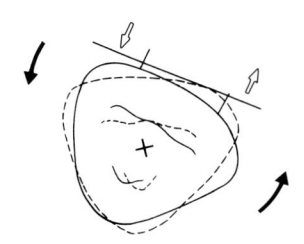

図8-8 回転．歯根膜には部分的に圧迫帯と牽引帯が生じる．⇦：矯正力の作用方向．←：歯の移動方向．×：回転中心．

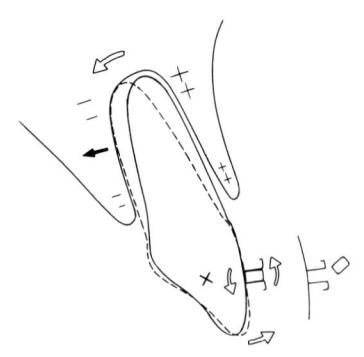

図8-9 トルク．−：歯根膜圧迫帯．＋：歯根膜牽引帯．⇦：矯正力の作用方向．←：歯の移動方向．×：回転中心．

すい．

f．トルク

トルクとは歯冠部に唇舌的回転力を加えて，歯根を主体に唇(頰)舌的に傾斜させることである．回転中心は歯冠部にある．この場合，歯根の傾斜に伴って，歯冠部も反対方向へわずかに傾斜する．つまり，歯根の舌側へのトルク(lingual root torque)はわずかな歯冠の唇側へのトルク(labial crown torque)を伴う．歯根の唇側へのトルク(labial root torque)ではわずかな歯冠の舌側へのトルク(lingual crown torque)を伴う．歯根の移動方向の歯根膜は全面にわたり圧迫帯になり，反対側は牽引帯になる(**図8-9**)．

第9章
診断学概論

9-1. 診断の定義と進め方

歯科矯正学における診断とは"不正咬合の本態(実態)とその原因の正確な把握や不正咬合の分類を行い，治療目標の設定，治療方針の樹立，治療方法の選定，さらに予後の推定を行う一連の手続きである"とされている．

診断ではまず不正咬合を直接的に診察する．診察の情報から臨床診断を行う．ついで，器具や装置を用いて客観的に検査し，資料を得る．資料から症例分析を行う．その後，臨床診断と症例分析に基づいて総合診断を行う．つまり，診断は診察，臨床診断，検査(総合診断用資料採取)，症例分析，総合診断の順序で進められる(図9-1)．

9-2. 初診

初診は患者が不正咬合を訴えて来院したときである．この時点でカルテを作製する．まず，患者の主訴あるいは来院の動機について確認する．診察前にあらかじめ調査用紙を記入してもらう(図9-2)．不正咬合の診察から臨床診断を行う．この臨床診断に基づいて，①矯正治療の目的，②不正咬合の実態とその原因，③診断の進め方(検査の必要性)，④矯正治療の概要(方法)，⑤矯正治療の開始時期，期間，通院回数などに関して，総括的に説明する．

カルテには患者の基本的な情報，すなわち氏名，性別，年齢，生年月日，患者と保護者の住所，連絡先が記載される．また，診察や検査の

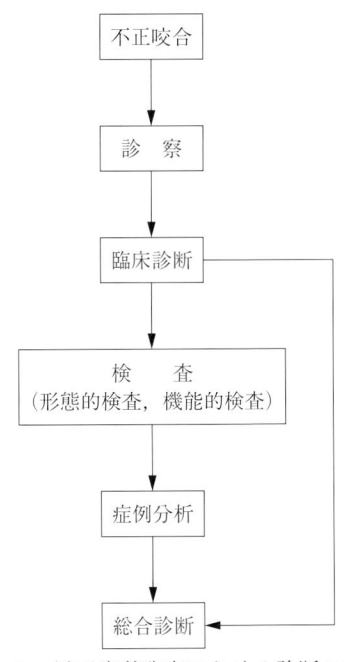

図9-1 矯正歯科臨床における診断の手順．

結果，症例分析や総合診断の結果，治療経過なども記載される(図9-3)．

9-3. 診察

診察とは診断に必要な情報を術者が直接的かつ系統的に採取することである．つまり，診察は医療面接，視診，触診，聴診および調査用紙への記入などによって行われる．この診察に基づいて，不正咬合の臨床診断を行う．

診察には基本的な診察，全身的な診察，局所的な診察がある．

★ 調 査 事 項

本　人

(ふりがな) 氏　名		性別	男　女
住　所	TEL.		
在学校名、学年、又は勤務先			
生 年 月 日	満　　　年　　　ヶ月		
出 生 地	県	主な成育地	県

Case No.

保　護　者

氏　名	
住　所	TEL.
職業勤務先	

＊見たままを次のような言葉でいいあらわして下さい。
　非常によい歯ならび　良い歯ならび　普通　少し出っ歯　ひどい出っ歯　上下の歯がつき合せ　うけ口(反対咬合)　糸切歯の八重歯　乱杭歯　ねじれ歯　歯の間にすきがある　等
又出来れば祖父母、叔父母、従兄弟についても出来るだけ詳しくおしらべになってお書き下さい。
本人には○印をつけて下さい。

	性別	年令	歯　な　ら　び		性別	年令	歯　な　ら　び
父	男						
母	女						
第一子							
第二子							

＊此のお子様は御両親が何才位の頃生れましたか。
　　　　結婚何　　　年目　　　お父様　　　才　　　お母様　　　才
＊此のお子様は妊娠何ヵ月で産れましたか。　　　　ヵ月　　出生時体重
＊分娩状態は。　　　　　安　産　　　　難　産　　　　異常分娩
＊妊娠中、及び授乳期間中にお母様が病気、事故等にあったことがありましたか。
　　　　無　　　　　有　　　　　病名
＊此のお子様に生れつきの異常はありませんでしたか。　　　無　　　　有
＊此のお子様の哺乳の状態。　　　母　乳　　　人工栄養　　　混　合　　　その他
＊此のお子様の離乳は何才頃でしたか。　　　　才頃
＊兄弟姉妹と身体の発育にひどい違いがありましたか。　同　じ　　　良　い　　　悪　い
＊お乳を飲まない時間にはゴム製乳首を使用しましたか。　いいえ　　　は　い　　　　才頃まで
＊此のお子様の性格はどんなですか。　　普通　神経質　ほがらか　いらいらしている　のんびりしている
　　おこりっぽい　おちついている　恐怖心が強い　ぼんやりしている　人見知りする　人見知りしない　その他

図 9-2　調査用紙.

* 此のお子様に次のような癖はありませんか。

指をしゃぶる	なし	現在ある	………才頃まであった
舌を嚙む	なし	現在ある	………才頃まであった
唇を嚙む	なし	現在ある	………才頃まであった
唇を吸う癖	なし	現在ある	………才頃まであった
その他のものを嚙んだり吸ったりする	しない	現在する	………才頃まででした
歯ぎしり	しない	現在する	………才頃まででした
口をあけて寝ている	しない	現在あけている	………才頃まであいていた
ふだん口をあいている	いない	現在あいている	………才頃まであいていた
いびきをかきませんか	しない	現在ある	………才頃まであった
特にしにくい発音はありませんか	ない	あり	例えば………
乳歯の時代にむし歯がありましたか	ない	少し	多い
乳歯は順調にはえかわりましたか	はい	いいえ	

* このお子様は歯の治療を受けたことがありましたか。　　　　有　　　　無
* 顔や口、歯を強く打ったことはありませんか。　なし　　あり　　部位………
* 口の中の病気（むし歯以外）をしたことがありますか。　なし　　あり　　病名………
* 歯を磨いていますか。　　いない　　いる　　1日………回　　朝　昼　夜　毎食後
* 此のお子様は病気にかかったことがありますか。特に生後満2年位までの健康状態重い病気はもれなくお書き下さい。

　　　　特記するものなし
　　　　麻　　　疹　………才
　　　　扁　桃　腺　………才　　よくはれますか　はれない　はれる　とりましたか　とらない　とった………才
　　　　鼻　の　疾　患　　病名………才　　よくつまりますか
　　　　その他の主な病気　　病名………才頃………才頃

* 今迄に切傷で血の止まりの悪かったことはありませんか。
* 食べ物等によって蕁麻疹が出たことがありませんか。　　　その品物名………
* 薬等にかぶれることはありませんか。　　　　　　　　　　その品物名………
* 此のお子様は自分の噛ならびの悪いことを気にしていますか。　　している　　　　いない
　　　　それを気にしているために内気ですか。　　　　　　内　気　　少し気にしている　　無関心
* 此のお子様は歯ならびをなおすことについて気が進んでいますか。　いる　　少し進んでいる　　いない
* 今の歯ならびに気がついたのはいつ頃からですか。
　　　　乳歯のときから　　乳歯が抜けて永久歯にかわるころから　　全部永久歯になってから　　だんだん悪くなってきた
　　　　近頃急に悪くなってきた　　他人からいわれて気がついた
* 此のお子様の現在の健康状態は。　　　　非常によい　　よい　　弱い　　よくかぜをひく
　　　　現在の体重………kg　　　身長………cm　　　昭和………年………月　しらべ
* 矯正治療を受ける動機となったことがら。

* その他治療に参考になりそうなお気付きの点。

図 9-2　つづき．

Case. No.　　　.　　　　　　　　　　初診年月日

フリガナ		生年月日	
氏名		年齢	
学校名学年(職業)		性別	

自宅	住所	〒　　　　　Tel
	保護者氏名	

連絡先	住所	〒　　　　　Tel

紹介者	医院名		氏名
	住所	〒　　　　　Tel	

診療依頼先	医院名		氏名
	住所	〒　　　　　Tel	

図9-3　カルテ(基本的情報)．カルテには患者の基本的情報のほか，診察や検査の結果，症例分析や総合診断の結果，治療経過なども記載される．

基本的な診察では主訴，家族歴，既往歴，現病歴，患者・保護者の心理などを診査する．

全身的な診察では栄養・体格や成長発育の状態などを診査する．

局所的な診察では顔貌や口腔内などを診査する．

9-4．形態的検査

形態的検査とは器具や装置を用いて不正咬合を形態的に検査し，総合診断の資料を採取することである．

形態的検査には顔面写真，口腔内写真，口腔模型，エックス線写真検査，磁気共鳴画像による検査がある．

9-5．機能的検査

機能的検査とは筋活動に伴う機能的な不正要因の有無を判定するための検査である．

機能的検査には顎運動，筋機能，発音による検査がある．

顎運動では下顎位，運動路，早期接触，咬合音などを検査する．頭部エックス線規格写真あるいはファンクショナルワックスバイト法による機能分析法も利用される．

9-6．症例分析

症例分析とは形態的検査や機能的検査によって得られた資料を総合的に分析することである．症例分析法には主に模型分析法，頭部エックス線規格写真分析法，機能分析法などがある．

9-7．総合診断

診察による臨床診断と検査による症例分析の結果を総括して，総合診断を行う．総合診断とは①不正咬合の本態(実態)の把握，②不正咬合の原因の把握，③不正咬合の分類，④治療目標の設定，⑤治療方針の樹立，⑥治療方法の選定，⑦予後の推定などを行うことである．

第10章

診　察

10-1. 診察の概要

診察とは診断に必要な情報を直接的かつ系統的に採取することである.

診察はあらかじめ記入された調査用紙，ならびに医療面接，視診，触診，聴診などの方法を駆使して行われる．得られた情報はカルテに記載される．この診察に基づいて，不正咬合の臨床診断を行う．

診察には基本的な診察，全身的な診察，局所的な診察がある．

10-2. 基本的な診察

A. 主訴

患者の治療の動機や訴えを正確に確認し，そのままカルテに記載する．矯正治療では低年齢層が対象となることが多いので，保護者の治療の動機や訴えを記録することもある．

B. 家族歴

両親，兄弟・姉妹，さらに血縁者の同種の不正咬合や先天異常の有無，顔貌や顎態について診察し，遺伝的背景を把握する．

C. 既往歴

過去に罹患した疾患とその経過について診察する．出生前の状況，出生時の状況，出生後の発育状況，疾病歴，口腔習癖，歯の萌出・交換の状況，齲蝕の罹患・治療状況などを調べる．

D. 現病歴

現在の不正咬合の発症時期や認識した時期とこれまでの経過について診察する．ただし，認識されていない不正咬合があれば，それを指摘し，その現病歴も把握する．

E. 患者・保護者の心理

矯正治療に対する患者・保護者の要求の度合い，認識あるいは協力度について把握する．

10-3. 全身的な診察

全身の成長発育状態や姿勢，動作などは歯や顎顔面の成長発育と密接な関係がある．全身的な診察はただ単に患者・保護者の医療面接によって情報を得るだけではない．診療室に入室する時点から全身状態，姿勢，挙動，動作などを入念に観察し，習癖の有無なども注意深く診査する．

A. 栄養・体格

栄養状態の判定には身長と体重から求めたカウプ(Kaup)指数，ローレル(Rohrer)指数が用いられる．体格は痩せ形，肥満型，筋肉型などの体型について大まかに判定する．

B. 成長発育状態

成長発育状態の評価には身長や体重の累年的変化や年間増加量が用いられる．得られた個成

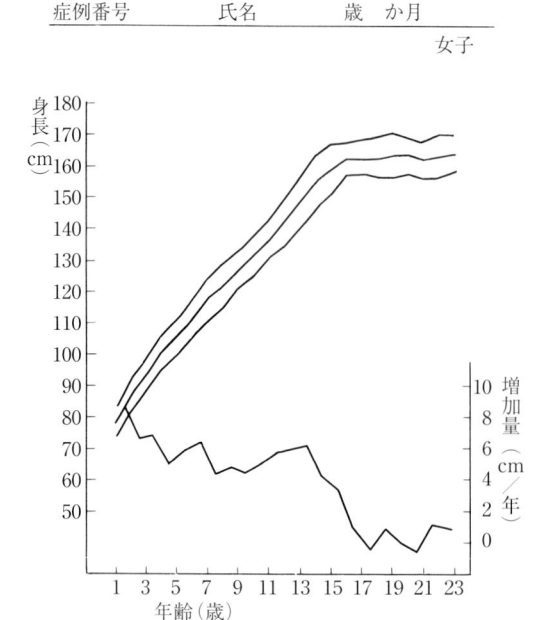

図10-1 成長発育曲線．身長の平均成長発育曲線である．身長の累年的変化量と年間増加量を診査する．

長の情報を平均成長と比較する．顎骨の成長のスパートや終了の時期を予測する情報が得られる（図10-1）．

10-4．局所的な診察

A．顔貌の診察

顔貌を直接診察して，形態的特徴を把握する．表情，咀嚼筋や口腔周囲筋などの緊張度，顎関節や下顎運動の状態など生体でなければ直接診察できない事項も観察できる．

診察は正貌と側貌について行われる．

正貌の診察は①顔の形状，②上顔面高と下顔面高の関係，③左右の対称性，④表情，⑤上下口唇の形態，⑥口腔周囲筋の緊張度，⑦機能時の口腔周囲筋の運動状態，⑧開閉口運動時の下顎側方偏位の有無と程度，⑨下顎頭や頭頸部の筋の触診などの事項について行われる．

側貌の診察は①側貌外形線の観察，②中顔面の突出あるいは陥凹，③頭蓋に対するオトガイ部の前後的位置，④下顎角の大きさ，⑤下顎下縁平面の傾斜度，⑥下顎頭や頭頸部の筋の触診などの事項について行われる．

B．口腔内の診察

口腔内を直接診察して形態的特徴を把握する．顎運動時の機能的診察や軟組織の状態など生体の直接的観察でしか得られない情報を得るためにも行う．

口腔内の診察は①個々の歯の状態，②歯列弓の形態，③咬合状態，④歯周組織の状態，⑤口腔の清掃状態，⑥舌の形態的および機能的な状態，⑦口腔周囲筋の形態的および機能的な状態，⑧顎運動の異常の有無，⑨顎関節症の有無，⑩不良習癖の有無などの事項について行われる．

第11章
形態的検査

11-1. 形態的検査の概要

　形態的検査とは器具や装置を用いて不正咬合を形態的に検査し，総合診断の資料を採取することである．

　形態的検査には顔面写真，口腔内写真，口腔模型，エックス線写真検査，磁気共鳴画像による検査がある．

11-2. 顔面(規格)写真

　顔面(規格)写真は顔貌の形態的検査を目的として撮影される．顔貌と不正咬合の関係を調べ，顔貌の特徴を記録する．

　顔面写真は規格写真であることが望ましい．不可能な場合でも撮影はある程度の規格が必要である．一般的には正面，右側45°斜位，右側面の3方向から撮影される．顔貌に左右非対称性がある場合には左側45°斜位，左側面を加えて5方向から撮影する．通常，中心咬合位で口唇を軽く閉じ，耳介を露出させ，正視した状態で撮影する．症例によっては口唇の安静時や笑ったとき，顎の開閉口運動時の状態も撮影する(**図11-1**)．

　撮影は初診時や動的治療開始時のほか，動的治療終了時，矯正治療終了時などに行われる．

　顔面写真による形態的検査の事項は顔貌の診察のそれとほとんど同じである．

11-3. 口腔内写真

　口腔内写真は口腔内の形態的検査を目的として撮影され，不正咬合の状態を記録する．

　通常，撮影は中心咬合位の正面と左右側面，上下歯列弓咬合面の5方向から行われる．症例

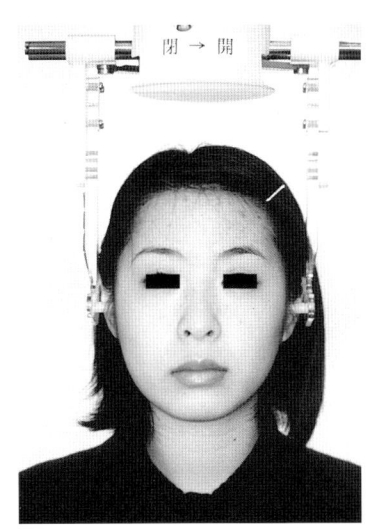

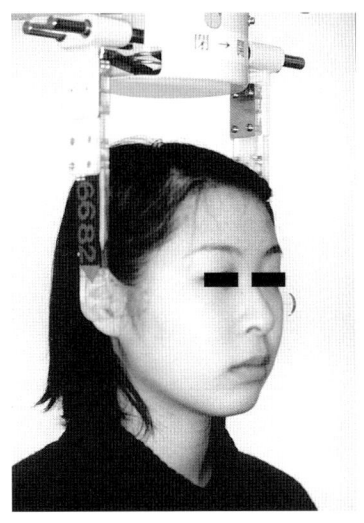

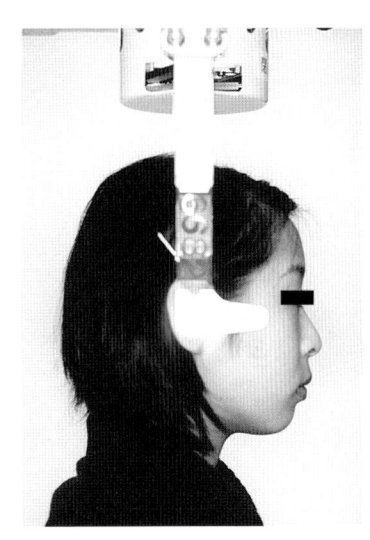

図11-1　顔面規格写真．

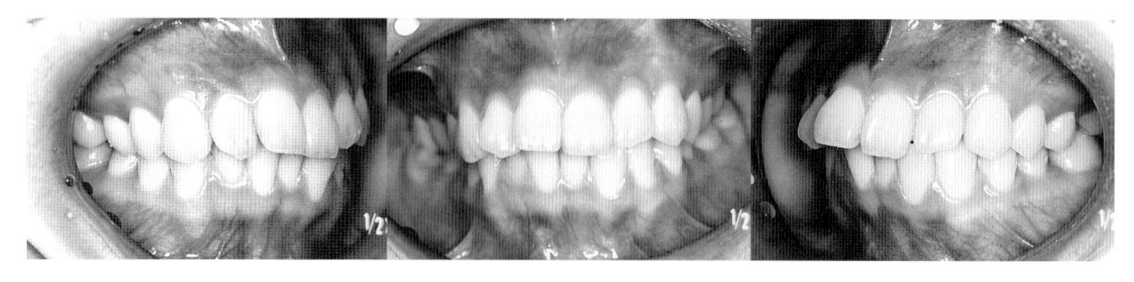

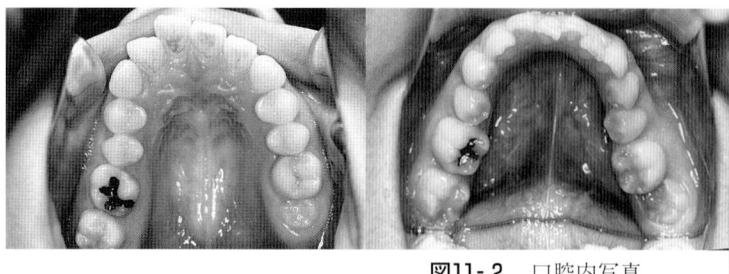

図11-2 口腔内写真.

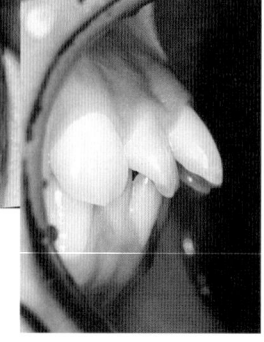

によっては切歯部の側面，開口時や顎運動時の状態，舌や小帯の状態などが撮影される．撮影に際しては口腔内写真専用の口角鉤やミラーなどを用いる(図11-2)．

撮影は初診時や動的治療開始時のほか，動的治療期間中，動的治療終了時，保定期間中や矯正治療終了時などに行われる．

口腔内写真による形態的検査の事項は口腔内の診察のそれとほとんど同じである．

11-4．口腔模型

口腔模型は実物大でかつ立体的であるため，不正咬合の把握に最適である．あらゆる方向から不正咬合を観察できる．視診（診察）では直接確認できない舌側咬頭の嵌合状態なども検査できる．

口腔模型は初診時や動的治療開始時のほか，治療の各段階，動的治療終了時，保定終了時，予後観察期間中に採得される．

口腔模型には平行模型，顎態模型，セットアップモデルの3種類がある．現在では平行模型が顎態模型より一般的に用いられている．

A．平行模型

平行模型は咬合平面が模型の上下基底面とほぼ平行になるように製作された模型である．正中口蓋縫合が模型の正中線とほぼ一致する(図11-3)．

B．顎態模型

顎態模型は顔面の構造と歯列弓の相互関係を三次元的に位置づけて製作した模型である．顎態診断を行うための模型である．模型作製時に顔弓を使用する．顎態模型と顎態診断法はジモン(Simon P)によって一般化された(図11-4)．

a．3平面

ジモンの顎態診断法は眼耳平面（フランクフルト平面），正中矢状平面，眼窩平面の3平面を基準として行われる．フランクフルト平面は眼点と外耳道の上端を結んだ平面である．フランクフルト平面は顎態模型の上部基底面と平行である．正中矢状平面はフランクフルト平面に垂直で正中口蓋縫合を通る平面である．眼窩平面は眼点を通りフランクフルト平面に垂直な平面

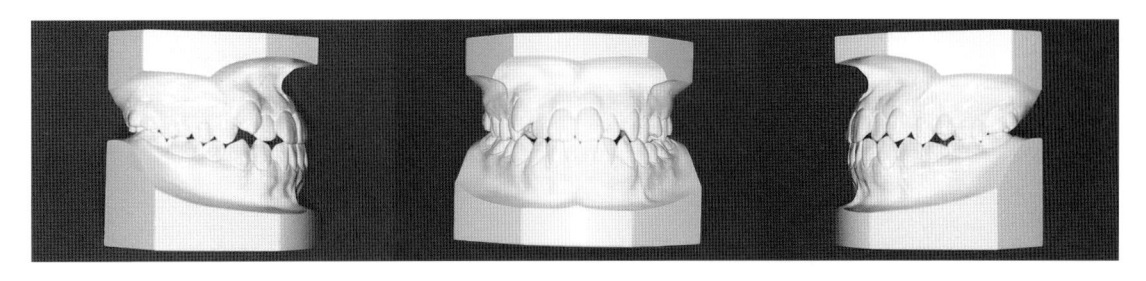

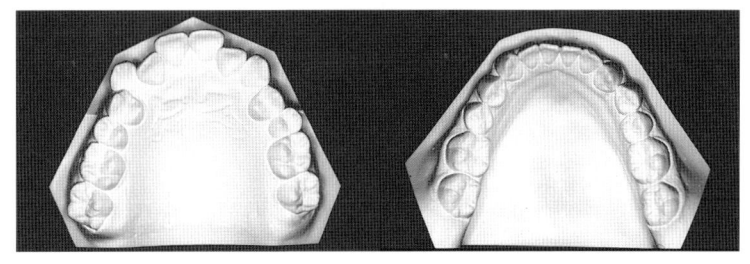

図11-3 平行模型.

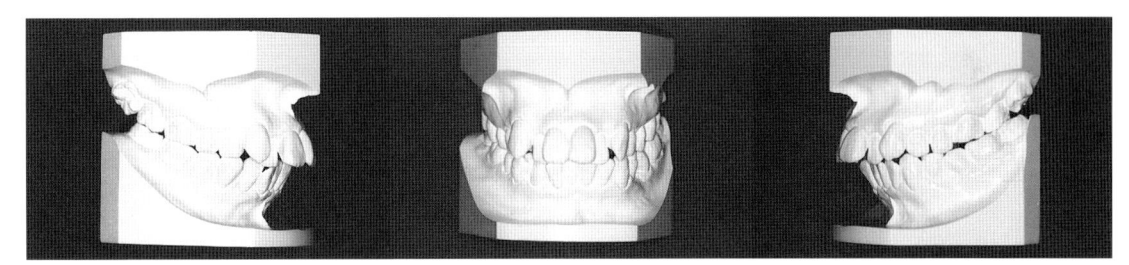

図11-4 顎態模型.

である（**図11-5**）.

b．ジモンの顎態診断法

1）フランクフルト平面からの隔たりの度合いによって，歯列弓や口蓋の高位や低位を診断する．

2）正中矢状平面からの隔たりの度合いによって，歯列弓の狭窄や開大，対称・非対称を診断する．

3）眼窩平面が上下歯列弓を通過する部位によって，歯や歯列弓の近遠心的異常，すなわち前突や後退を診断する．なお，眼窩平面は正常咬合において，上顎犬歯の尖頭と下顎犬歯の遠心偶角を通る．

C．セットアップモデル

セットアップモデルには診断用と装置製作用

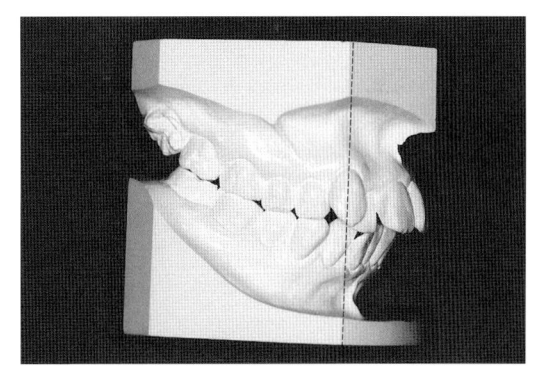

図11-5 ジモンの3平面．フランクフルト平面は顎態模型の上部基底面と平行である．点線は眼窩平面を示す．

の2種類がある．

診断用セットアップモデルは，口腔模型上で矯正したい歯を1本1本分割し，それを希望する歯列弓形態や咬合状態に再排列したものである．矯正治療の結果を予測するので，予測模型

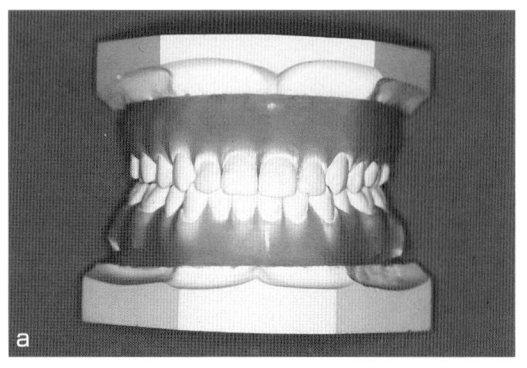

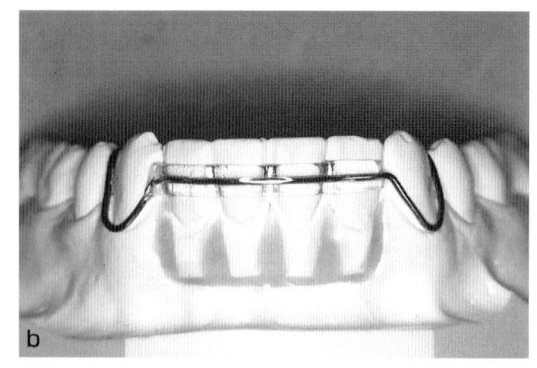

図11-6 セットアップモデル．a：診断用セットアップモデル．b：装置(スプリングリテーナー)製作用セットアップモデル．

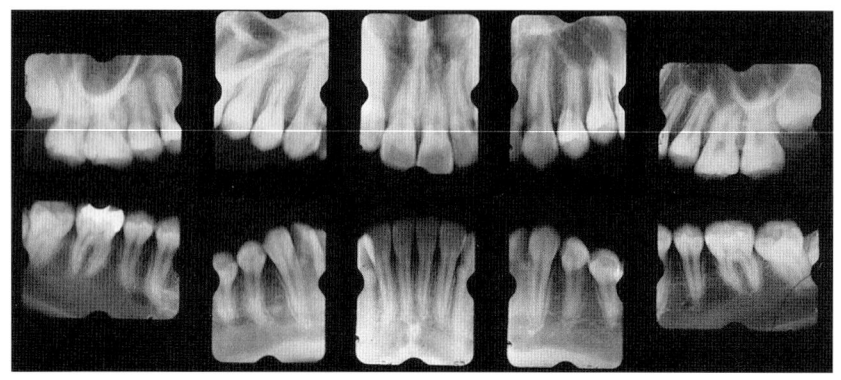

図11-7 デンタルエックス線写真．

ともいう．

装置製作用セットアップモデルはトゥースポジショナーやダイナミックポジショナー，スプリングリテーナーを作製するための作業模型である(図11-6)．

D. 口腔模型の検査の要点

口腔模型の検査は①不正咬合の分類，②上下歯列弓の咬合関係，③上下前歯部の咬合状態，④上下歯列弓と正中線との関係，⑤犬歯の近遠心的位置関係，⑥側方歯群の近遠心的，頰舌的，上下的咬合関係，⑦上下歯列弓の形態と左右の対称性，⑧スピーの彎曲の程度，⑨個々の歯の状態，⑩歯の数と形態，咬耗と摩耗，咬合小面の形成状態，歯の交換の様相，⑪歯冠近遠心幅径の大きさ，歯間空隙や叢生の有無，⑫口蓋の形態と深さ，⑬各種小帯の付着状態などについて行われる．顎態模型の検査はさらに咬合平面とフランクフルト平面との関係(咬合平面の傾斜度)，咬合平面に対する歯軸の傾斜，眼窩平面の通過位置などについて行われる．

11-5．エックス線写真検査

A. デンタルエックス線写真

デンタルエックス線写真は通常10枚法あるいは14枚法で撮影する(図11-7)．

検査は①過剰歯，欠如歯，埋伏歯の有無，②乳歯歯根の吸収状態，③永久歯の形成状態と萌出状態，④歯根の形態，歯根吸収の有無，⑤歯槽骨の吸収の有無，歯槽骨の緻密性，⑥硬組織疾患の有無および処置の状況，⑦歯根膜腔の拡大の有無，⑧骨性癒着(アンキローシス)の有無などについて行われる．

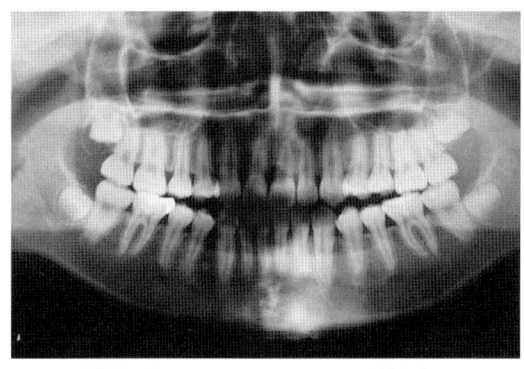

図11-8 パノラマエックス線写真.

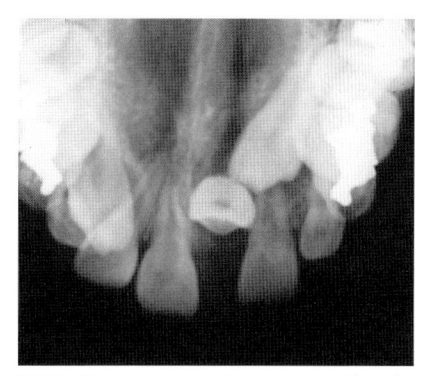

図11-9 オクルーザルエックス線写真.

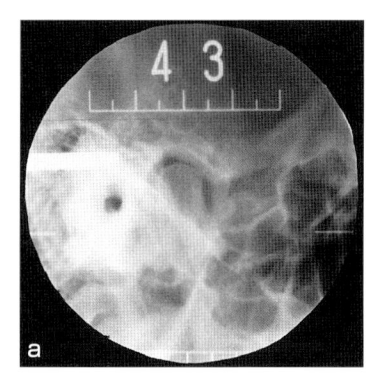

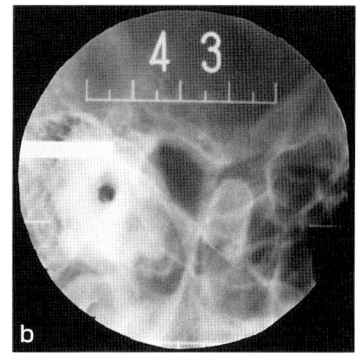

図11-10 顎関節エックス線写真（シュラー法，右側顎関節）．a：中心咬合位．b：最大開口位．

B. パノラマエックス線写真

　パノラマエックス線写真は歯列に沿った面で切った一種の断層エックス線写真である．パントモ型とパノレックス型の2種類がある．パントモ型エックス線写真（オルソパントモグラム）が広く用いられている．1枚のエックス線写真で顎骨を含めた歯列弓全体の状態が観察できる．パノラマエックス線写真ではデンタルエックス線写真とほとんど同様の情報が得られる．さらに①欠如歯や埋伏過剰歯の有無，②歯の交換の様相，③第三大臼歯の有無および萌出方向，④顎関節の形態，⑤鼻腔や副鼻腔の状態なども検査することができる（図11-8）．

C. オクルーザルエックス線写真

　オクルーザルエックス線写真はデンタルエックス線写真で検査が困難な埋伏歯や過剰歯の位置，口蓋裂者の裂部の状態や骨の欠損状態，急速拡大法による正中口蓋縫合部の離開およびその後の修復状態などの情報を得るのに有用である（図11-9）．

　一般にオクルーザルエックス線写真は上顎と下顎のそれぞれ正中部，左側，右側の6種類の撮影方法がある．

D. 顎関節エックス線写真

　顎関節エックス線写真は顎関節の形態，下顎頭の位置やその運動性を検査するために撮影される．撮影方法にはシュラー法，パルマ法，眼窩下顎枝法，エックス線断層撮影法などがある．一般的にはシュラー法と眼窩下顎枝法が頻用されている．

　撮影の時の下顎位は目的に応じて中心咬合位，

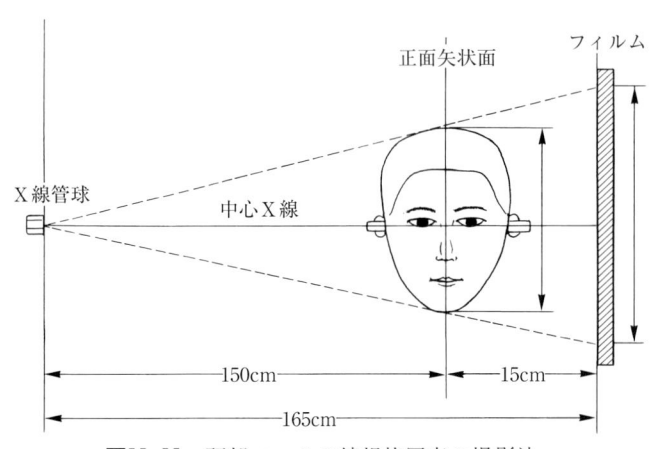

図11-11 頭部エックス線規格写真の撮影法.

最大開口位，下顎安静位などがある(**図11-10**).

E. 頭部エックス線規格写真

頭部エックス線規格写真はある一定の条件(規格)で撮影された頭部のエックス線写真である．頭部エックス線規格写真は①不正咬合の形態的および機能的検査，②不正咬合の診断およびその予後の評価，③顎顔面頭蓋の成長発育の評価，④矯正治療の評価などの目的で撮影される．歴史的には1931年ブロードベント(Broadbent BH)が頭部エックス線規格写真撮影装置を発表し，頭蓋顔面部の成長発育の評価を行ったのが最初である．

a．撮影の規格

1) 頭部固定装置のイヤーロッドを外耳孔に挿入し，頭部を固定する．

2) エックス線の主線が一定の場所を通過する．通常，側面頭部エックス線規格写真では外耳孔に挿入されたイヤーロッドの中心を通過し，フィルムに直交する．

3) 被写体-エックス線管球の焦点間距離(150cm)，被写体-フィルム間距離(15cm)が常に一定である．したがって，側面頭部エックス線規格写真では正中矢状面での拡大率が1.1倍になる(**図11-11**).

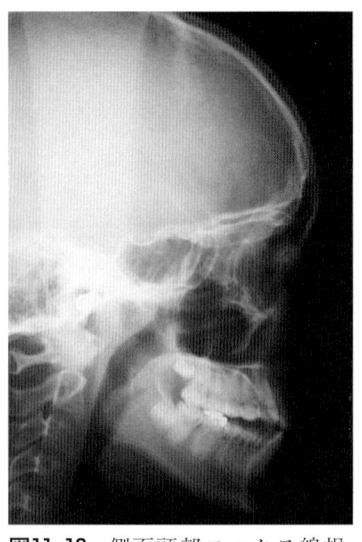

図11-12 側面頭部エックス線規格写真．

4) 撮影時の頭位は眼耳平面(フランクフルト平面)が床と平行になるように固定する．

5) 管電圧は通常50〜80KVである．120KV以上の高電圧で撮影することもある．軟組織の撮影には高電圧を用いる．

b．種類

1) 側面頭部エックス線規格写真

一般に歯科矯正学の領域で広く用いられている(**図11-12**).

2) 正面頭部エックス線規格写真

顎顔面頭蓋の幅の計測や左右の非対称性の有無および程度，歯列や顎の側方偏位の程度を評価するのに用いられる(**図11-13**).

3) 斜位(45°)頭部エックス線規格写真

側方歯群や臼歯群の萌出状態や歯軸の傾斜度を評価するのに用いられる．左右側別々に撮影される(**図11-14**).

c．撮影時の下顎位

通常の撮影は中心咬合位で行う．側面頭部エックス線規格写真の重ね合わせによる機能分析法では中心咬合位と下顎安静位で撮影する．下顎頭の運動性の評価では側面頭部エックス線規格写真の中心咬合位と最大開口位を用いる．

第11章 形態的検査 67

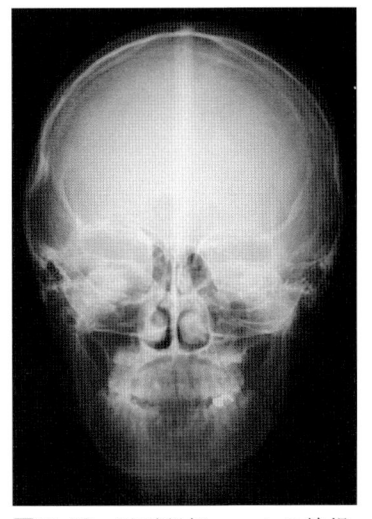

図11-13 正面頭部エックス線規格写真．

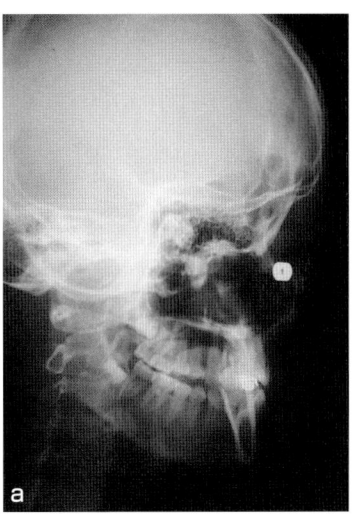

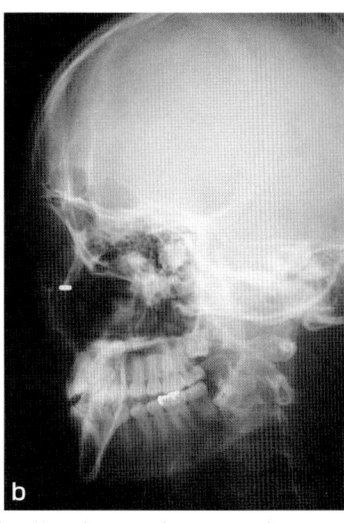

図11-14 斜位(45°)頭部エックス線規格写真．**a**：左側．**b**：右側．

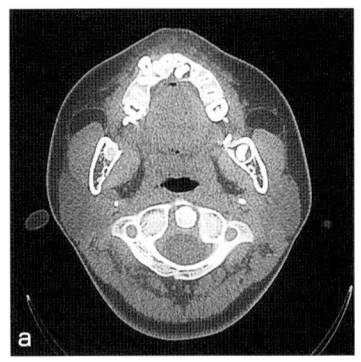

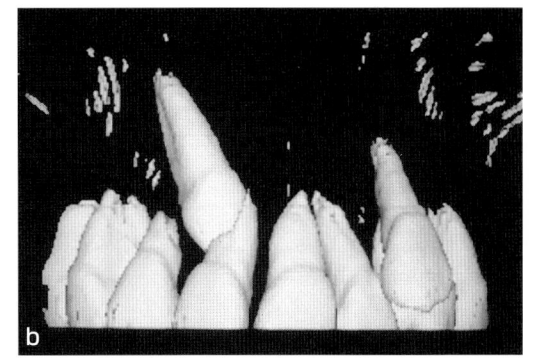

図11-15 断層エックス線写真とその三次元構築画像．**a**：断層エックス線写真である．上顎右側犬歯により中・側切歯の歯根が吸収している．**b**：**a**の三次元構築画像である．歯根吸収の状態が立体的に観察できる．

下顎の側方偏位の評価では正面頭部エックス線規格写真の中心咬合位と最大開口位を用いる．

F．断層エックス線写真

埋伏歯の形態や隣接永久歯との位置的関係，歯根吸収の状態，骨性癒着の有無とその範囲，顎変形症の顎骨の形態などを検査するために撮影される．断層エックス線写真を三次元構築し，立体的に観察することもできる(**図11-15**)．顎関節の形態や下顎頭の位置を検査する目的で同時多層断層エックス線写真の撮影も行われる(**図11-16**)．

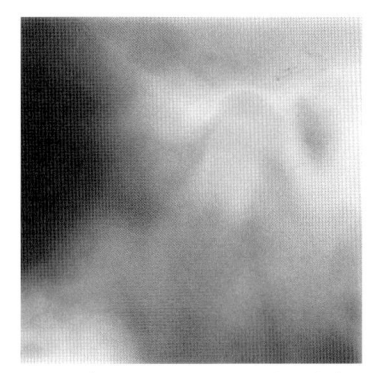

図11-16 同時多層断層エックス線写真(顎関節)．

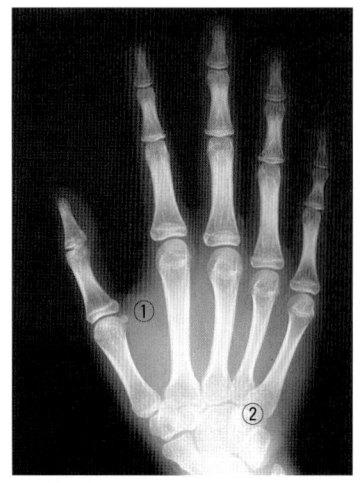

図11-17 手根骨のエックス線写真．拇指尺側手指骨(①)や有鉤骨の鉤(フック，②)の出現は身長の第二成長期のスパートや第二性徴の発現と関連がある．

G. 手根骨のエックス線写真

　矯正臨床では暦年齢と生理的年齢を比べてその個体の成長発育を把握する．生理的年齢として，骨年齢を用いることが多い．骨年齢評価法では手根骨(wrist bone)のエックス線写真を用いて，骨核の出現，大きさ，形態から個体の成長発育の度合いを推定する．とくに拇指尺側手指骨や有鉤骨の鉤(フック)の出現は身長の思春期性発育のスパートや二次性徴の発現と関連がある．これらは下顎骨の思春期性発育のスパート時期の予測に用いられる(図11-17)．

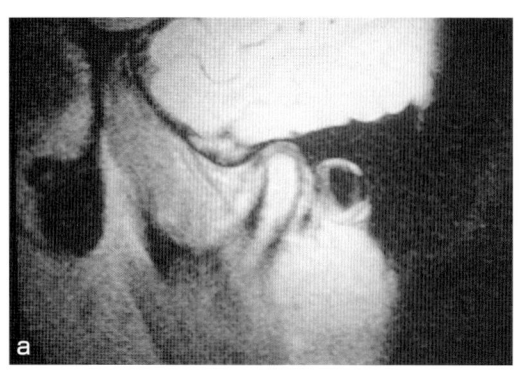

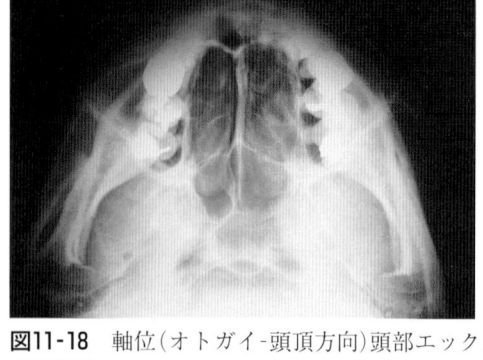

図11-18 軸位(オトガイ-頭頂方向)頭部エックス線規格写真．

H. 軸位(オトガイ-頭頂方向)頭部エックス線規格写真

　頭蓋に対する顎骨や歯列の水平的位置，下顎頭の長・短軸の方向，下顎窩壁と下顎頭の位置的関係を検査するために撮影される．顎変形症の検査にも応用される(図11-18)．

11-6．磁気共鳴画像

　磁気共鳴画像(magnetic resonance imaging, MRI)は核磁気共鳴現象を利用して撮影した断層像である．歯科矯正領域では顎関節症の診断に応用される．すなわち，関節円板の位置や形態の異常，下顎頭の変形などを検査する(図11-19)．撮影は矢状断(中心咬合位と最大開口位)と前頭断(中心咬合位)で行われる．

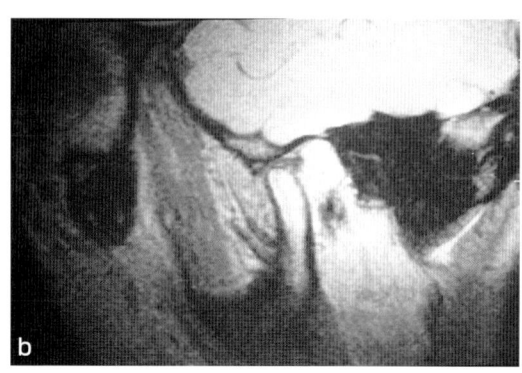

図11-19 磁気共鳴画像(顎関節，矢状断)．a：咬頭嵌合位．b：最大開口位．

第12章
機能的検査

12-1. 機能的検査の概要

機能的検査は器具や装置を用いて筋活動に伴う機能的な不正要因の有無を判定するための検査である．形態的検査と同様に総合診断のための資料となる．

機能的検査には顎運動（下顎位，運動路，早期接触，咬合音，機能分析法），筋機能，発音の検査がある．

12-2. 顎運動

A. 下顎位

下顎骨は顎顔面頭蓋を構成する骨の中で唯一運動機能を有する．下顎骨は側頭骨との間で顎関節を構成し，種々な位置をとる．このような下顎の位置を総称して下顎位という．代表的な下顎位には中心咬合位，中心位，下顎安静位，最大開口位がある．

a. 中心咬合位

中心咬合位は上下の歯が最も緊密に咬合した状態の下顎位である．すなわち，上下の咬合接触関係から表現される下顎の位置である．咬頭嵌合位ともいう．

b. 中心位

中心位は下顎頭が下顎窩内で関節円板を介して最前方で最上方にあるときの下顎位である．すなわち，関節窩と下顎頭，その間に介在する関節円板ならびに下顎に付着する筋群などによって規制される下顎の位置である．咬合状態と無関係である．中心位の採得には下顎を下顎角部から前上方に押し上げる方法が用いられる（ドウソン，Dawson PE）．顆頭安定位，筋肉位ともいう．

矯正治療では適正な中心位と中心咬合位を一致させて，咬合を再構築しなければならない．したがって，基準下顎位として中心位の確認が常に必要である．

c. 下顎安静位

下顎安静位は上体を起こして，安静にしたときの下顎の静止位である．下顎安静位では下顎運動に関与する筋群が安静状態にある．したがって，下顎頭は下顎窩内で安定している．

下顎安静位において上下の歯は接触しない．この上下歯間の間隙を安静空隙という．通常，安静位空隙の量は切歯部で2～3mmである．

d. 最大開口位

最大開口位は下顎を最大限に開口させたときの下顎位である．正常咬合では最大開口位が切歯間距離で約45mmであり，左右に偏位しない．このとき下顎頭は関節窩に沿うように関節円板とともに前方へ10mm程度滑走し，関節結節の直下あるいはやや前方に位置する．

B. 運動路

顎運動路の検査には電気や光学を利用した方法と直接描記法がある．運動路は限界運動路，咀嚼運動路，閉鎖路について検査する．

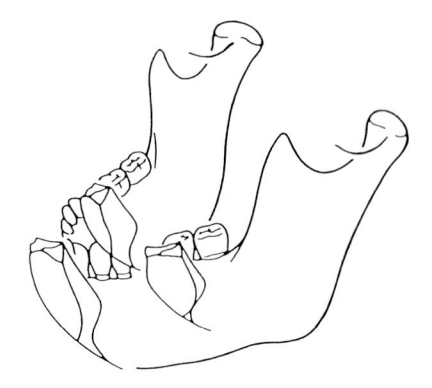

図12-1 限界運動路．下顎切歯点，臼歯部，顎関節部における下顎運動範囲の模式図である（藤村哲也：下顎運動の運動学的特性，補綴誌，37：151-163，1993）．

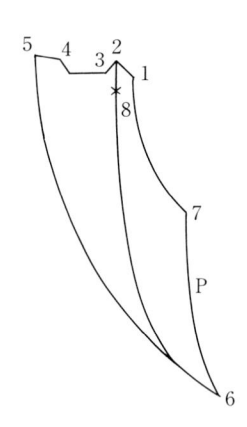

図12-2 矢状面における下顎切歯点の限界運動範囲．1：最後退位．2：中心咬合位（咬頭嵌合位）．3：切端咬合位．4：逆垂直被蓋前方限界．5：最前方位．6：最大開口位．7：終末蝶番運動路からさらに開口して後方限界運動路へ移行する変曲点．8：下顎安静位．1～5：上方限界運動路．5～6：前方限界運動路．1～7～6：後方限界運動路（1～7：終末蝶番運動路）．2～6：習慣性運動路．

a．限界運動路

下顎の前後的，左右的，上下的な運動の限界のことである．限界運動路は記録する部位によって異なる．つまり，切歯点での運動範囲は上下的に長くなったバナナのような形状になる．これをポッセルト（Posselt U）の図形あるいはスウェーデンのバナナという．この運動範囲は歯列の後方へいくに従って上下的に小さくなる．顎関節部では下顎窩に一致した上下的に厚みのない形状になる（図12-1,2）．

b．咀嚼運動路

咀嚼のための下顎の運動範囲である．限界運動路より運動範囲は小さい．食物を咀嚼すると，中心咬合位に向かった閉鎖運動路を形成する．1ストロークごとの開閉運動路のパターンを観察する（図12-3）．

c．閉鎖路

下顎の下顎安静位から中心咬合位までの経路を閉鎖路（path of closure）という．機能的正常咬合ではこの閉鎖路が下顎頭を中心とする円弧に理論上一致する．機能的不正咬合の閉鎖路は

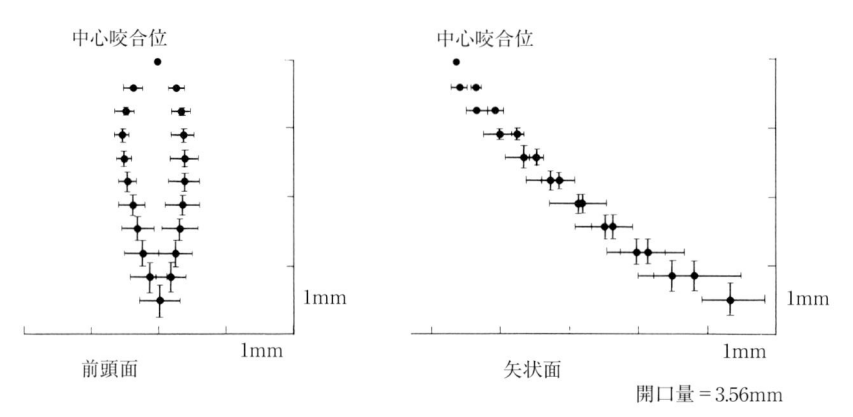

図12-3 咀嚼運動路．センサーを頭部に固定し下顎切歯に装着した磁石の位置を連続的に計測して，咀嚼運動路をコンピュータ処理したものである．

第12章 機能的検査 71

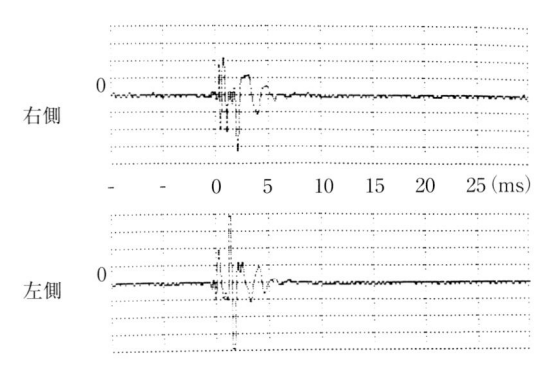

図12-4 咬合音．咬合音を電気的に検査した波形である．左右側ともに振幅が小さく，持続時間が長い．下顎の習慣的閉口運動路上に中心咬合位が存在せず，上下歯の滑走が生じ，咬合が不安定になっている．

この円弧に一致しない．

C. 早期接触

　早期接触とは閉鎖路において，下顎を不正な位置に誘導する上下の歯の最初の接触である．早期接触部位の検査には咬合紙やワックスバイトによる方法，咬合器による方法などが用いられている．また，咬耗の診査や術者の手指による歯の触診によっても検査することができる．

D. 咬合音

　咬合音は上下の歯が咬合するときの接触音である．早期接触と関係がある．咬合音は骨伝導による患者自身の認識や術者の手指による触診によって確認できる．また，咬合音を波形として電気的に検査する機器もある(図12-4)．

E. 機能分析法

a. 頭部エックス線規格写真による機能分析法

　機能的不正咬合を検査する方法である．トンプソン(Thompson JR)によって提唱された．中心咬合位と下顎安静位の側面頭部エックス線規格写真のトレースを重ね合わせることによって閉鎖路を検討する．閉鎖路に早期接触があれば中心咬合位において顎の偏位が生じる(図12-5)．

b. ファンクショナルワックスバイト法による機能分析法

　早期接触があると，下顎は反射的にその部位を避けて，習慣性の咬合路を経由して習慣性咬合位で咬合する．ファンクショナルワックスバイト法は軟化したワックスを咬ませることで早期接触歯からの求心性刺激を一時遮断し，習慣性咬合位を忘れさせる．これによって下顎を本来の咬合位(理想的咬合位)に誘導する．すなわち，ファンクショナルワックスバイト法では早期接触の部位や下顎の偏位の状態を確認するこ

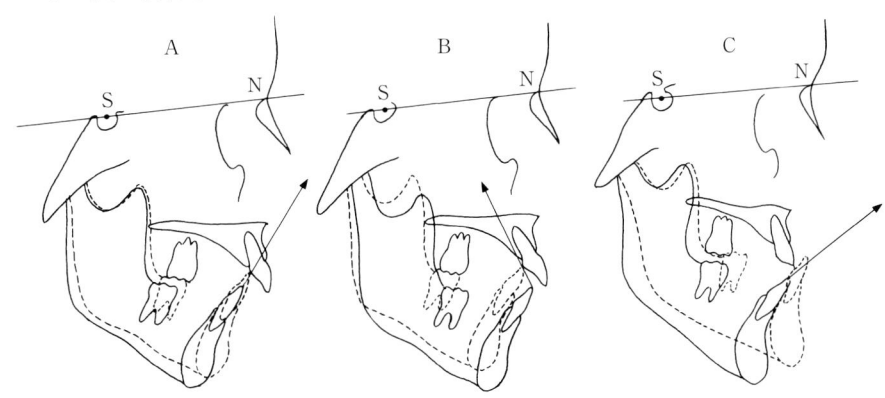

図12-5 頭部エックス線規格写真による機能分析法．中心咬合位と下顎安静位の側面頭部エックス線規格写真のトレースを(S, S-N)で重ね合わせる．A：機能的正常咬合では閉鎖路が前上方に向かう．B：機能的下顎遠心咬合では閉鎖路が後上方に向かう．C：機能的下顎近心咬合では閉鎖路が前方に傾く(神山光男：不正咬合の機能分析法，日矯歯誌，23：227-236, 1964)．

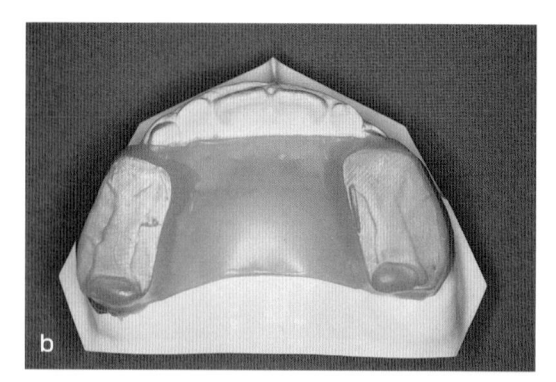

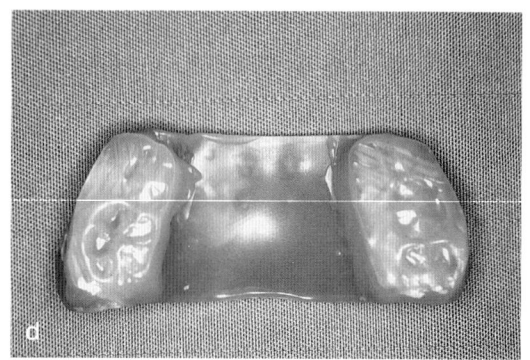

図12-6 ファンクショナルワックスバイト法. a:咬頭嵌合位(習慣性咬合位)である. 前歯部が反対被蓋を呈している. b:上顎模型に圧接して作製した咬合記録用ワックスである. c:臼歯部を軟化した咬合記録用ワックスを口腔内に装着し,ゆっくりと咬ませる. 下顎の歯が接触したら,下顎をその位置で止める. 開口させ,ワックスを取り出し再度軟化する. この操作を数回繰り返すことにより,習慣性咬合位を忘れさせ,理想的咬合位を記録する. d:理想的咬合位を印記したワックスである. e:理想的咬合位である. 本症例は上下中切歯に早期接触が確認され,機能的反対咬合(機能的下顎近心咬合)と診断された.

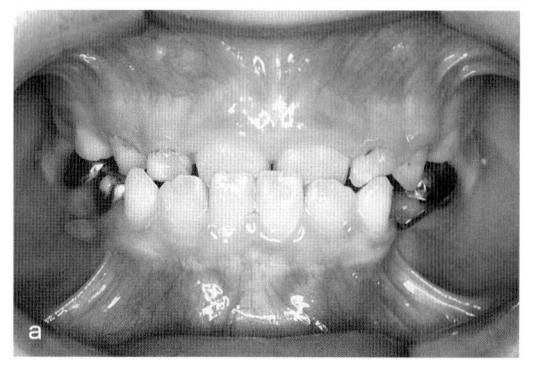

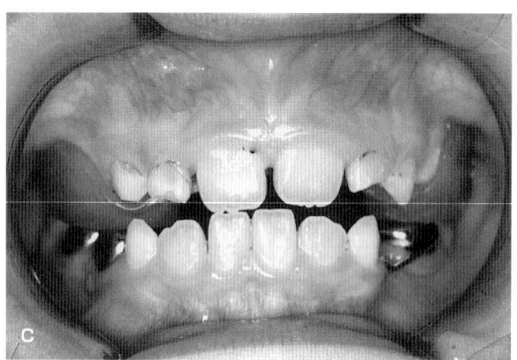

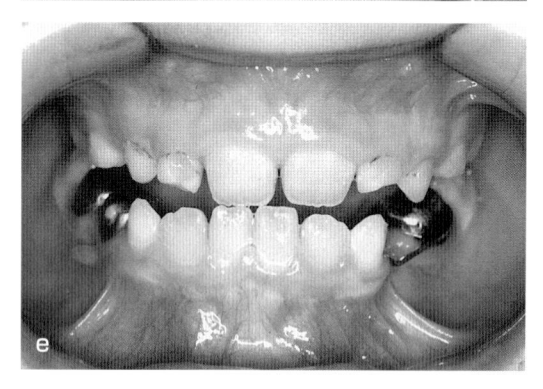

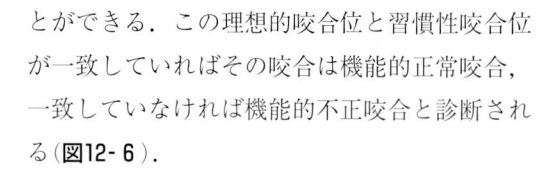

とができる. この理想的咬合位と習慣性咬合位が一致していればその咬合は機能的正常咬合,一致していなければ機能的不正咬合と診断される(図12-6).

12-3. 筋機能

筋機能は筋電図により検査する. 筋電図は筋の活動電位を記録し,筋活動の大きさや強さを把握する.

12-4. 発音

発音は肺からの呼気の発生に始まり,喉頭,咽頭,口腔,鼻腔の器官が複雑に関わり合ってなされる. とくに口腔では口蓋,舌,口唇,歯などが重要な役割を担っている. 発音は術者の聴覚による方法(聴診)や視診を中心に検査する. 電気的パラトグラフや音声パワースペクトラム分析法による検査も行われる.

第13章
症例分析

13-1. 症例分析の概要

　症例分析は形態的検査や機能的検査によって得られた総合診断のための資料を総括的に分析し，整理することである．とくに資料のうち，数字で評価できるものは数値化し，正常値と比較する．

　症例分析法には主に模型分析法，頭部エックス線規格写真分析法，機能分析法がある．

13-2. 模型分析法

A. 歯冠近遠心幅径の計測

　歯冠近遠心幅径は口腔模型上で臨床歯冠の近遠心最大豊隆部間を計測する．計測には1/20 mmの副尺付きのノギスを用いる．計測は同一顎内の同名歯でも左右で歯の大きさが異なるの

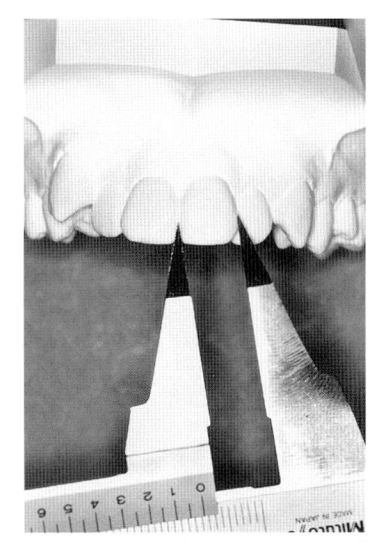

図13-1 歯冠近遠心幅径の計測方法．

(上顎)	平均値	標準偏差	右	左
中切歯	8.74	0.47	8.55	8.30
側切歯	7.26	0.48	8.05	8.00
犬歯	7.91	0.47	8.80	8.55
第一小臼歯	7.30	0.44	7.15	7.30
第二小臼歯	6.71	0.42	7.05	7.15
第一大臼歯	10.41	0.51	9.95	9.95
第二大臼歯	9.83	0.61	9.15	9.25

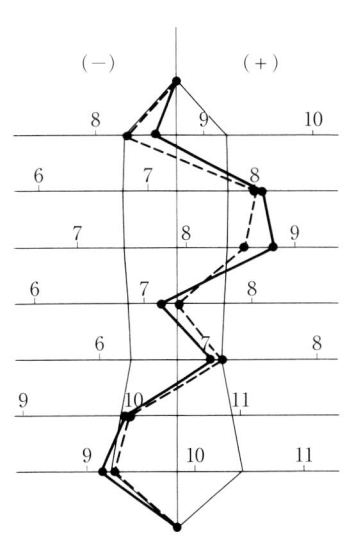

図13-2 歯冠近遠心幅径の計測結果．上顎のポリゴン表である．

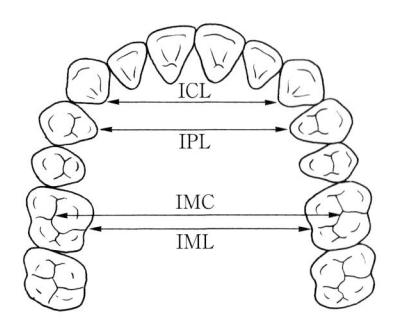

図13-3 歯列弓幅径の計測部位．ICL：左右側犬歯舌面間距離．IPL：左右側第一小臼歯舌面間距離．IML：左右側第一大臼歯舌面間距離．IMC：左右側第一大臼歯中央窩間距離．

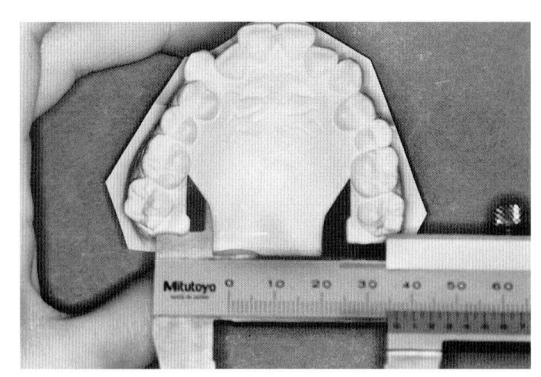

図13-4 歯列弓幅径の計測方法．

で，すべての歯について行う．また，左右同名歯の平均値や左側の歯の値をもってその歯の数値を代表することもある（図13-1，2）．

未萌出歯では反対側の同名歯の値やデンタルエックス線写真上で計測・算出した値を用いる．

B. 歯列弓の幅径と長径の計測

a. 歯列弓幅径の計測

歯列弓幅径（CAW：coronal arch width）の計測には種々な方法がある．たとえば，左右側犬歯舌面間距離（ICL：inter canine lingual），左右側第一小臼歯舌面間距離（IPL：inter premolar lingual），左右側第一大臼歯舌面間距離（IML：inter molar lingual），左右側第一大臼歯中央窩間距離（IMC：inter molar central）などを計測する．計測には1/20mmの副尺付きのノギスを用いる（図13-3～5）．

b. 歯列弓長径の計測

歯列弓長径（CAL：coronal arch length）の計測には種々な方法がある．たとえば，左右側第一大臼歯の遠心面を結んだ直線からミッドポイント（midpoint）までの距離を計測する．ミッドポイントとは左右側中切歯隣接面の正中線上の舌側歯肉乳頭の最前部をいう．計測には専用の模型計測器（大坪式）を用いる（図13-5～7）．

C. 歯槽基底弓の幅径と長径の計測

歯槽基底（basal arch）とは歯が植立している

	平均値	標準偏差	
ICL	26.32	2.02	28.70
IPL	30.34	2.09	23.35
IML	37.66	1.95	33.15
IMC	49.61	2.40	42.50
BAW	49.36	3.12	39.80
BAL	32.70	1.91	33.00
CAL	34.27	2.83	29.00

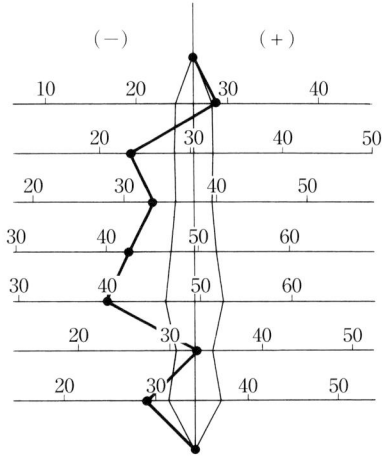

図13-5 歯列弓と歯槽基底弓の計測結果．上顎のポリゴン表である．

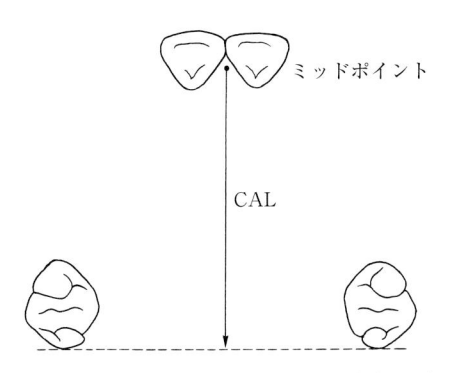

図13-6 歯列弓長径の計測部位．左右第一大臼歯の遠心面を結んだ直線からミッドポイントまでの距離を計測する．

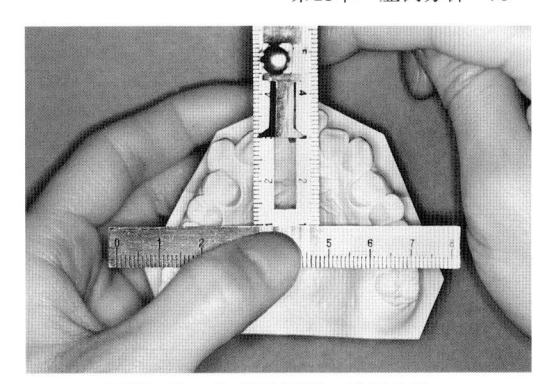

図13-7 歯列弓長径の計測方法．

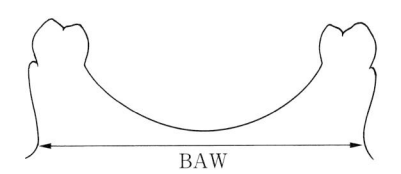

図13-8 歯槽基底弓幅径の計測部位．頬側歯肉上で左右側第一小臼歯の根尖部間の距離を計測する．

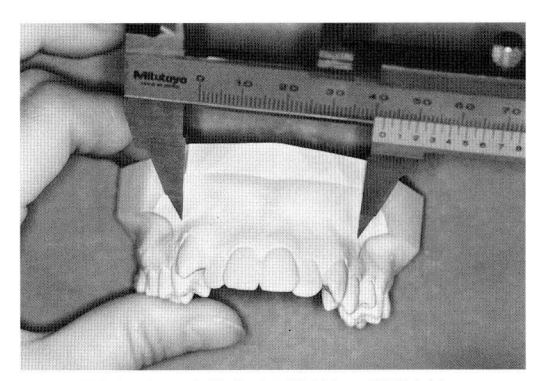

図13-9 歯槽基底弓幅径の計測方法．

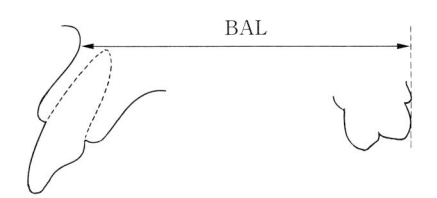

図13-10 歯槽基底弓長径の計測部位．左右側第一大臼歯の遠心面を結んだ直線から中切歯の歯槽基底部までの距離を計測する．

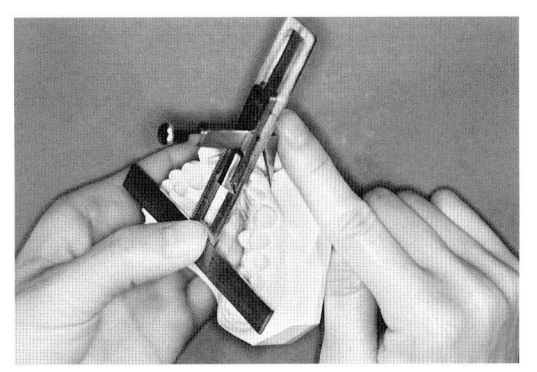

図13-11 歯槽基底弓長径の計測方法．

歯槽骨を支持する顎骨骨体部である．一般には根尖を連ねた部分または歯肉唇・歯肉頬移行部に相当する．

a．歯槽基底弓幅径の計測

歯槽基底弓幅径(BAW：basal arch width)は頬側歯肉上で左右側第一小臼歯の根尖部(歯肉頬移行部)間の距離を計測する．計測には1/20mmの副尺付きのノギスを用いる(図13-5, 8, 9)．

b．歯槽基底弓長径の計測

歯槽基底長径(BAL：basal arch length)は左右側第一大臼歯の遠心面を結んだ直線から中切歯の歯槽基底部(歯肉唇移行部，中切歯の根尖付近に相当する)までの距離を計測する．計測には専用の模型計測器(大坪式)を用いる(図13-5, 10, 11)．

D．上下歯冠幅径の調和(トゥースサイズレシオの分析)

トゥースサイズレシオは上顎と下顎の歯冠幅

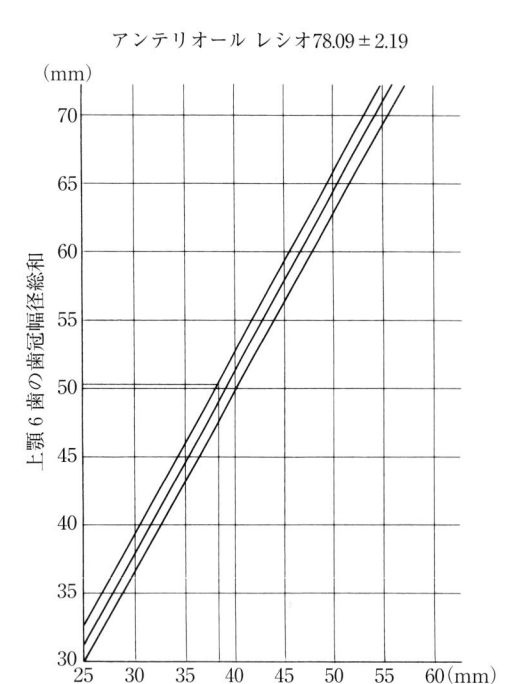

アンテリオール レシオ 78.09±2.19

下顎6歯の歯冠幅径総和 38.35mm / 上顎6歯の歯冠幅径総和 50.25mm × 100 = 76.32%

図13-12 アンテリオールレシオ．

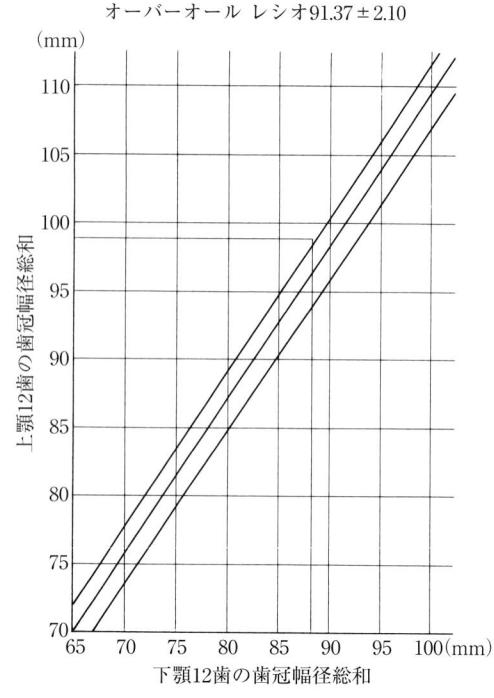

オーバーオール レシオ 91.37±2.10

下顎12歯の歯冠幅径総和 88.28mm / 上顎12歯の歯冠幅径総和 98.80mm × 100 = 89.35%

図13-13 オーバーオールレシオ．

径が調和した歯であるか否かを検討する分析法である．上下歯冠幅径の比率をトゥースサイズレシオ(tooth size ratio)という．これにはアンテリオールレシオ(anterior ratio)とオーバーオールレシオ(over-all ratio)がある．

アンテリオールレシオは上下6前歯の歯冠幅径の比率である．下顎6歯の歯冠幅径の総和／上顎6歯の歯冠幅径の総和×100で表す．上下の歯が調和している場合には78.09±2.19%である(**図13-12**)．

オーバーオールレシオは上下12歯の歯冠幅径の比率である．下顎12歯の歯冠幅径の総和／上顎12歯の歯冠幅径の総和×100で表す．上下の歯が調和している場合には91.37±2.10%である(**図13-13**)．

E. 歯の大きさと歯槽基底の大きさの調和（アーチレングスディスクレパンシーの分析）

アーチレングスディスクレパンシー(arch length discrepancy)の分析は歯の大きさと歯槽基底の大きさが調和しているか否かを検討する分析である．ディスクレパンシー(discrepancy)とは歯の大きさと歯槽基底の大きさの不調和をいう．

アーチレングスディスクレパンシーはアベーラブルアーチレングス(available arch length)とリクワイアードアーチレングス(required arch length)の差で表す．アベーラブルアーチレングスは一側の第一大臼歯の近心面から他側の第一大臼歯の近心面までの歯槽基底の長さである(**図13-14**)．リクワイアードアーチレングスは左右側第一大臼歯の近心に現存する歯の歯冠幅

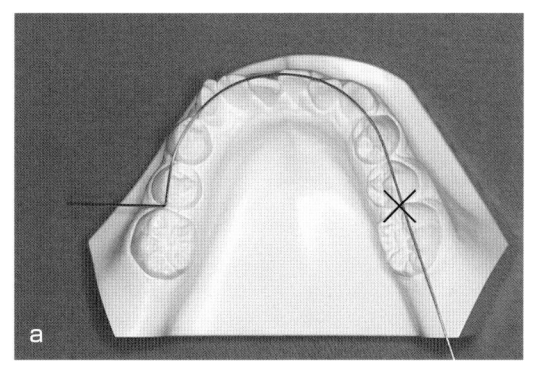

図13-14 アベーラブルアーチレングスの計測方法．一側の第一大臼歯の近心面から他側の第一大臼歯の近心面までの歯槽基底の長さを計測する．

径の総和である．アーチレングスディスクレパンシーがマイナス（－）の場合には叢生，上顎前突，上下顎前突になる．プラス（＋）の場合には空隙歯列弓になる．すなわち，アーチレングスディスクレパンシーは叢生の程度を表し，矯正治療のための小臼歯の抜歯・非抜歯の判定基準の一つになる．

13-3．頭部エックス線規格写真分析法

頭部エックス線規格写真による症例分析法ではエックス線写真のトレースを行った後，計測点，基準平面や計測平面を設定する．その後，種々の分析法を行う．

A．計測点（図13-15）

a．**セラ**(sella turcica, S)：蝶形骨トルコ鞍の壺状陰影像の中心点

b．**ナジオン**(nasion, N)：鼻骨前頭縫合の最前点

c．**オルビターレ**(orbitale, Or)：左右の眼窩骨縁最下点の中点

d．**ポリオン**(porion, Po)：左右の骨外耳道の上縁の中点またはイヤーロッドの最上縁点

e．**アーティキュラーレ**(articulare, Ar)：下顎関節突起後縁と外頭蓋底の交点

f．**前鼻棘**(anterior nasal spine, ANS)：前鼻棘の最先端点

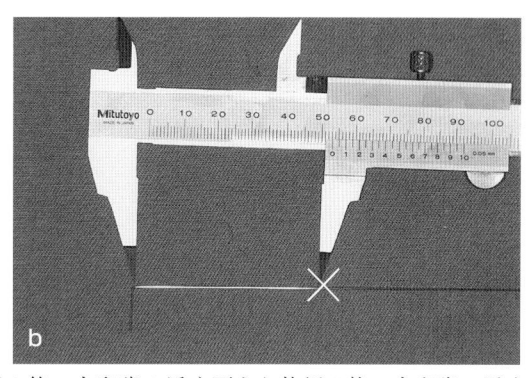

g．**後鼻棘**(posterior nasal spine, PNS)：後鼻棘の最先端点

h．**ポゴニオン**(pogonion, Pog)：下顎骨オトガイ隆起の最突出点

フランクフルト平面から下した垂線が下顎骨オトガイ隆起と接する点である．しかし，日本人ではオトガイ隆起の発育が少ない．そこで，下顎下縁平面から立てた垂線が下顎骨オトガイ隆起と接する点とすることもある（図13-16）．

i．**蝶顎裂**(pterigomaxillary fissure, Ptm)：翼口蓋窩の透過像の最下点

j．**A点**(point A, A)：前鼻棘からプロスチオ

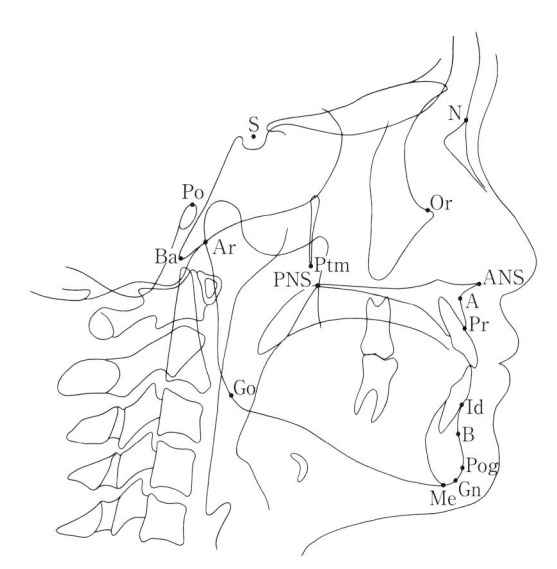

図13-15 計測点．

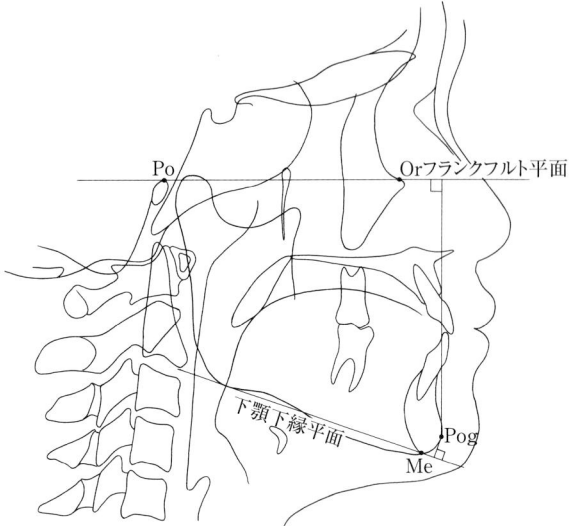

図13-16 ポゴニオン(Pog)の設定法．ポゴニオンはフランクフルト平面から下した垂線，あるいは下顎下縁平面から立てた垂線が下顎骨オトガイ隆起と接する点である．

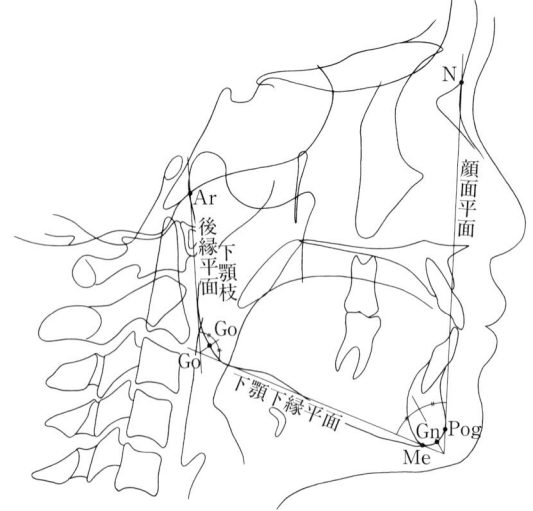

図13-17 グナチオン(Gn)とゴニオン(Go)の設定法．グナチオンは顔面平面と下顎下縁平面のなす角の二等分線がオトガイ隆起骨縁と交わる点である．ゴニオンは下顎枝後縁平面と下顎下縁平面が交わる点，あるいは両平面のなす角の二等分線が下顎角骨縁と交わる点である．

ンに至る彎曲の最深点

k．**B点**(point B, B)：インフラデンターレからポゴニオンに至る彎曲の最深点

l．**プロスチオン**(prosthion, Pr)：上顎中切歯間歯槽突起の最前点

m．**インフラデンターレ**(infradentale, Id)：下顎中切歯間歯槽突起の最前点

n．**グナチオン**(gnathion, Gn)：顔面平面と下顎下縁平面のなす角の二等分線がオトガイ隆起骨縁と交わる点である(図13-17)．

o．**メントン**(menton, Me)：オトガイの正中断面の最下縁点

p．**ゴニオン**(gonion, Go)：下顎枝後縁平面と下顎下縁平面が交わる点，あるいは両平面のなす角の二等分線が下顎角骨縁と交わる点である(図13-17)．

q．**バジオン**(basion, Ba)：大後頭孔の最下縁で，斜台の下端部である．

B．基準平面(図13-18)

a．**フランクフルト平面**(Frankfort horizontal plane, FH plane)：オルビターレ(Or)とポリオン(Po)を結んだ直線

b．**セラ-ナジオン(S-N)平面**(sella-nasion plane, S-N plane)：セラ(S)とナジオン(N)を結んだ直線

c．**バジオン-ナジオン平面**(basion-nasion plane, Ba-N plane)：バジオン(Ba)とナジオン(N)を結んだ直線

C．計測平面(図13-18)

a．**下顎下縁平面**(mandibular plane)：メントン(Me)から下顎下縁の隅角部に引いた接線(左右で2本の接線が引ける場合にはその2本の二等分線)，あるいはゴニオン(Go)とグナチオン(Gn)を結んだ直線

b．**咬合平面**(occlusal plane)：上下中切歯切縁の中点と上下第一大臼歯咬頭嵌合の中央点を

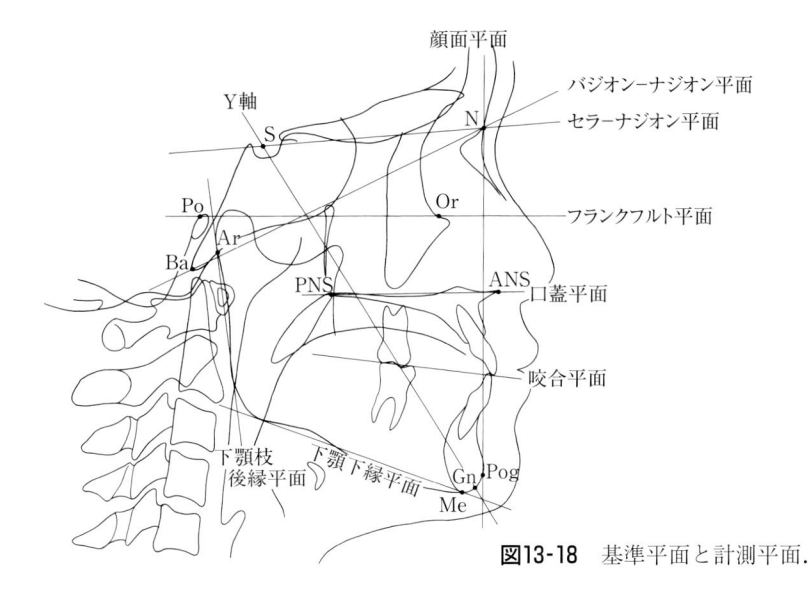

第13章　症例分析　79

図13-18　基準平面と計測平面.

結んだ直線
c. 口蓋平面(palatal plane, nasal floor)：前鼻棘(ANS)と後鼻棘(PNS)を結んだ直線
d. 顔面平面(facial plane)：ナジオン(N)とポゴニオン(Pog)を結んだ直線
e. Y軸(Y-axis)：セラ(S)とグナチオン(Gn)を結んだ直線
f. 下顎枝後縁平面(ramus plane)：アーティキュラーレ(Ar)から下顎角後縁部に引いた接線(左右で2本の接線が引ける場合にはその2本の二等分線)

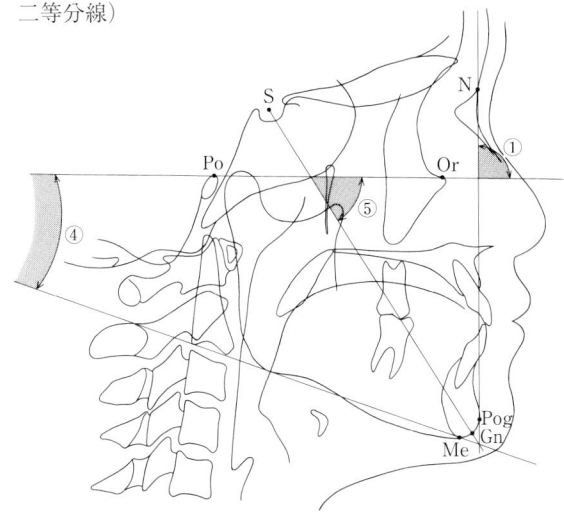

図13-19　ダウンズ法の骨格型分析項目．①顔面角．④下顎下縁平面角．⑤Y軸角．

D. 分析法

従来，頭部エックス線規格写真の分析法は数多くの方法が発表されてきた．現在，日本で広く用いられている分析法は次のようである．

a. ダウンズ(Downs)法

基準平面としてフランクフルト平面を用いる．

1) 骨格型(skeletal pattern)

①顔面角(facial angle)：フランクフルト平面(Or-Po)と顔面平面(N-Pog)のなす角度である．オトガイ部の突出度を表し，側貌の判定に用いる(図13-19)．

②上顎突出度(angle of convexity)：ナジオン(N)とA点(A)を結んだ直線とA点(A)とポゴニオン(Pog)を結んだ直線のなす角度である．A点(A)が顔面平面(N-Pog)より前方にあるときは(+)，後方にあるときは(-)をつけて表現する．この角度は側貌に対する上顎歯槽基底部の前後的位置関係を表す．(+)のときは上顎歯槽基底部が相対的に突出しており，(-)のときは下顎前突の傾向にある(図13-20)．

③A-B平面角(A-B plane angle)：A点(A)とB点(B)とを結んだ直線と顔面平面(N-Pog)のなす角度である．顔面平面(N-Pog)に対してA点

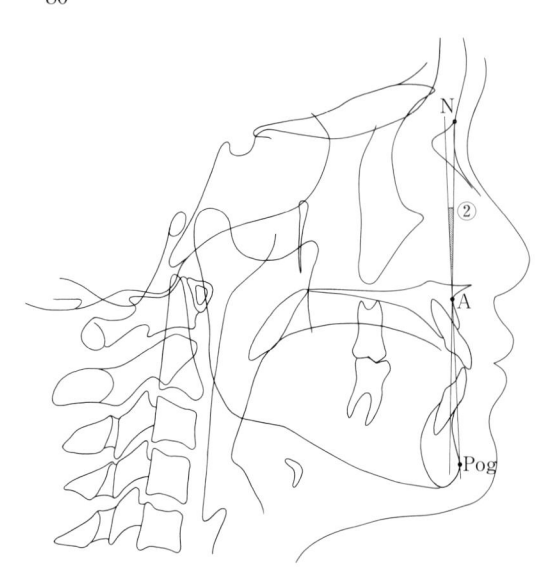

図13-20 ダウンズ法の骨格型分析項目．②上顎突出度．

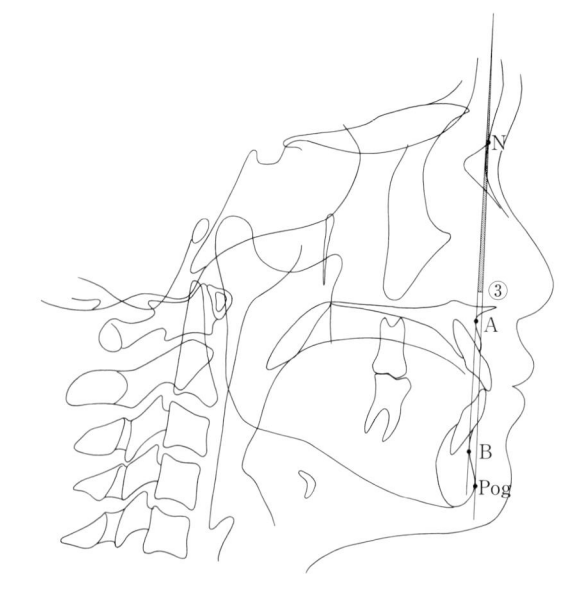

図13-21 ダウンズ法の骨格型分析項目．③A－B平面角．

(A)がB点(B)より前方にあるときは(−)，後方にあるときは(+)をつけて表現する（図13-21）．

　④下顎下縁平面角(mandibular plane angle)：下顎下縁平面とフランクフルト平面(Or-Po)のなす角度(Frankfort-mandibular plane angle, FMA)である．この角度は臨床的な顔，つまり長顔型と短顔型の評価に用いられる．この角度が大きい顔あるいは顎態は長顔型（ドリコフェイシャルパターン），ハイアングルケース(high angle case)という．この角度が小さい顔あるいは顎態は短顔型（ブレーキーフェイシャルパターン），ロウアングルケース(low angle case)という（図13-19）．

　⑤Y軸角(Y-axis)：Y軸(S-Gn)とフランクフルト平面(Or-Po)のなす角度である．この角度は下顎骨の成長方向を示す（図13-19）．

2）咬合型(denture pattern)

　①咬合平面傾斜角(cant of occlusal plane)：咬合平面とフランクフルト平面(Or-Po)のなす角度である（図13-22）．

　②上下中切歯歯軸傾斜角(interincisal angle, U1 to L1)：上下中切歯長軸のなす角度である（図13-22）．

　③下顎下縁平面に対する下顎中切歯歯軸傾斜角(L1 to mandibular plane)：下顎下縁平面と下顎中切歯長軸のなす角度である（図13-22）．

　④咬合平面に対する下顎中切歯歯軸傾斜角

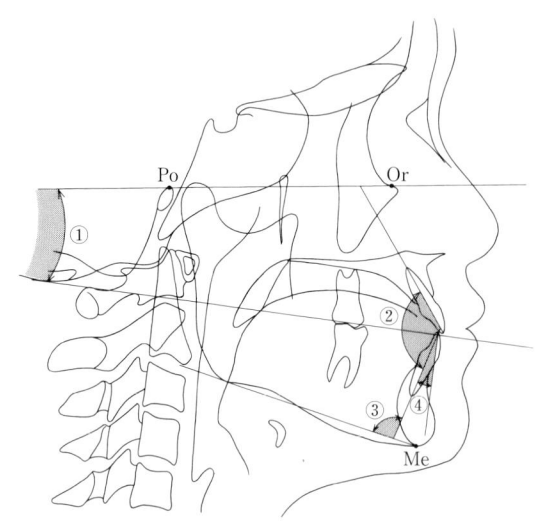

図13-22 ダウンズ法の咬合型分析項目．①咬合平面傾斜角．②上下中切歯歯軸傾斜角．③下顎下縁平面に対する下顎中切歯歯軸傾斜角．④咬合平面に対する下顎中切歯歯軸傾斜角．

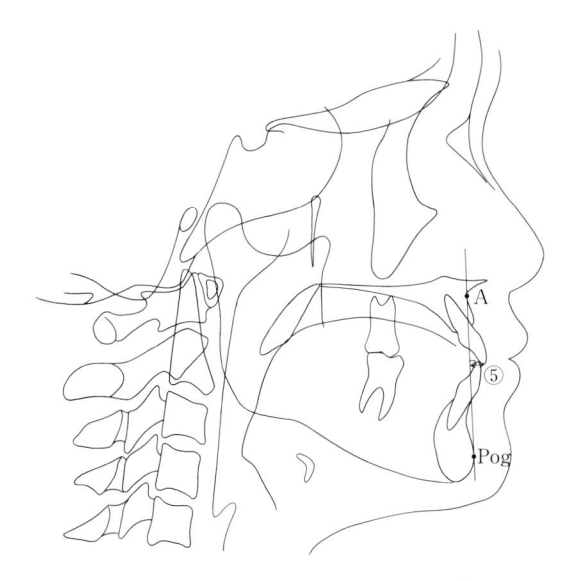

図13-23 ダウンズ法の咬合型分析項目．⑤上顎中切歯突出度．

(L1 to occlusal plane)：咬合平面と下顎中切歯長軸のなす角度の余角である(**図13-22**)．

　⑤上顎中切歯突出度(U1 to A-P plane)：上顎中切歯の切縁からA点(A)とポゴニオン(Pog)を結んだ直線(A-P plane)までの距離である(**図13-23**)．

b．ノースウエスタン(Northwestern)法

　基準平面としてセラ-ナジオン(S-N)平面を用いる．

1）骨格型(skeletal pattern)

　①SNA：S-N平面と，ナジオン(N)とA点(A)を結んだ直線のなす角度である．この角度は前頭蓋底に対する上顎歯槽基底の前後的位置関係を表す(**図13-24**)．

　②SNB：S-N平面と，ナジオン(N)とB点(B)を結んだ直線のなす角度である．この角度は前頭蓋底に対する下顎歯槽基底の前後的位置関係を表す(**図13-24**)．

　③ANB：SNAとSNBの差である．上下顎の相対的な前後的位置関係を表す(**図13-24**)．

　④下顎下縁平面角(SN-GoGn)：S-N平面と下顎下縁平面(GoGn)のなす角度である．この角度は前頭蓋底に対する下顎骨の付着状態を表す(**図13-24**)．

　⑤上顎突出度(angle of convexity)：ダウンズ法と同じ計測項目である(**図13-20**)．

2）咬合型(denture pattern)

　①S-N平面に対する上顎中切歯歯軸傾斜角(U1 to SN plane)：S-N平面と上顎中切歯長軸のなす角度である(**図13-25**)．

　②上下中切歯歯軸傾斜角(interincisal angle, U1 to L1)：ダウンズ法と同じ計測項目である(**図13-22**)．

　③下顎下縁平面に対する下顎中切歯歯軸傾斜

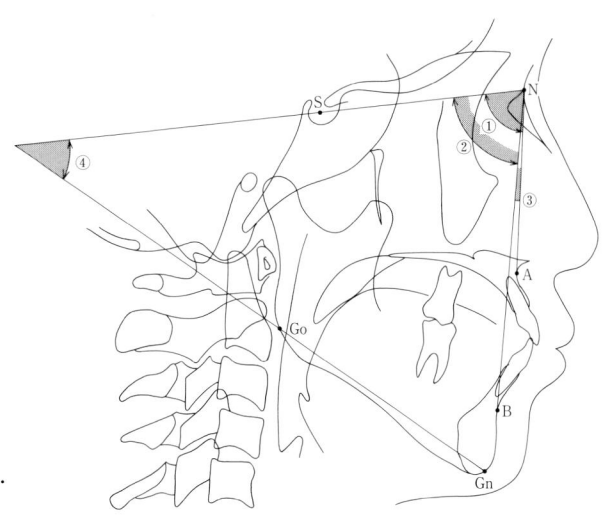

図13-24 ノースウエスタン法の骨格型分析項目．①SNA．②SNB．③ANB．④下顎下縁平面角．

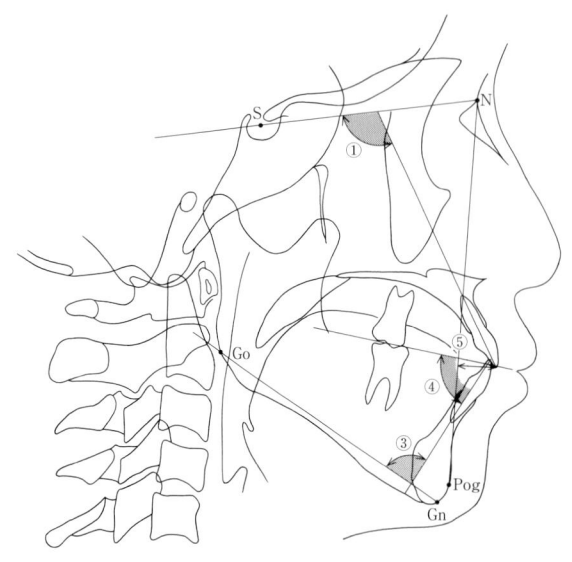

図13-25 ノースウエスタン法の咬合型分析項目．①S-N平面に対する上顎中切歯歯軸傾斜角．③下顎下縁平面に対する下顎中切歯歯軸傾斜角．④咬合平面に対する下顎中切歯歯軸傾斜角．⑤顔面平面に対する上顎中切歯切端の位置．

角（L1 to mandibular plane）：下顎下縁平面（GoGn）と下顎中切歯長軸のなす角度である（**図13-25**）．

④咬合平面に対する下顎中切歯歯軸傾斜角（L1 to occlusal plane）：咬合平面と下顎中切歯長軸のなす角度である（**図13-25**）．

⑤顔面平面に対する上顎中切歯切端の位置（U1 to N-Pog）：上顎中切歯切端から顔面平面（N-Pog）までの距離（mm）である（**図13-25**）．

c．ツイード（Tweed）法

ツイード（Tweed CH）はフランクフルト平面，下顎下縁平面，下顎中切歯長軸の延長線によってできる三角形を診断に応用した．この三角形をツイードの診断三角という．三角形の3つの角には下顎下縁平面とフランクフルト平面のなす角度（FMA），フランクフルト平面と下顎中切歯長軸のなす角度（FMIA），下顎中切歯長軸と下顎下縁平面のなす角度（IMPA）がある．理想的な咬合状態は白人の場合FMAが25°，FMIAが65°，IMPAが90°である．すなわち，ツイード法ではフランクフルト平面，下顎下縁平面，下顎中切歯長軸，ならびにFMA，FMIA，IMPAを用いる（**図13-26**）．

ツイードはこの診断三角を応用して矯正治療の抜歯・非抜歯の判定基準を提唱している．ツイードはアーチレングスディスクレパンシー（arch length discrepancy）とセファログラムコレクション（cephalogram correction）を組み合わせたトータルディスクレパンシー（total discrepancy）により抜歯の適否を決定している．アーチレングスディスクレパンシーは模型分析法により算出する．セファログラムコレクションとは下顎中切歯を頭部エックス線規格写真上で理想的な位置にするのに歯列弓内で必要な空隙の量である．ツイードはフランクフルト平面と下顎中切歯長軸のなす角度（FMIA）が65°のとき理

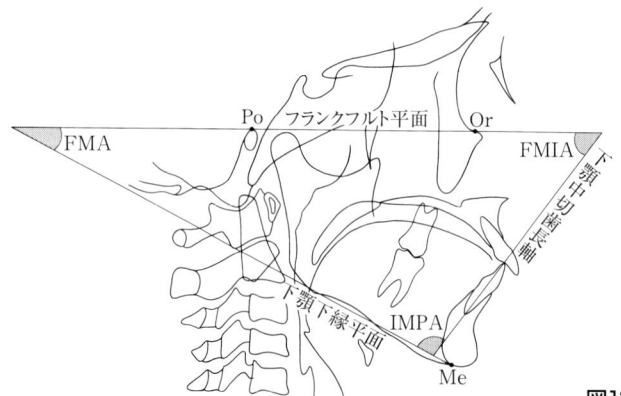

図13-26 ツイードの診断三角．

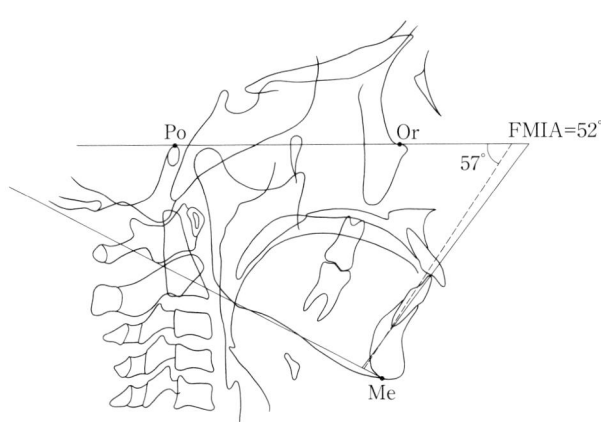

図13-27 ツイードの抜歯基準.
　　アベーラブルアーチレングス　　58.5mm
　−）リクワイアードアーチレングス　65.5mm
　　アーチレングスディスクレパンシー：−7.0mm
FMIA＝52°
セファログラムコレクション：−2mm×2＝−4mm
トータルディスクレパンシー：（−7.0mm）＋（−4mm）＝−11.0mm
したがって，本症例は抜歯と判定する．

想的であるという．日本人ではFMIAが57°程度が理想的であるという．トータルディスクレパンシーが−4〜−5mm以下のとき抜歯になる（図13-27）．

d．その他の分析項目（図13-28）

①ゴニアルアングル（gonial angle）：下顎枝後縁平面と下顎下縁平面のなす角度である．

②下顎枝後縁平面角（ramus inclination）：下顎枝後縁平面とフランクフルト平面のなす角度である．

③GZN：下顎枝後縁平面とS-N平面のなす角度である．

④SN−Y axis：S−N平面とY軸のなす角度である．

⑤FH−SN plane angle：S−N平面とフランクフルト平面のなす角度である．

e．軟組織側貌の分析

軟組織側貌の分析は直接患者の側貌，顔面写真あるいは頭部エックス線規格写真を使用して行われる．分析にはエステティックライン（審美線，esthetic line，E-ライン，E-line，E-plane），ホールダウェイライン（Holdaway line），スタイナーライン（Steiner line）が用いられている．エステティックラインが一般的である．

エステティックラインは審美線，E-ラインとも呼ばれ，鼻尖とオトガイ部の先端点を結んだ線である．この線に対する上下口唇の最突出

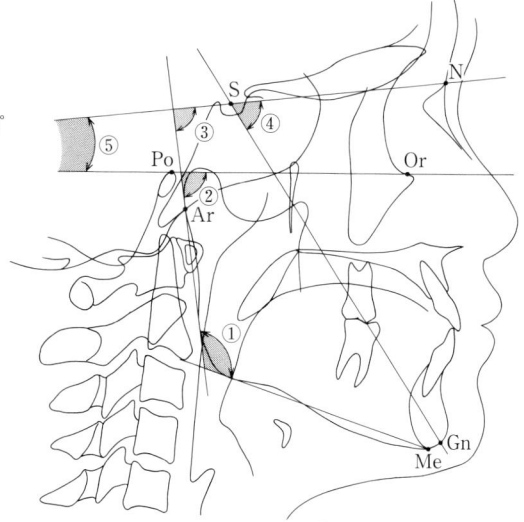

図13-28 その他の分析項目．①ゴニアルアングル．②下顎枝後縁平面角．③GZN．④SN−Y axis．⑤FH−SN plane angle．

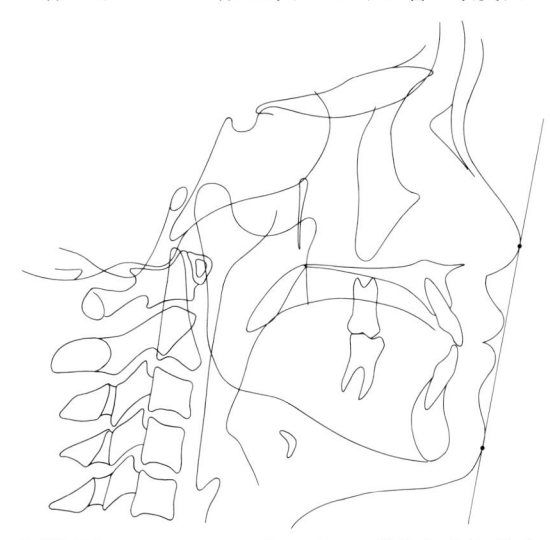

図13-29 エステティックライン．鼻尖とオトガイ部の先端点を結んだ線である．日本人では上唇がほぼエステティックライン上にあり，下唇が1mm程度前方にあるとき，審美的な側貌になる．

84

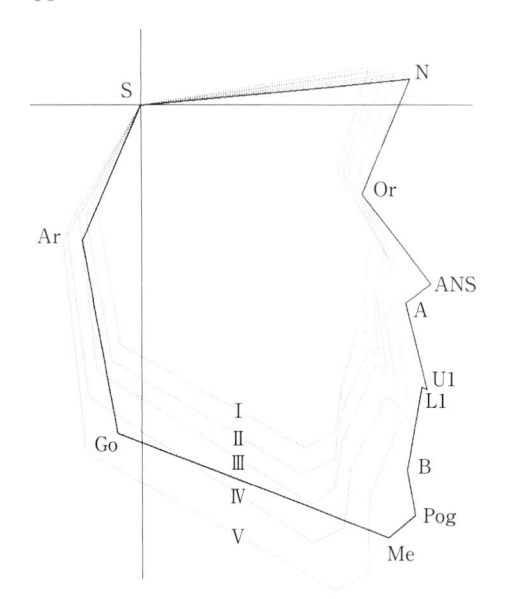

図13-30 プロフィログラム 横軸をフランクフルト平面に平行でセラを通る直線，縦軸を横軸に垂直なセラを通る直線とする．各計測点を結んでプロフィログラムを作成する．

点からの距離によって軟組織側貌を評価する．日本人では上唇がほぼE-ライン上にあり，下唇が1mm程度前方にあるとき，審美的な側貌になる(図13-29).

f．重ね合わせ法

1）プロフィログラム(profilogram)

成長発育の段階別の標準値プロフィログラムに症例のプロフィログラムを重ね合わせ，比較評価する．日本人では坂本が作製したプロフィログラムがある(図13-30)．

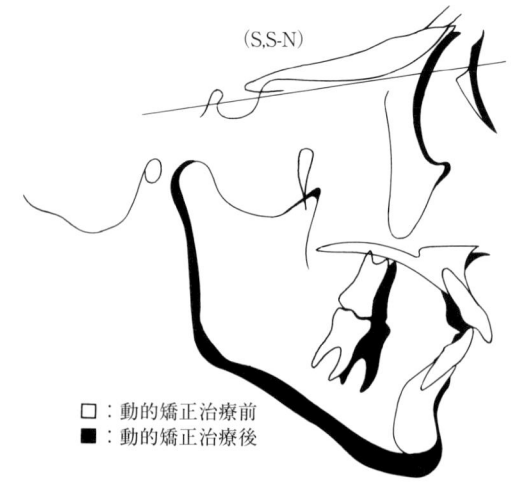

図13-31 S-N法．セラ(S)を原点としてS-N平面で重ね合わせる方法である．

2）S-N法

セラ(S)を原点としてS-N平面で重ね合わせる方法である．ブロディ(Brodie)法ともいう．前頭蓋底を基準として上顎，下顎骨を含めた顎顔面全体の変化が評価できる(図13-31)．

3）上顎の重ね合わせ法

ANSを原点として口蓋平面(ANS-PNS)で重ね合わせる方法である．上顎内での中切歯，第一大臼歯，A点の近遠心的および上下的な変化が評価できる(図13-32)．

4）下顎骨の重ね合わせ法

メントン(Me)を原点として下顎下縁平面で重ね合わせる方法である．下顎内での中切歯，第一大臼歯，B点の近遠心的および上下的な変化が評価できる(図13-32)．

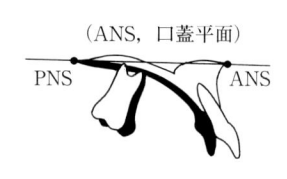

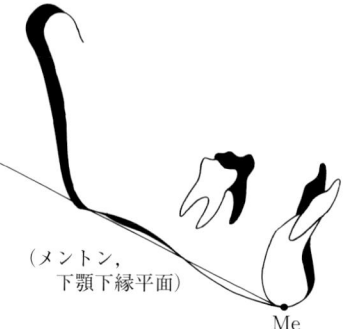

図13-32 上顎と下顎骨の重ね合わせ法．上顎はANSを原点として口蓋平面(ANS-PNS)で重ね合わせる．下顎骨はメントン(Me)を原点として下顎下縁平面で重ね合わせる．

第14章
矯正歯科治療に使用する器具・材料

14-1. 矯正用器具

　最近，矯正装置の多種多様化に伴い，特殊な器具類も増えている．ここでは最も基本的な矯正治療法に必要な器具類，とくにプライヤー(鉗子)類とその他の頻用されている器具について述べることになる．

　プライヤーはその用途に応じて，①バンド(帯環)製作のための鉗子類，②線屈曲のための鉗子類，③結紮，歯間離開用鉗子類，④線切断用鉗子類などに分類される．

　プライヤーは関節部を中心にして一端を把柄部，他端を左右のビーク(beak)という．さらにビークは体部(関節部から先端部に移行する部分)と先端部(そのプライヤーの主な性質を有する部分)に分かれる．

14-2. バンド製作のための鉗子類

A. バンド形成鉗子(バンドフォーミングプライヤー，band forming pliers)

　バンド材料を歯に圧接・適合させるためのプライヤーである．しかし，現在では各種サイズの既製バンドとダイレクトボンディング法の普及により，バンド形成鉗子(バンドフォーミングプライヤー)はほとんど使用されなくなってきた．

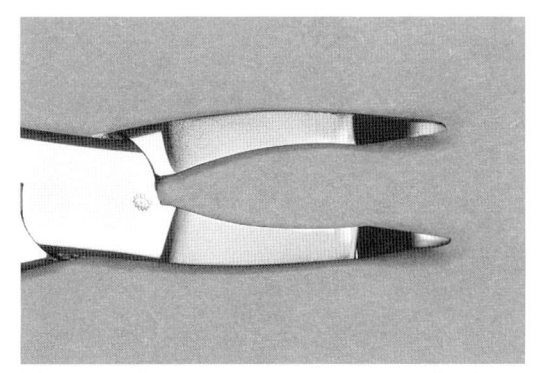

a. プレーンバンドフォーミングプライヤー (Pullen's band forming pliers)

　ビークは先端1/3が"くの字"型に屈曲している．屈曲した先端部の外側面と内側面が歯面の外形に適合する(図14-1)．

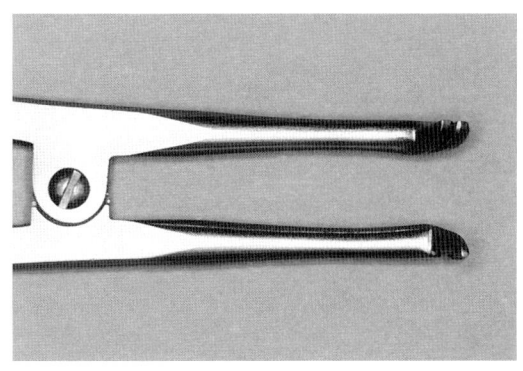

b. ダブルビークバンドフォーミングプライヤー(double beak band forming pliers)

　ビークがバンド保持部と歯面適合部に分かれている．前歯部用と臼歯部用がある．前歯部用は適合部が歯面に適合するように凸彎し，臼歯部用は凹彎している(図14-2)．

図14-1　プレーンバンドフォーミングプライヤー．

図14-2　ダブルビークバンドフォーミングプライヤー．

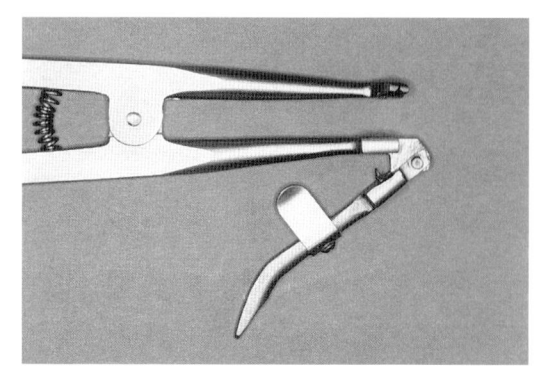

図14-3 ベータタイプバンドフォーミングプライヤー．

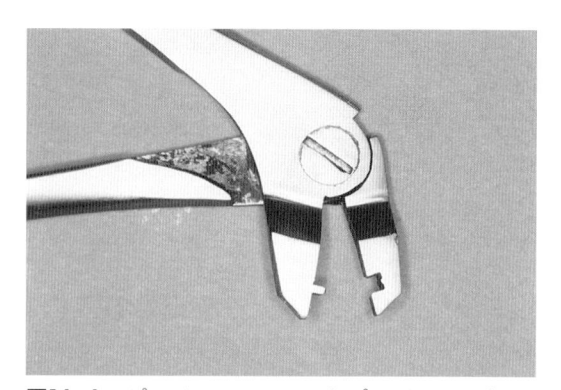

図14-4 ピークモラーバンドピンチングプライヤー．

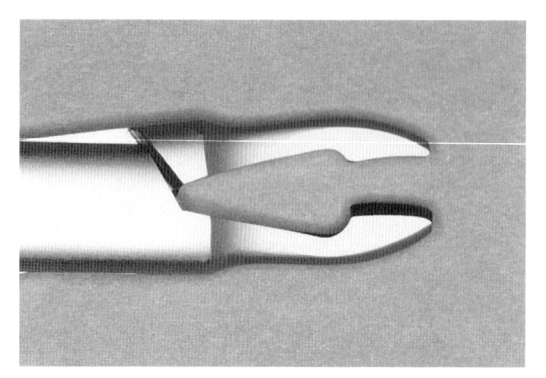

図14-5 Oタイプバンドカンタリングプライヤー．

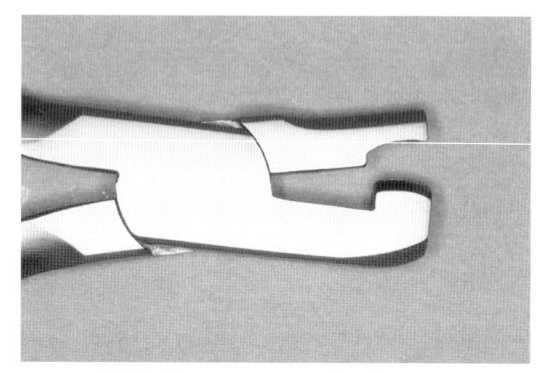

図14-6 デラローサプライヤー．

c. ベータタイプバンドフォーミングプライヤー(Betta type band forming pliers)

ビークはバンド保持部と歯面適合部に分かれている．バンド保持部のビークにはバンド材料を穿孔し，固定するための釘がある．前歯部用と臼歯部用がある(図14-3)．

d. ピークモラーバンドピンチングプライヤー(peak molar band pinching pliers)

ビークにはバンド材料の両端を固定する凹凸部がある．下顎左側臼歯と上顎右側臼歯用，下顎右側臼歯と上顎左側臼歯用の2種類がある(図14-4)．

B. バンド賦形鉗子(バンドカンタリングプライヤー，band contouring pliers)

既製のバンドや形成したバンドを歯の豊隆に合わせたり，バンドの辺縁を歯に密着させたりするプライヤーである．

a. Oタイプバンドカンタリングプライヤー(O type band contouring pliers)

ビークの先端部は一方が凹彎し，他方が凸彎している．バンドに膨隆を付与したり，バンドの辺縁を歯に密着させたりするのに使用する．主に前歯や小臼歯のバンドに用いる(図14-5)．

b. デラローサプライヤー(De La Rosa pliers)

ビークの先端部は大きくJ字状に切れ込んだ形状をし，彎曲が強い．主に大臼歯のバンドに用いる(図14-6)．

c. ムシャーンバンドカンタリングプライヤー(Mershon's band contouring pliers)

ビークがとくに短く，一方が平面，他方が球状になっている．バンドの一部に開大や膨隆を与えるのに用いる(図14-7)．

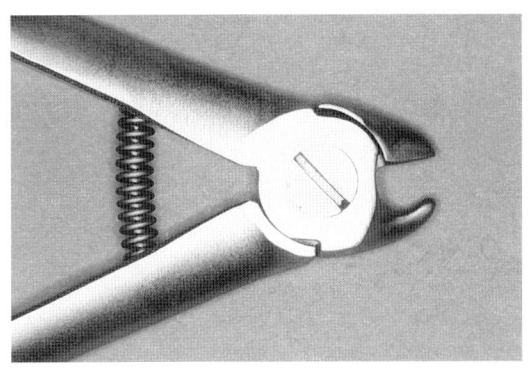

図14-7 ムシャーンバンドカンタリングプライヤー.

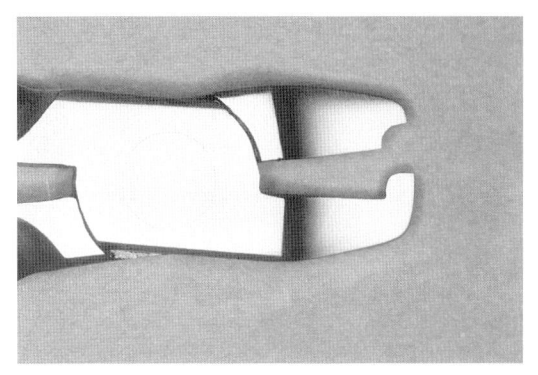

図14-8 マージンカンタリングプライヤー.

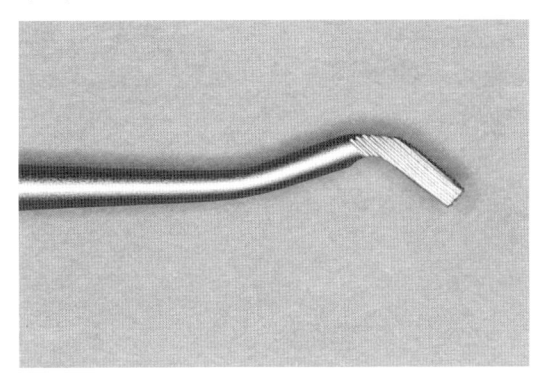

図14-9 バンド追進器.

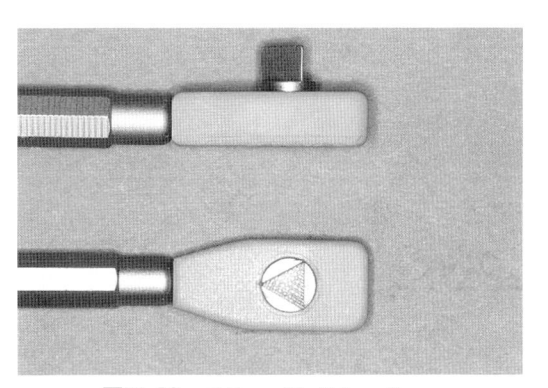

図14-10 モラーバンドシーター.

d. マージンカンタリングプライヤー(margin band contouring pliers)

ビークの先端部がJ字状に切れ込んだ形状をしている．とくにバンドの辺縁部を歯に密着させるために使用する(図14-8)．

C. バンド追進器(band pusher)

a. バンド追進器(band pusher)

先端部は"くの字"型を呈し，滑り止めの溝がある．バンドを歯頸部方向に圧入したり，歯面に圧接したりするのに使用する．結紮線の切断端の折り返しにも使用する(図14-9)．

b. モラーバンドシーター(molar band seater)

先端部は板状を呈し，そのほぼ中央に円柱状または三角柱状の金属の突起がある．バンド材料を歯頸部方向に圧入するのに用いる(図14-10)．

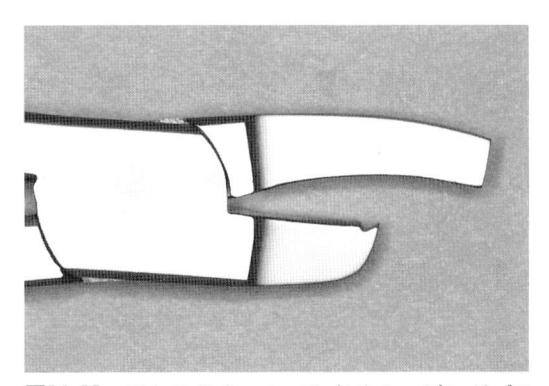

図14-11 アンテリオールバンドリムービングプライヤー.

D. バンド撤去鉗子(バンドリムービングプライヤー，band removing pliers)

a. アンテリオールバンドリムービングプライヤー(anterior band removing pliers)

前歯部のバンドの撤去に使用する．2本の

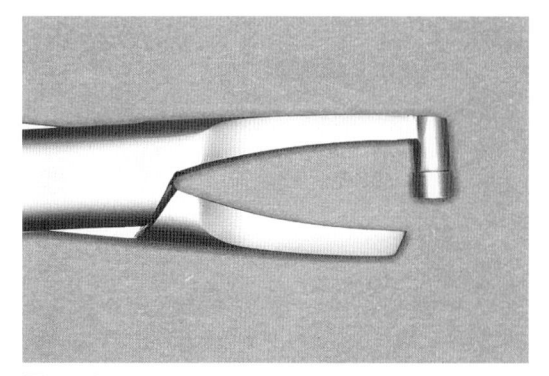

図14-12 ポステリオールバンドリムービングプライヤー.

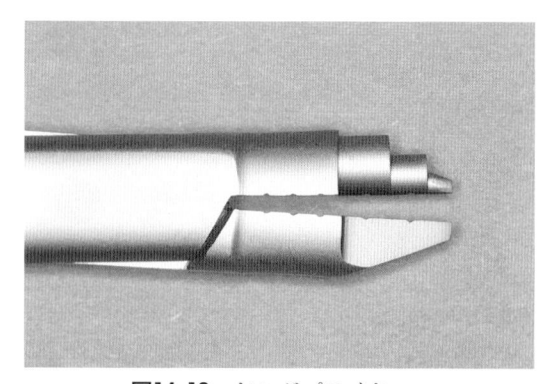

図14-13 ヤングプライヤー.

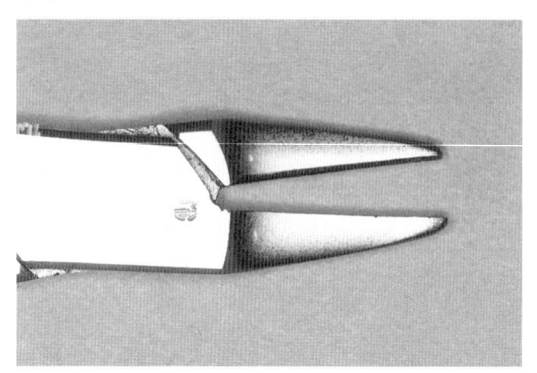

図14-14 ピーソープライヤー.

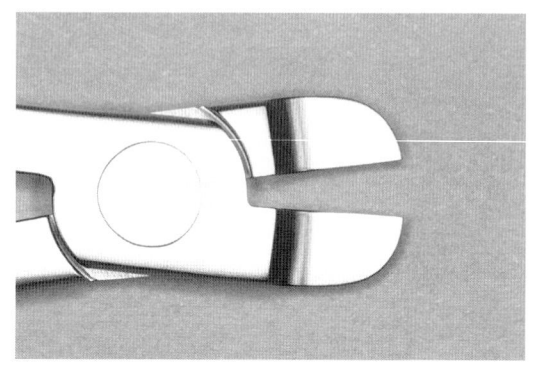

図14-15 ツイードアーチベンディングプライヤー.

ビークは長さが異なり，短いビークには溝がある（図14-11）．

b．ポステリオールバンドリムービングプライヤー（posterior band removing pliers）

臼歯部のバンドの撤去に使用する．2本のビークは長さが異なる．長いビークは先端部が直角に曲がり，平坦になっている．短いビークはまっすぐ先端部が鋭利になっている（図14-12）．

14-3．線屈曲のための鉗子類

a．ヤングプライヤー（Young's pliers）

ビークの先端部は一方が3段階の太さの円柱状で，他方が角錐形で溝がついている．丸い比較的太いワイヤーから細いワイヤーまで屈曲することができる（図14-13）．

b．ピーソープライヤー（Peeso's pliers）

ビークはやや細く，内面は一方が平坦で他方がやや凸彎している．ヤングプライヤーと同様にほとんどの丸いワイヤーの屈曲に使用する．とくに，太いワイヤーを鋭角的に屈曲するのに適している（図14-14）．

c．ツイードアーチベンディングプライヤー（Tweed's arch bending pliers）

ビークが両方とも同型で，1.5mm程度の厚さの板状をしている．エッジワイズ装置で使用するレクタンギュラーアーチワイヤー（角線）を屈曲したり，それにトルクを付与したりするために使用する（図14-15）．

d．ツイードループベンディングプライヤー（Tweed's loop bending pliers）

ビークの一方は円錐形や3段階の円柱形を呈

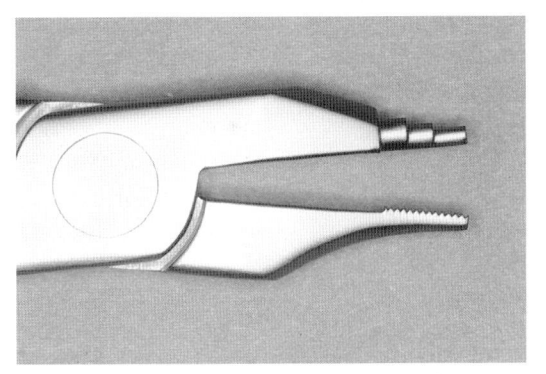

図14-16　ツイードループベンディングプライヤー．

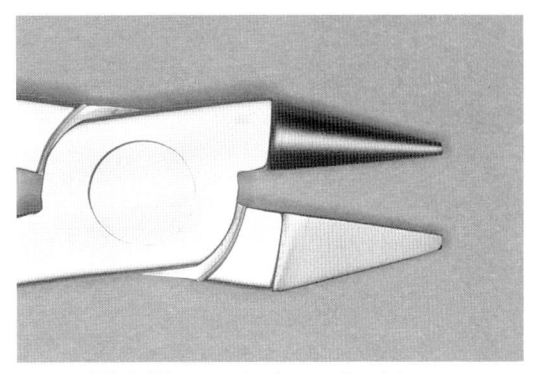

図14-17　バードビークプライヤー．

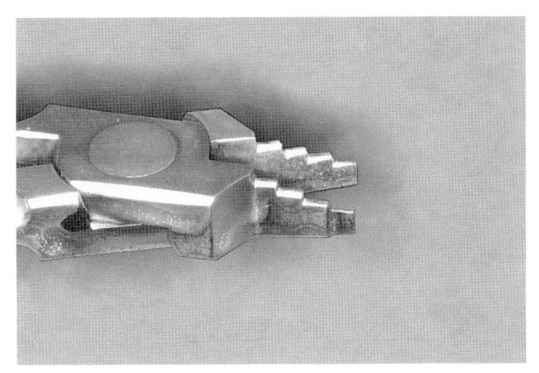

図14-18　ナンスクロージングループプライヤー．

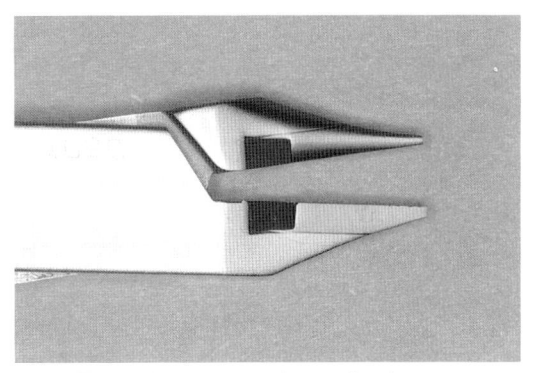

図14-19　ライトワイヤープライヤー．

し，他方は内面が凹面になっている．レクタンギュラーワイヤー（角線）やラウンドワイヤー（丸線）にループを屈曲するのに使用する（図14-16）．

e．バードビークプライヤー（bird beak pliers）

ビークは一方が円錐形，他方が四角錐形を呈している．形が"鳥のくちばし"に似ていることからこの名前が付いている．スナブノーズともいう．細いラウンドワイヤーの屈曲に用いる．とくに主線や各種ループの屈曲に適している．レクタンギュラーアーチワイヤーの前歯部にトルクを付与するのにも用いる（図14-17）．

f．ナンスクロージングループプライヤー（Nance's closing loop pliers）

ビークは板状で，高さが4段階になっている．各段階を利用して一定の幅と高さのループを屈曲することができる（図14-18）．

g．ライトワイヤープライヤー（light wire pliers）

ビークは一方が円錐形，他方が四角錐形を呈している．ビークの四角錐形の部分に溝が刻まれているものもある．細いラウンドワイヤーの屈曲に用いる．主線や各種ループの屈曲に適している（図14-19）．

h．ジャラバックプライヤー（Jarabak pliers）

一方のビークは体部が角錐形，先端部が円錐形で，内面に3本の溝が刻まれている．他方のビークは内面が平坦で1本の溝がある．両方のビークとも全体的に細長く，繊細な形をしている．細いラウンドワイヤーの屈曲に用いる（図14-20）．

i．アーチシェーピングプライヤー（arch shaping pliers）

ビークの体部は一方が凸彎，他方が凹彎して

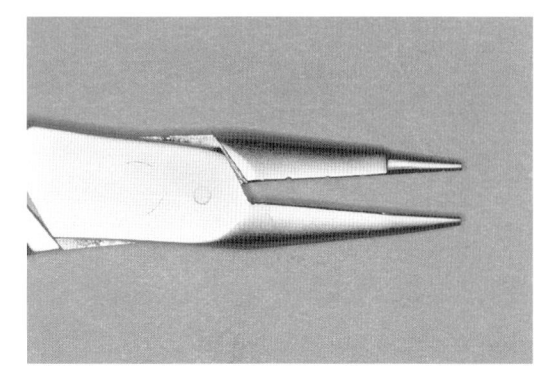

図14-20 ジャラバックプライヤー．

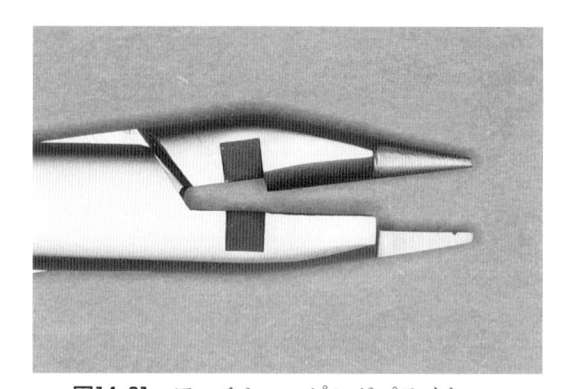

図14-21 アーチシェーピングプライヤー．

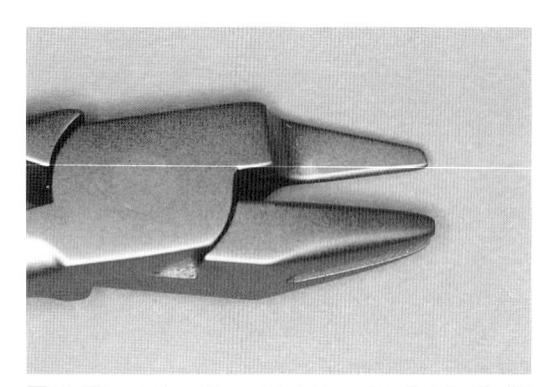

図14-22 スリージョーワイヤーベンディングプライヤー．

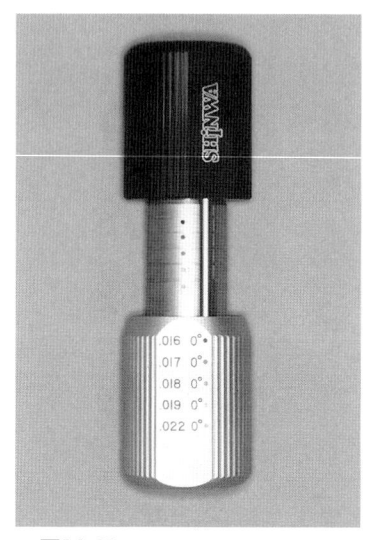

図14-23 アーチフォーマー．

いる．ビークの先端部は細く，一方が円錐形，他方が四角錐形をし，四角錐形の内面に溝がある．細いラウンドワイヤーの屈曲に適している（図14-21）．

j．スリージョーワイヤーベンディングプライヤー（three jaw wire bending pliers）

ビークは一方の先端が2枝に分かれて細くとがっており，他方のビークがその間にワイヤーの太さを保ってはまり込むようになっている．三つ又鉗子ともいう．保定装置の唇側線や上顎顎外固定装置のフェイスボウなどの太いワイヤーの屈曲に使用する．クワードヘリックスやバイヘリックスなどの調整にも用いる（図14-22）．

k．アーチフォーマー（arch former）

円柱状の金属棒であり，表面に幅の異なる溝が刻まれている．溝にレクタンギュラーワイヤーを挿入し，前歯部のカーブを屈曲したり，その部位にトルク（ねじれ）を付与したりする．エッジワイズトルキングターレット（edgewise torquing turret）ともいう（図14-23）．

14-4．結紮，歯間離開用鉗子類

a．ホウプライヤー（Howe's pliers）

ビークの先端部が約3mm径の類円形を呈し，その内面には滑り止めの溝が刻まれている．歯間離開用の真鍮線の結紮，アーチワイヤーとブラケットの結紮，各種矯正装置の主線の着脱，ロックピンの把持・装着などに使用される（図14-24）．

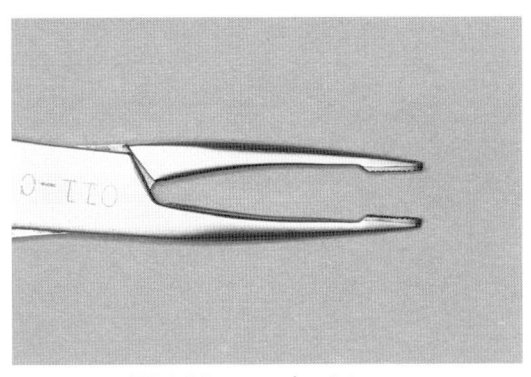

第14章 矯正歯科治療に使用する器具・材料 91

図14-24 ホウプライヤー.

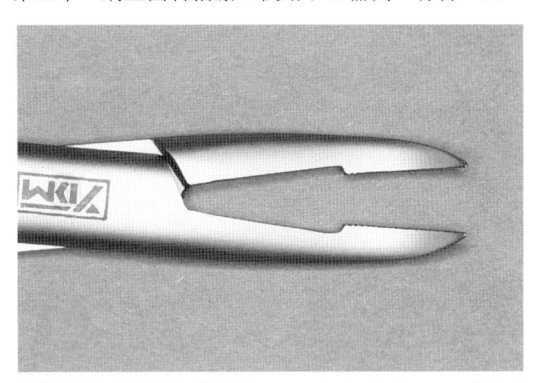

図14-25 ワインガートユーティリティープライヤー.

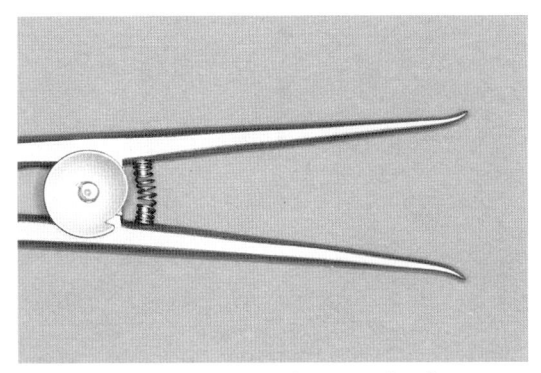

図14-26 リガチャータイニングプライヤー.

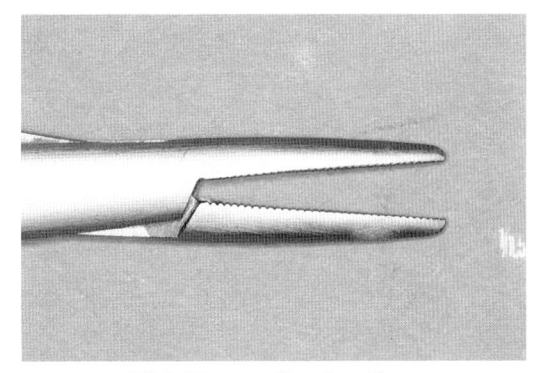

図14-27 ニードルホルダー.

b. ワインガートユーティリティープライヤー（Weingart utility pliers）

ビークは細く緩やかに彎曲し，先端部の内面に滑り止めの溝が刻まれている．ビークの先端部は口腔内のあらゆる部分に到達でき，細かい操作を行える．アーチワイヤーの遠心端の屈曲に適する（図14-25）.

c. リガチャータイニングプライヤー（ligature tying pliers）

ビークの先端部は結紮線が通るように溝があり，関節部で結紮線が固定できるようになっている．エッジワイズブラケットにアーチワイヤーをリガチャーワイヤー（結紮線）で結紮するのに使用する（図14-26）.

d. ニードルホルダー（needle holder，持針器）

ビークの先端部でリガチャーワイヤーを保持できる．リガチャーワイヤー（結紮線）の結紮に

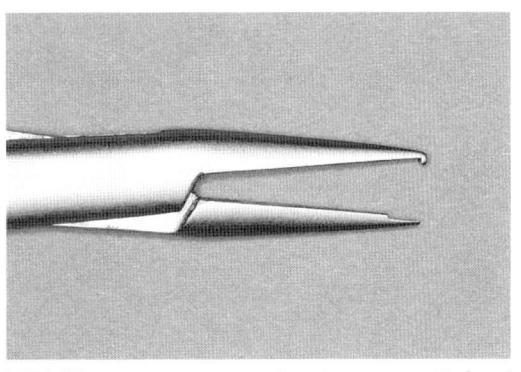

図14-28 エラスティックインサーティングプライヤー.

使用する（図14-27）.

e. エラスティックインサーティングプライヤー（elastic inserting pliers）

ニードルホルダー（持針器）に形態が類似しているが，細い鉤が先端部にある．エラスティックモジュールを把持し，エッジワイズブラケットにアーチワイヤーをモジュールで結紮（装着）

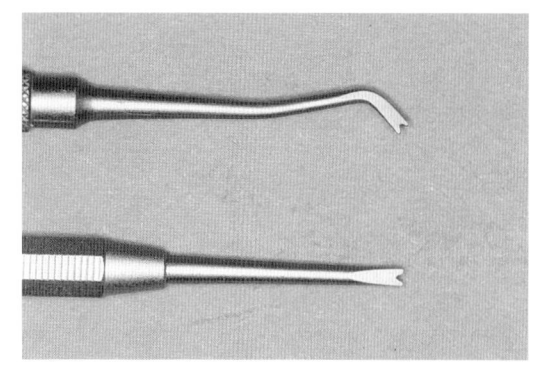

図14-29 リガチャーディレクター．

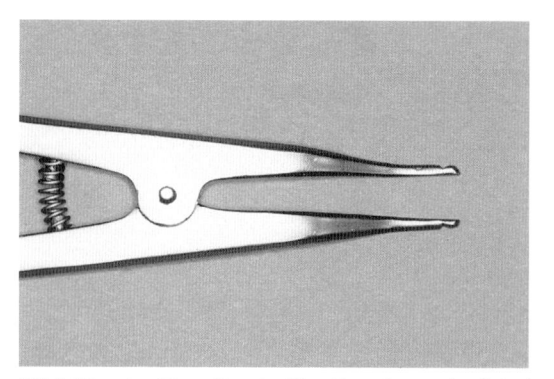

図14-30 セパレーティングエラスティックプライヤー．

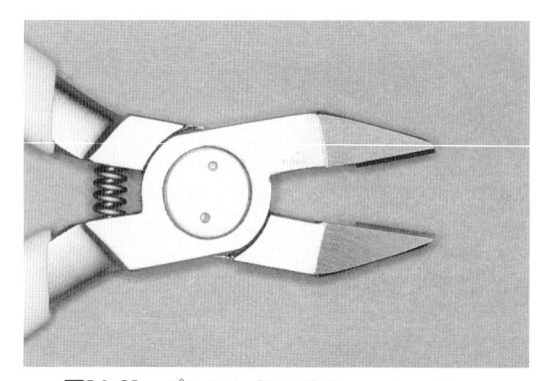

図14-31 ピンアンドリガチャーカッター．

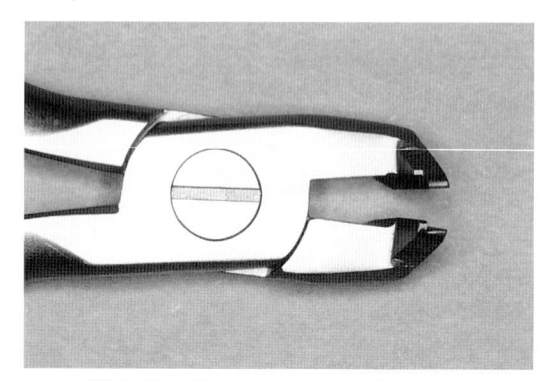

図14-32 ディスタルエンドカッター．

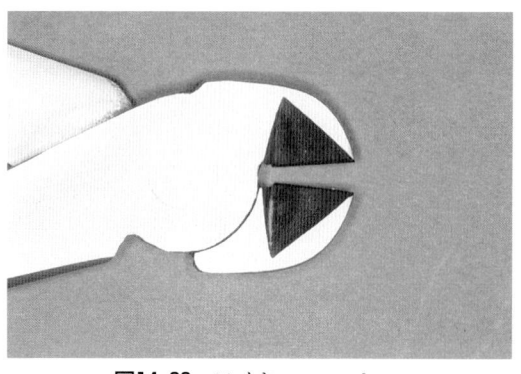

図14-33 ワイヤーニッパー．

するのに使用する（図14-28）．

f．リガチャーディレクター（ligature director）

棒状の両端に切れ込みがあり，一方は直線状，他方は屈曲している．結紮線の断端の処理や結紮線をブラケットウィングに通すときに使用する（図14-29）．

g．セパレーティングエラスティックプライヤー（separating elastic pliers）

ビークには外側にエラスティックセパレーターをかける刻みがある．エラスティックセパレイターを歯間部に挿入するときに使用する（図14-30）．

14-5．線切断用鉗子類

a．ピンアンドリガチャーカッター（pin and ligature cutter）

ビークの先端部の刃は小さくきわめて鋭利である．ロックピンや結紮線の切断や撤去に使用する（図14-31）．

b．ディスタルエンドカッター（distal end cutter）

ビークの先端部（切断部）はほぼ直角に曲がり，バッカルチューブの遠心に到達できる．バッカ

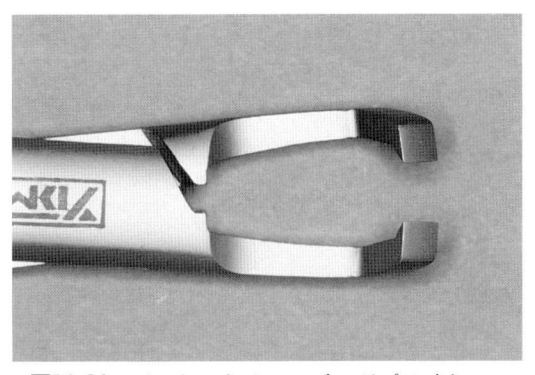

第14章　矯正歯科治療に使用する器具・材料　93

図14-34　ブラケットリムービングプライヤー．

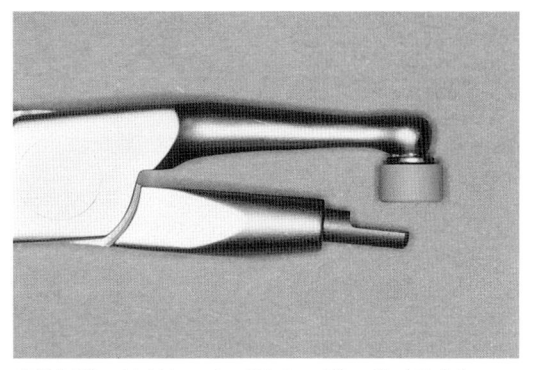

図14-35　アドヒーシブリムービングプライヤー．

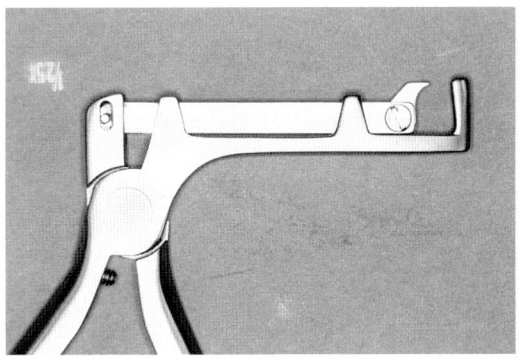

図14-36　バッカルチューブコンバーチブルキャップリムービングプライヤー．

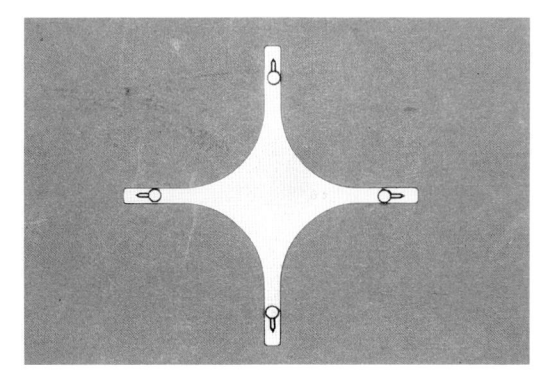

図14-37　ブーン型ブラケットポジショニングゲージ．

ルチューブの遠心端から出た余分なアーチワイヤーの末端を口腔内で切断できる．切断したワイヤーの末端が口腔内に飛ばない構造になっている（図14-32）．

c．ワイヤーニッパー（wire nipper）

あらゆる太さのワイヤーの切断に使用される（図14-33）．

14-6．その他の器具

a．ブラケットリムービングプライヤー（bracket removing pliers）

ビークの両先端部に歯面とブラケット基底面の間に挟み込む刃がある．この刃で接着されたブラケットを挟み撤去する（図14-34）．

b．アドヒーシブリムービングプライヤー（adhesive removing pliers）

ビークの一方はプラスチック製のパッドが装着され，他方は接着剤を除去するカーバイドチップがついている．ブラケット撤去後の歯面に残っている接着剤の除去に使用する（図14-35）．

c．バッカルチューブコンバーチブルキャップリムービングプライヤー（buccal tube convertible cap removing pliers）

先端部は一方が直角に曲がり，他方に鋭利な歯が装着されている．コンバーチブルバッカルチューブのキャップを撤去するのに使用する（図14-36）．

d．ブラケットポジショニングゲージ（bracket positioning gauge）

ブラケットやバッカルチューブなどの接着あるいは溶接の位置を正確に規定するのに使用する．棒状（ドーティ型）のものと平板状（ブーン型）のものがある．

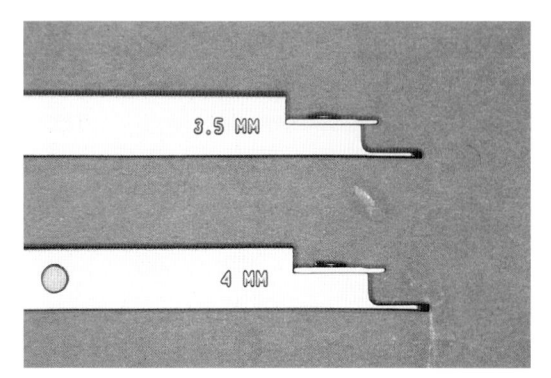

図14-38　ドーティ型ブラケットポジショニングゲージ．

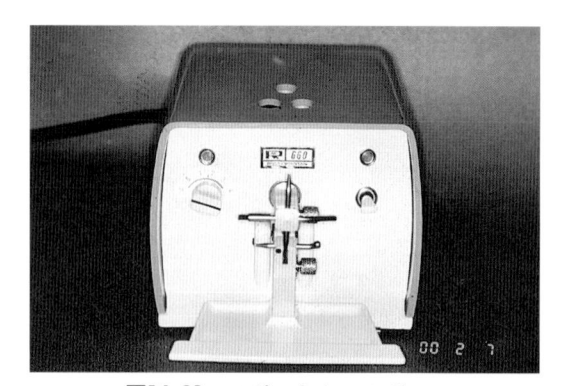

図14-39　スポットウェルダー．

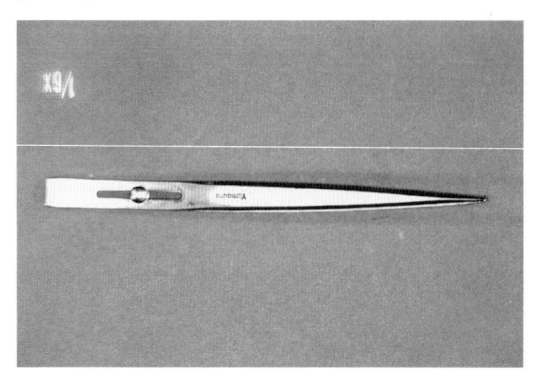

図14-40　鑞着用ピンセット．

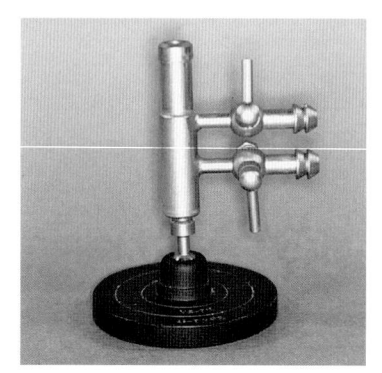

図14-41　グリュンバーグブローパイプ．

ブーン型はX型をした平板状である．その各々の先端部には円柱があり，この部分にピンがたっている．ピンの高さは平板から3.5，4.0，4.5，5.0mmである（図14-37）．

ドーティ型は角柱棒状である．その両端には切端または咬頭頂に接する平板とブラケットのスロットの位置を示す平板がある．両平板の距離は3.5，4.0，4.5，5.0mmである（図14-38）．

e．スポットウェルダー（電気溶接器，electric spot welder）

バンドの製作やバンドへのバッカルチューブなどの溶接に使用する．2種類の金属を電極間に挟んで瞬時に低電圧，高電流を流すことによって点溶接を行う（図14-39）．

f．鑞着用ピンセット

自在鑞着に使用するピンセットである．把柄部にあるボタンを先端方向に移動し，鑞着物を把持する（図14-40）．

g．グリュンバーグブローパイプ（Grünberg's orthodontic blow-pipe）

自在鑞着に使用するバーナーである．特殊な関節構造があり炎の方向を調節できる．空気とガスの取り入れ口がある．現在は操作性の良いミニトーチが多く使用されている（図14-41）．

h．切下げ（scraper）

四角錐棒状で先端部に鋭利な刃がついている．鑞着部に生じた酸化膜やホウ砂膜を刃でこそげ取るのに使用する（図14-42）．

i．構成咬合器

アクチバトールなどの機能的矯正装置の製作に用いられる咬合器である．上下の口腔模型が正確な構成咬合位を保つようになっている（図14-43）．

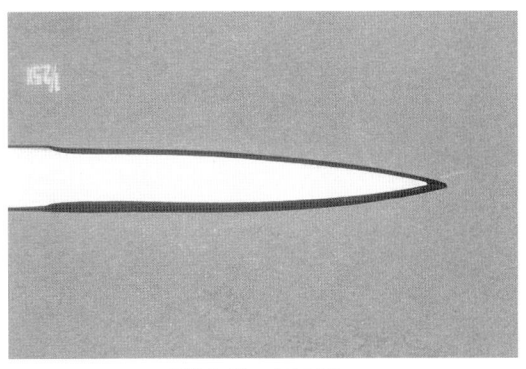

図14-42 切下げ．

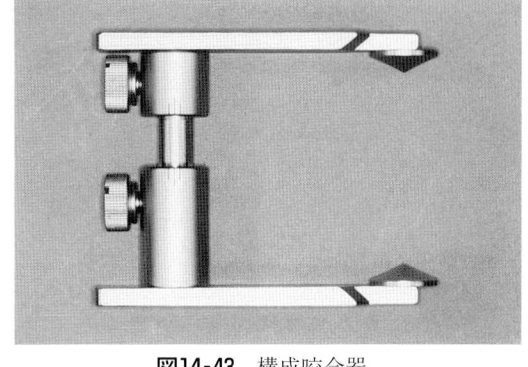

図14-43 構成咬合器．

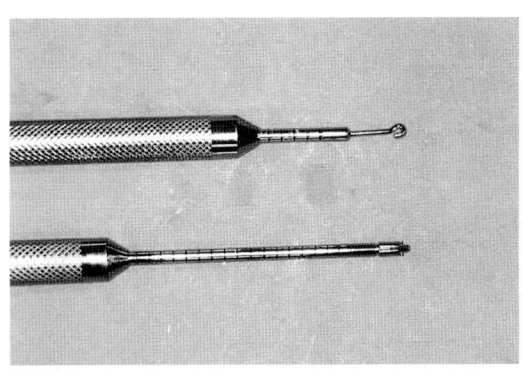

図14-44 テンションゲージ．上段が牽引力を計測する端，下段が圧迫力を計測する端である．

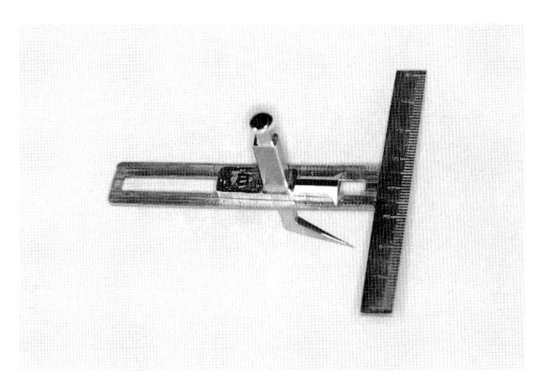

図14-45 大坪式模型計測器．

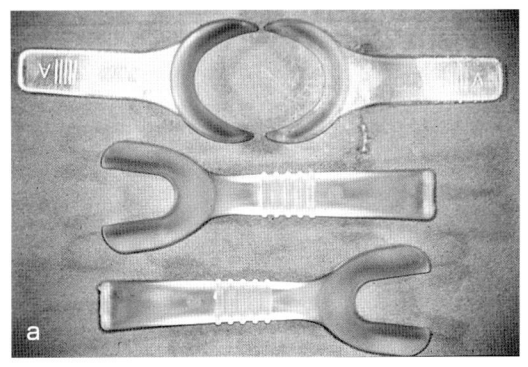

図14-46 口角鉤．a：セパレート型である．口腔内写真の撮影に使用される．b：左右一体型である．主にブラケットの接着の際に使用される．

j. テンションゲージ（stress and tension guage）

エラスティックやコイルスプリングの強さの計測に使用する．棒状式とダイヤル式がある．棒状式では一端で牽引力，他端で圧迫力を計測する（図14-44）．

k. 大坪式模型計測器

歯列弓長径や歯槽基底弓長径の計測に使用する．特殊なT字型をした物差しである（図14-45）．

l. 口角鉤

口腔内写真の撮影やブラケットの接着の際に，口唇を開くための樹脂製の器具である．形状は

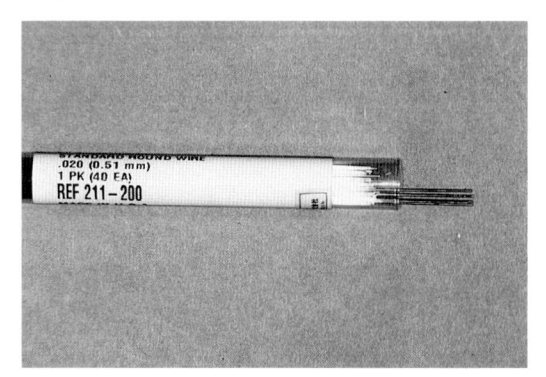

図14-47 ワイヤー(線材料).

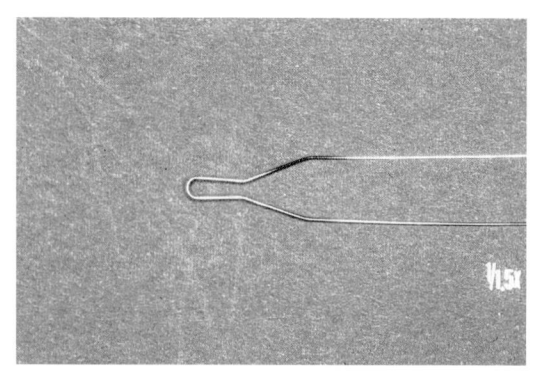

図14-48 リガチャーワイヤー(結紮線).

セパレート型と左右一体型の2種類がある．セパレート型には前歯部用と深側部用がある．咬合面を撮影する際に用いられる補助的な口角鉤もある(**図14-46**)．

14-7．矯正用材料

矯正歯科治療に必要な装置を構成する材料を総称して矯正用材料という．矯正用材料は治療方法や使用目的に応じて多種多様である．ここでは従来使用されている主な材料，すなわち①ワイヤー(線材料)，②バンド材料，③ブラケット，④バッカルチューブを中心に，その性質や特徴を述べることにする．

14-8．ワイヤー(線材料)

ワイヤーはほとんどすべての矯正装置に用いられ，その主要部分である．ワイヤーはその弾性によって歯を移動したり，移動した歯の位置や歯列弓の形を保持したりする．

ワイヤーは材質や形状によってその用途が異なる．ワイヤーの代表的な用途にはアーチワイヤー，唇側線，舌側弧線，弾線，クラスプ，リガチャーワイヤーがある．

A．材質

a．ステンレススチール線

弾性が強く，硬度が高い線材である．標準組成はクロム18％，ニッケル8％，コバルト2％以下，残り鉄の合金である．18－8ステンレススチールといわれている．断面形態には円形と角形がある．円形はマルチブラケット装置の主線(アーチワイヤー)のほか，多くの矯正装置に用いられている．角形はアーチワイヤーとして用いられる．形状は直線状，コイル状，歯列弓状などがある(**図14-47**)．リガチャーワイヤー(結紮線)はステンレススチール線が用いられている(**図14-48**)．

b．コバルトクロム合金線

冷間加工による高弾性と熱処理による硬化性を有する．断面形態には円形と角形がある．アーチワイヤーとして多用されている．代表的な市販品にエルジロイ(ロッキーマウンテン社)がある．

サンプラ線もコバルトクロム合金であるが，ニッケルの含有率が高い．このようなワイヤーをニッケルクロム合金線という．すべて丸形で各種サイズがある．舌側弧線装置の主線やクラスプなど多くの矯正装置に利用されている．

c．ニッケルチタン合金線

形状記憶合金を矯正用線材料に加工したものである．超弾性と形状記憶性を有する．

B．形状

ワイヤーの断面形態には円形(ラウンド)，正

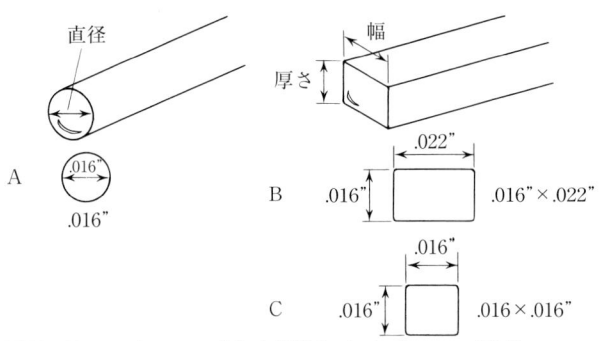

図14-49 ワイヤーの断面形態とサイズ．A：円形（ラウンド），サイズは直径で表示する．B：矩形（レクタンギュラー），C：正方形（スクエア），サイズは(厚さ)×(幅)で表示する．

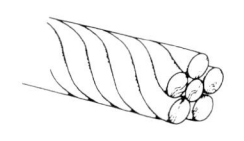

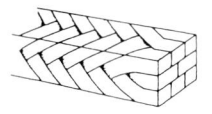

図14-50 ツイストワイヤー．

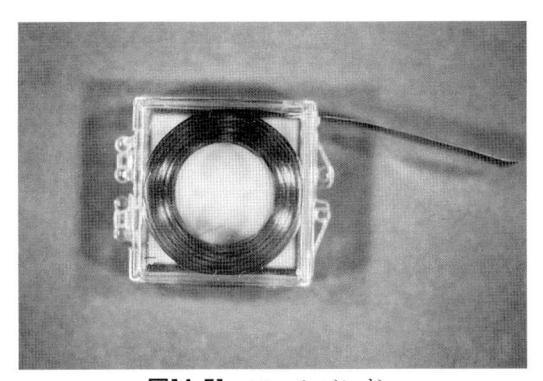

図14-51 ロールバンド．

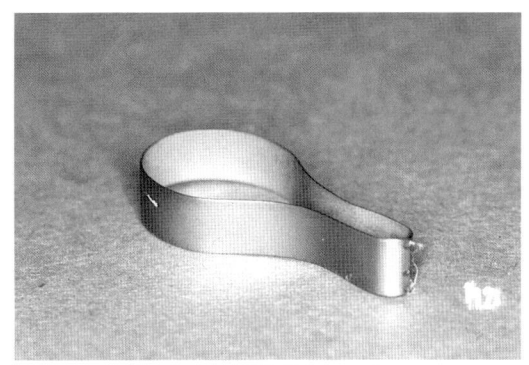

図14-52 膨隆付きバンド．

方形(スクエア)，矩形(レクタンギュラー)の3種類があり，それぞれ各種サイズがある．

ラウンドワイヤーのサイズは直径で表す．たとえば0.016"とは直径0.016インチのラウンドワイヤーである．スクエアワイヤーやレクタンギュラーワイヤーのサイズは厚さ(thickness)×幅(width)で表す．たとえば0.016"×0.022"とは厚さが0.016インチ，幅が0.022インチのレクタンギュラーワイヤーである(**図14-49**)．

細い数本のワイヤーを撚って1本の線状にしたツイストワイヤーもある．これにも円形と角形がある(**図14-50**)．

14-9．バンド材料

バンド材料はブラケットあるいはバッカルチューブを歯に固定するために歯を取り囲む薄い金属板である．材質にはニッケルクロム合金やステンレススチールがある．

バンド材料には次のものがある．

A．ロールバンド(roll band)

適切な厚さと幅の金属板がロール状に長く巻かれている(**図14-51**)．

B．膨隆付きバンド(contoured blanks)

あらかじめ1歯分の長さに切断され，歯に適合しやすいように豊隆が賦形されている(**図14-52**)．

C．既製シームレスバンド(preformed seamless band)

歯の解剖学的形態に合わせた継ぎ目のないバ

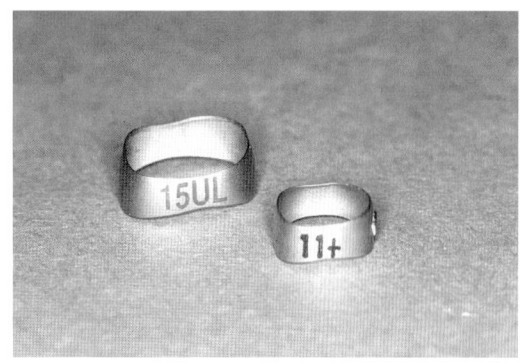

図14-53 既製シームレスバンド.

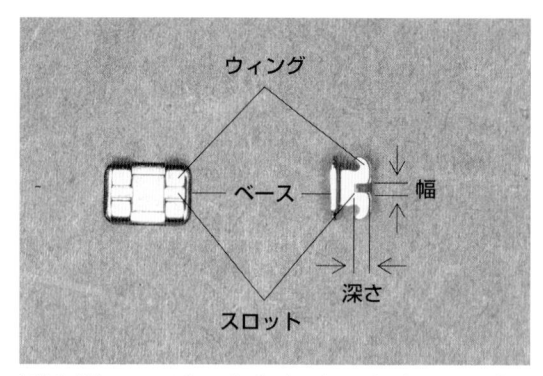

図14-54 エッジワイズブラケットはスロット，ウィング，ベースより構成される．スロットは断面が長方形で，そのサイズは幅×深さで表される．

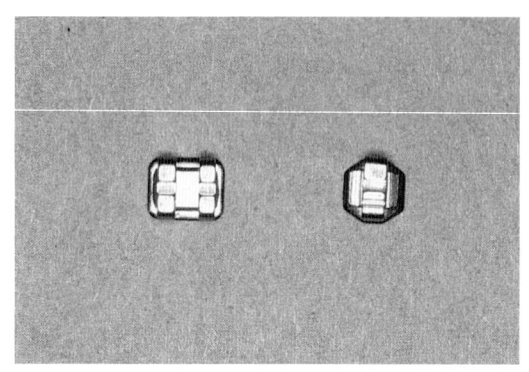

図14-55 エッジワイズブラケットにはウィングの数によりシングルブラケットやツインブラケットなどがある．

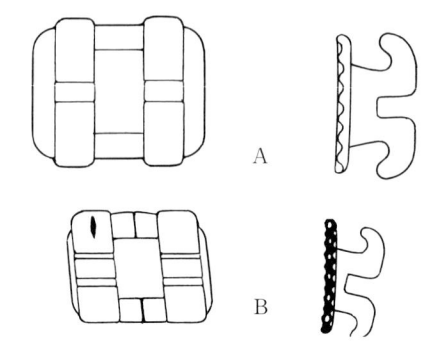

図14-56 エッジワイズブラケットにはアンギュレーション，トルク，オフセットが組み込まれていないスタンダードブラケット(A)と組み込まれているストレートブラケット(B)がある．

ンドである．歯種ごとに数十種類のサイズがある(図14-53).

14-10. ブラケット

　ブラケット(bracket)は主線を保持するアタッチメントである．アーチワイヤーの矯正力がブラケットを介して歯に伝達される．

A．形態による分類

a．エッジワイズブラケット(edgewise bracket)

　エッジワイズ装置で用いるブラケットである．アングル(Angle EH)によって考案された．アーチワイヤーを唇面方向から挿入する横長のスロット(溝)，結紮線をかけるウィング，歯面に接するベースより構成される(図14-54).

　ブラケットスロットは断面が長方形で，そのサイズは幅×深さで表される．つまり，ブラケットはスロットサイズから0.018″×0.025″ブラケットと0.022″×0.028″ブラケットに分けられる(図14-54).

　ブラケットはウィングの数によりシングルブラケットやツインブラケットなどがある(図14-55)．ツインブラケットにはウィング間の距離の異なる数種類がある．ブラケットにはアンギュレーション，トルク，オフセットの組み込まれたストレートブラケットと組み込まれていないスタンダードブラケットがある(図14-56).

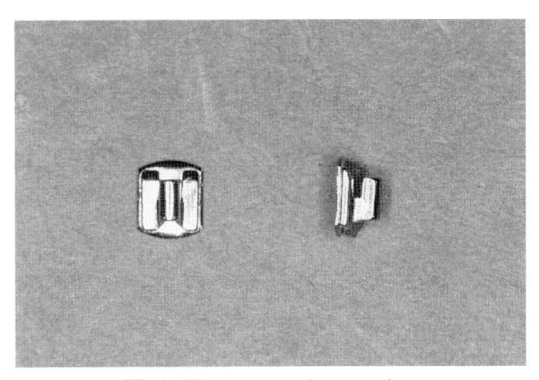

図14-57 ベッグブラケット．

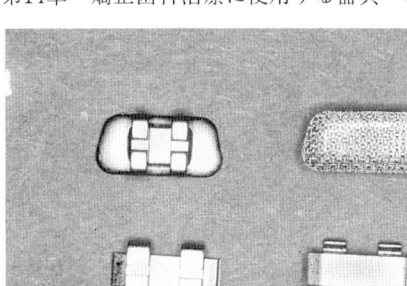

図14-58 エッジワイズブラケットにはボンディング用（上段）とウェルディング用（下段）がある．

b．ベッグブラケット（Begg bracket）

ベッグ装置で用いるブラケットである．ベッグブラケットはアングル（Angle EH）によって考案された紐状装置のブラケットを改良したものである．ブラケットはアーチワイヤーを歯頸部方向から挿入する縦長のスロット，ロックピンを嵌入させるチューブ，歯面に接するベースから構成される．ブラケットのスロットの唇舌幅は0.020″である（図14-57）．

B．装着方法による分類

ブラケットの装着にはバンドを介して行う方法と直接歯面に接着する方法がある．したがって，ブラケットには鑞着・溶接用（ウェルディング用）と接着用（ボンディング用）の2種類がある（図14-58）．

C．材質による分類

材質は金属製（metal），セラミック製（seramic），プラスチック製（plastic）などがある．金属ブラケットはニッケルクロム合金製やステンレススチール製がほとんどで，まれにコバルトクロム合金製がある．セラミックブラケットは硬度や耐熱性が金属ブラケットやプラスチックブラケットに比べて優れているが，柔軟性がわずかに劣る．すなわち，セラミックブラケッ

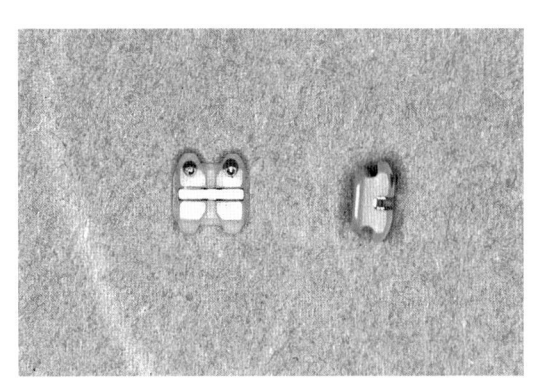

図14-59 セラミックブラケット．

トは審美的に優れているが，破折し易く，歯を摩耗する欠点がある．プラスチックブラケットは審美的であるが，強度が弱く，摩耗や破損しやすい（図14-59）．

14-11．バッカルチューブ（頰面管）

バッカルチューブ（buccal tube）はアーチワイヤーの遠心部を口腔内に保持するのに用いる．大臼歯バンドの頰側面に鑞着あるいは電気溶接したり，歯に直接接着したりする．すなわち，バッカルチューブには鑞着・溶接用（ウェルディング用）と接着用（ボンディング用）の2種類がある（図14-60）．

バッカルチューブの断面形態には円形（ラウンドチューブ），楕円形（オーバルチューブ），矩形（レクタンギュラーチューブ，エッジワイズ

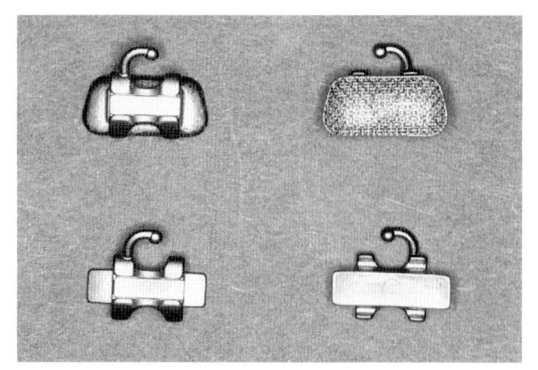

図14-60 バッカルチューブにはボンディング用(上段)とウェルディング用(下段)がある．

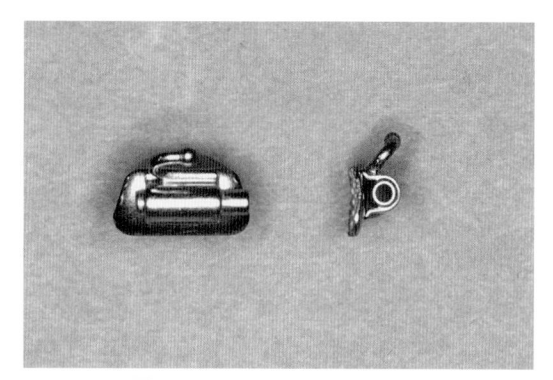

図14-61 ラウンドチューブ．

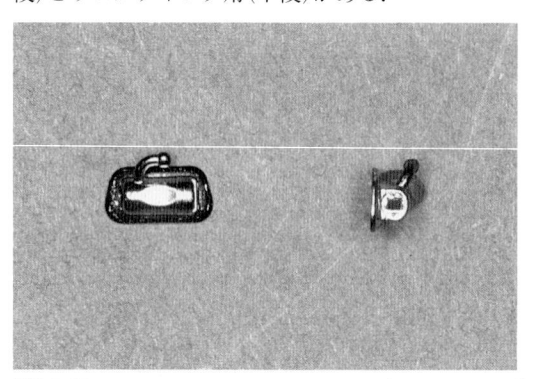

図14-62 レクタンギュラーチューブ(エッジワイズチューブ)．アンギュレーション，トルク，オフセットの組み込まれていないスタンダードバッカルチューブである．

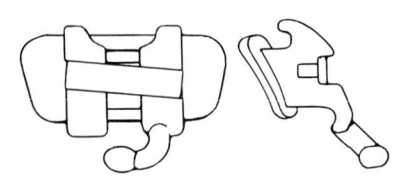

図14-63 ストレートバッカルチューブ．あらかじめアンギュレーション，トルク，オフセットが組み込まれている．

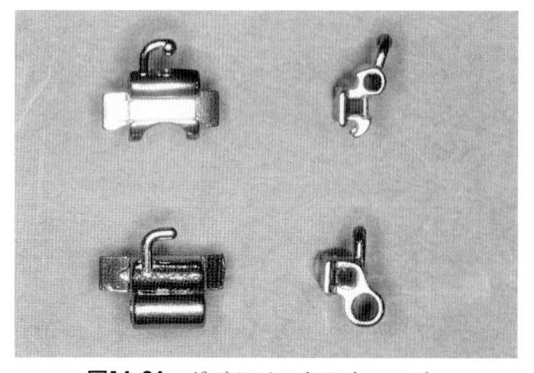

図14-64 ダブルバッカルチューブ．

チューブ)など種々なタイプがある．ラウンドチューブやオーバルチューブはベッグ装置で用いる(図14-61)．エッジワイズチューブはエッジワイズ装置で用いられ，レクタンギュラーワイヤーが挿入できる(図14-62)．あらかじめアンギュレーション，トルク，オフセットの組み込まれたストレートバッカルチューブと組み込まれていないスタンダードバッカルチューブがある(図14-62, 63)．サイズには0.018″×0.025″と0.022″×0.028″がある．

口腔内に保持されるワイヤーの本数によってダブルバッカルチューブ，トリプルバッカルチューブなどがある(図14-64)．

14-12．その他の材料

A．エラスティック(elastics)

持続的な矯正力を発揮する矯正用ゴムリングである．マルチブラケット装置やオトガイ帽装置などに用いられる．長径と厚径の異なる種々な大きさのものがある．

B．レジン(resin)

主にメチルメタアクリレートが用いられ，加熱重合レジンと常温重合レジンがある．保定装

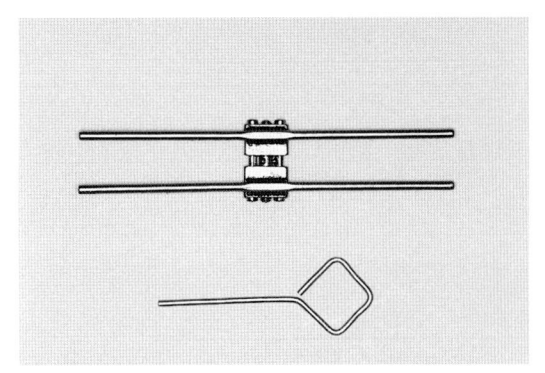

図14-65 スクリュー．急速拡大装置用である．

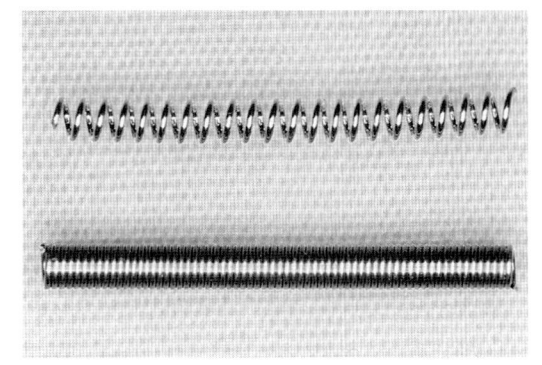

図14-66 コイルスプリングにはオープンコイルスプリング（上段）とクローズコイルスプリング（下段）がある．

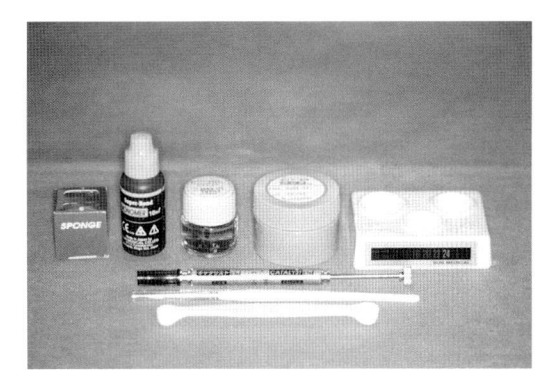

図14-67 ダイレクトボンディング剤．

置や床矯正装置などのレジン部分に使用する．

C．スクリュー（screw）

床矯正装置用と急速拡大装置用がある．スクリューの拡大力を利用して，歯列弓の拡大や歯の移動を行う（図14-65）．

D．コイルスプリング（coil spring）

細いワイヤーをコイル状に巻いたものである．オープンコイルスプリングとクローズコイルスプリングの2種類がある．オープンコイルスプリングはコイルの間隔が少し開いている．クローズコイルスプリングはコイルの間隔が狭く密着している（図14-66）．

E．銀鑞（solder）

ワイヤーとワイヤー，バンドとワイヤーなどの金属材料同士を鑞着する歯科用の銀鑞である．

F．鑞付け用熔剤・フラックス

鑞付け用熔剤は鑞着する金属と鑞の酸化を防止し，流鑞を容易にする．

G．ダイレクトボンディング剤

マルチブラケット装置ではブラケットなどを接着剤で歯面に直接接着するダイレクトボンディング法が用いられている．この接着剤がダイレクトボンディング剤である．現在，使用されているダイレクトボンディング剤はMMA系とGis-GMA系の2種類に大別される．その性状には粉・液タイプとペーストタイプがある．市販のMMA系接着剤にはオルソマイトスーパーボンド，スーパーボンドC&Bなどがある．市販のGis-GMA系接着剤にはシステムワン，トランスボンドXT，クラスパーFなどがある（図14-67）．

H．STロック

可撤式舌側弧線装置の維持バンドに鑞着される維持装置である（図14-68）．

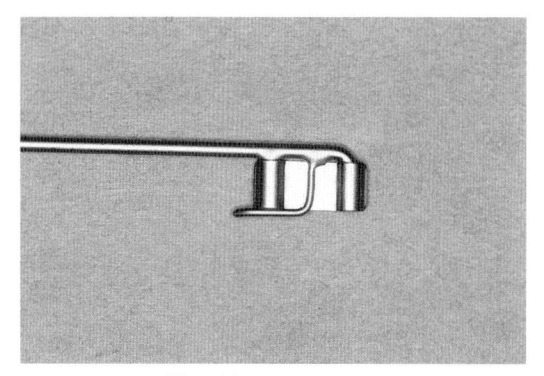

図14-68 STロック．

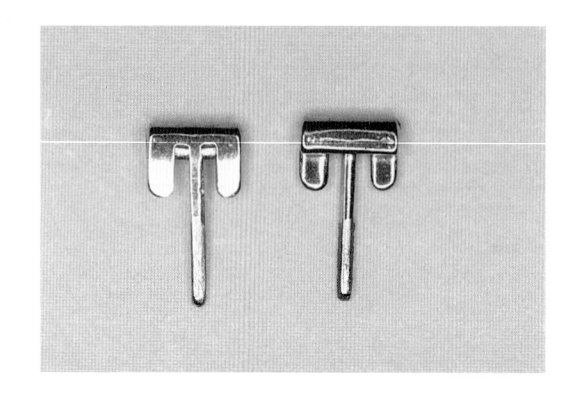

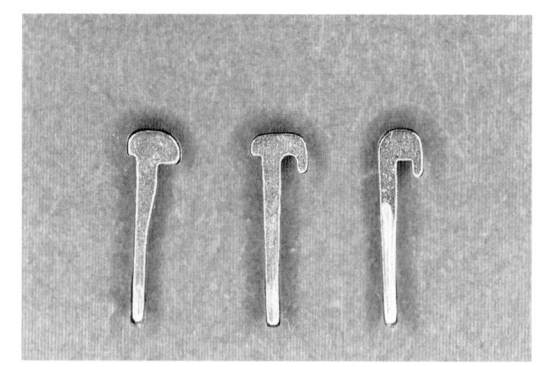

図14-69 縦長のロックピン．

図14-70 横長のロックピン．

I. ロックピン

　ベッグブラケットにアーチワイヤーを装着するために使用する．縦長のロックピンと横長のロックピンがある（図14-69，70）．

J. アップライティングスプリングピン

　ベッグ法で使用する．傾斜した歯を整直させるための付加物である．シングルアップライティングスプリングピンとダブルアップライティングスプリングピンがある（図14-71）．

K. エラスティックモジュール

　エッジワイズブラケットにワイヤーを結紮（装着）するために使用する合成ゴムリングである．透明のものや各種色のついているものがある（図14-72）．

L. エラスティックスレッド

　弾力のあるゴム繊維の束をナイロン繊維で覆ったものである．低位歯や埋伏歯の牽引に用いる．

M. パワーチェーン

　輪が鎖状に連なった形状の合成ゴムで，かなりの弾力を有する．歯間空隙の閉鎖や捻転歯の改善に用いる（図14-73）．

N. エラスティックセパレーター

　歯間分離を行うためのリング状のエラスティックである（図14-74）．

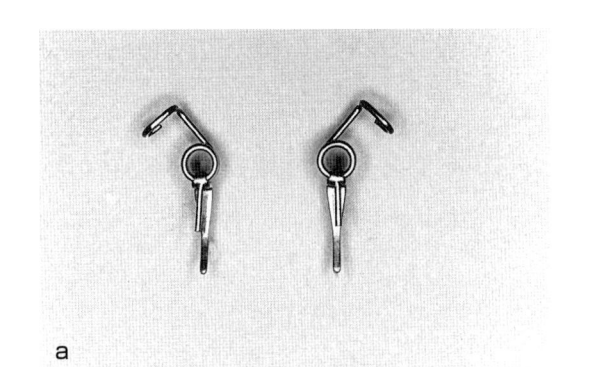

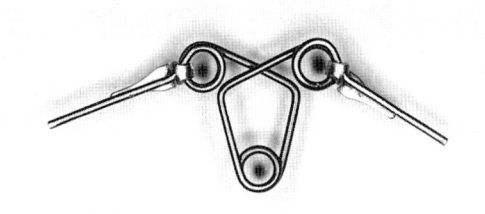

第14章 矯正歯科治療に使用する器具・材料　103

図14-71 アップライティングスプリングピンにはシングル(**a**)とダブル(**b**)がある.

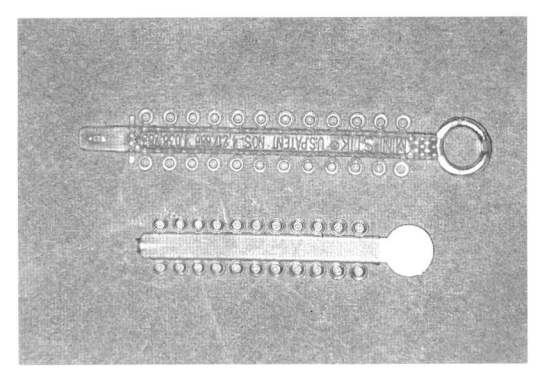

図14-72 エラスティックモジュール.

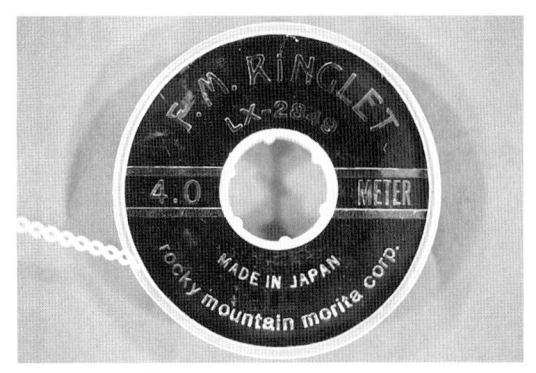

図14-73 パワーチェーン.

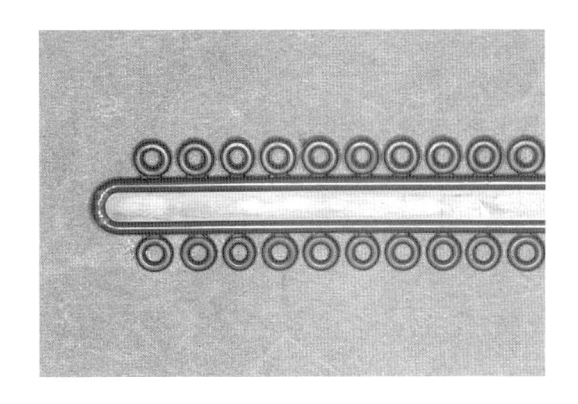

図14-74 エラスティックセパレーター.

第15章
矯正装置

15-1. 矯正装置の種類

矯正装置はその適用方法で可撤式矯正装置と固定式矯正装置，矯正力の発生源の種類で器械的矯正装置と機能的矯正装置，抵抗源の部位で顎内固定装置，顎間固定装置，顎外固定装置に分類される．

A. 適用方法による分類

a. 可撤式矯正装置

患者自身で着脱が可能な矯正装置である．たとえば，床矯正装置，オトガイ帽装置，アクチバトール，トゥースポジショナーなどがある．

b. 固定式矯正装置

患者自身で着脱が不可能であり，術者によってのみ着脱が可能な矯正装置である．たとえば，舌側弧線装置やマルチブラケット装置などがある．

B. 矯正力の発生源の種類による分類

a. 器械的矯正装置

金属線やエラスティックの弾性，あるいはネジによる拡大力を矯正力として利用する矯正装置である．たとえば，舌側弧線装置，クワードヘリックス，急速拡大装置，マルチブラケット装置などがある．

b. 機能的矯正装置

筋の機能力を矯正力として利用したり，排除したりして歯や顎の移動を行う矯正装置である．たとえば，アクチバトール，バイオネーター，ビムラーのアダプター，フレンケルの装置，切歯斜面板，リップバンパー，咬合挙上板，咬合斜面板などがある．

C. 抵抗源の部位による分類

a. 顎内固定装置

移動される歯と固定源が同一の歯列や顎内にある矯正装置である．たとえば，舌側弧線装置がある．

b. 顎間固定装置

歯や顎の移動に際して，固定源が対顎の歯や顎にある矯正装置をいう．たとえば，顎間固定装置や顎間Ⅱ級ゴム，顎間Ⅲ級ゴムがある．

c. 顎外固定装置

歯や顎の移動に対する固定源が口腔外にある矯正装置をいう．たとえば，オトガイ帽装置，上顎前方牽引装置，上顎顎外固定装置などがある．

15-2. 唇側弧線装置

唇側弧線装置(labial arch appliance)とは主線が口腔前庭，つまり歯列弓の唇側に位置する矯正装置である．アングル(Angle EH)の考案した歯列弓拡大弧線装置(expansion arch appliance)や釘管装置(pin and tube appliance)，ルーリー(Lourie LS)の考案した唇側歯槽部弧線装置(high labial arch appliance)がある．現在，本装置はほとんど使用されていない．しかし，本装置は矯正治療の主流となっているマルチブラ

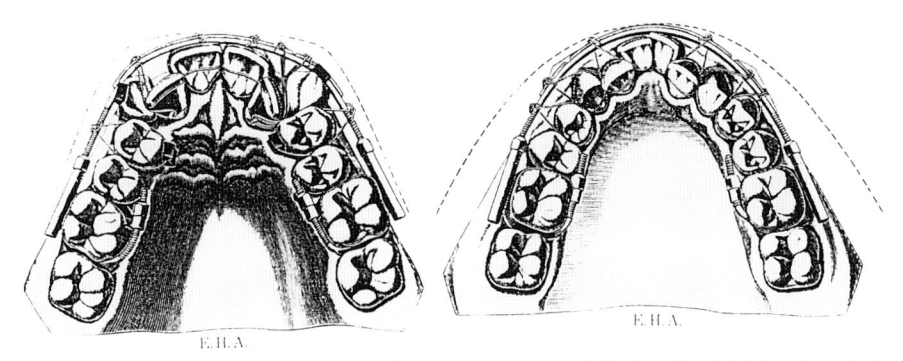

図15-1 歯列弓拡大弧線装置(Angle, E.H., 1907)(飯塚哲夫ほか：歯科矯正学, 医歯薬出版, 東京, 1991).

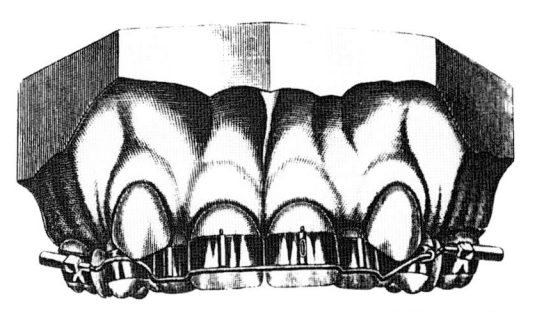

図15-2 釘管装置(Angle, E.H., 1912)(飯塚哲夫ほか：歯科矯正学, 医歯薬出版, 東京, 1991).

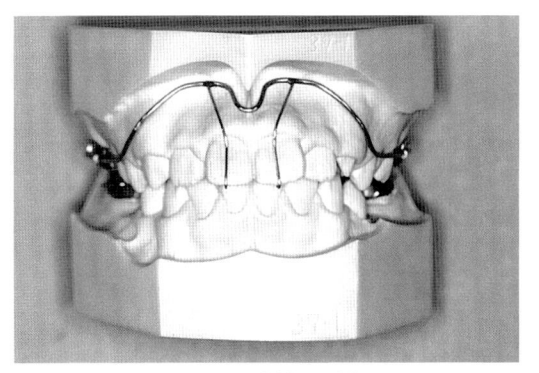

図15-3 唇側歯槽部弧線装置.

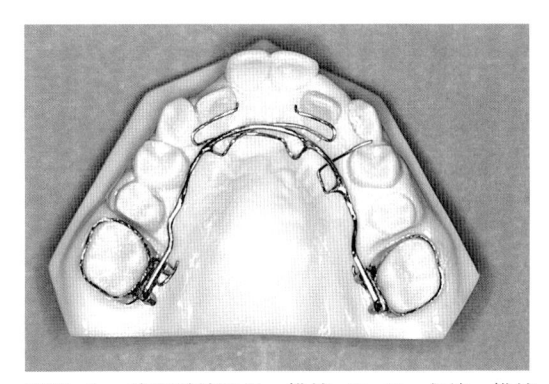

図15-4 舌側弧線装置．維持バンド，主線，維持装置，補助弾線の4つの部分から構成される．可撤式舌側弧線装置である．

ケット装置の基本型であり，歴史的意義がある．

歯列弓拡大弧線装置は歯列弓の拡大のため弾力線が歯列弓の唇頰側に弧状にある(図15-1)．

釘管装置は主線に鑞着したピンとチューブを直接連結し，歯を移動する(図15-2)．

唇側歯槽部弧線装置は主に上顎歯列弓に用いられ，前歯の舌側移動や近遠心移動などが行える(図15-3)．

15-3. 舌側弧線装置

舌側弧線装置(lingual arch appliance)は1918年ムシャーン(Mershon JV)により考案された．臨床において応用範囲がかなり広く，現在でも頻用されている．個々の歯の移動は主線に鑞着された補助弾線によって行われる．補助弾線は弱い持続的な矯正力を発揮する．歯は主に傾斜移動する．本装置は器械的矯正装置で，顎内固定装置である．

A. 構造

維持バンド，主線，維持装置，補助弾線の4つの部分から構成される(図15-4)．

a. 維持バンド

維持バンドは通常固定歯である第一大臼歯に装着される．維持バンドには主線(固定式)ある

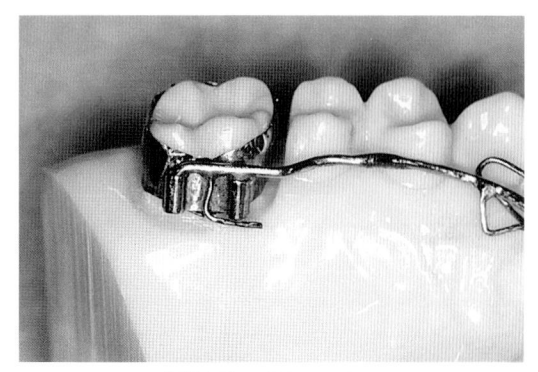

図15-5 STロック.

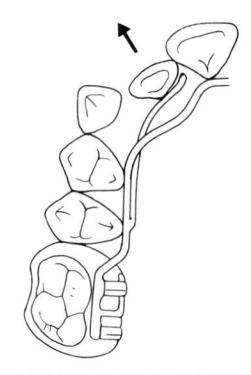

図15-6 単式弾線. 側切歯を唇側に移動している.

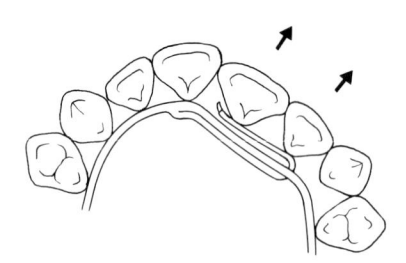

図15-7 複式弾線. 中・側切歯を唇側に移動している.

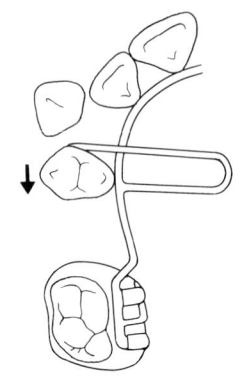

図15-8 指様弾線. 第一小臼歯を遠心に移動している.

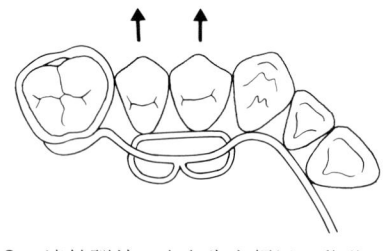

図15-9 連続弾線. 小臼歯を頰側に移動している.

いは維持装置(可撤式)が鑞着される.

b. 主線

　直径0.9～1.0mmの円形のワイヤーが使用される. 主線は補助弾線で移動する以外の歯の舌側歯頸部に軽く接し弧状を呈する. 主線には補助弾線が鑞着される.

c. 維持装置

　維持装置は維持バンドと主線を連結する装置である. 維持バンドに鑞着される. 維持装置により主線が着脱可能になる. 代表的な維持装置にはSTロックがある(**図15-5**).

d. 補助弾線

　補助弾線は主線に鑞着される. 直径0.5mmの円形のワイヤーが使用される. 補助弾線は弱い持続的な矯正力を発揮する. 歯を傾斜移動する.

　補助弾線には形状により, 次のような種類がある.

　1)**単式弾線**:鑞着部から被移動歯までの間に屈曲を与えない弾線である. 主に切歯の唇側移動に用いる(**図15-6**).

　2)**複式弾線**:鑞着部から被移動歯までの間に折り返しを屈曲した弾線である. 主に切歯の唇側移動に用いる(**図15-7**).

　3)**指様弾線**:指のような形状をした弾線である. 主に前歯や小臼歯の近遠心移動に用いる(**図15-8**).

　4)**連続弾線**:両断端が主線に鑞着されてい

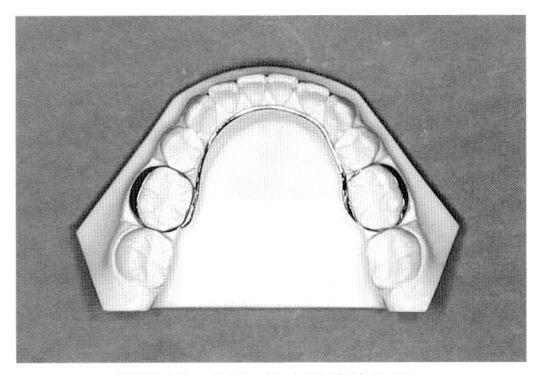

図15-10 固定式舌側弧線装置.

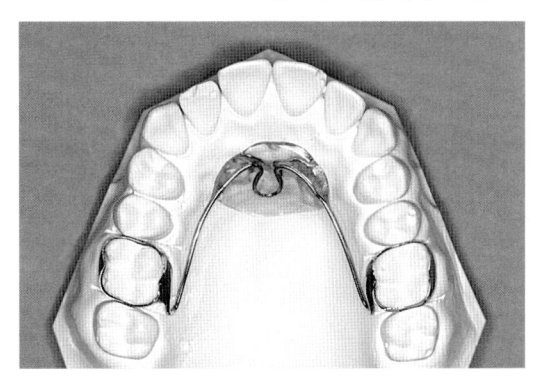

図15-11 ホールディングアーチ.

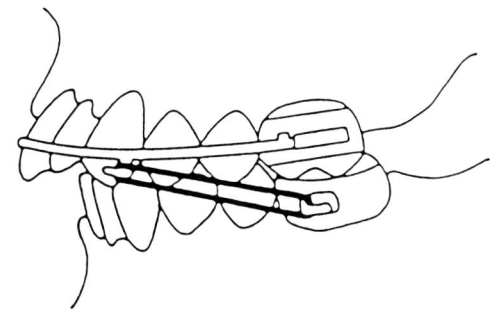

図15-12 上顎前突用顎間固定装置．上顎の唇側弧線装置，下顎の舌側弧線装置，顎間Ⅱ級ゴムより構成される．

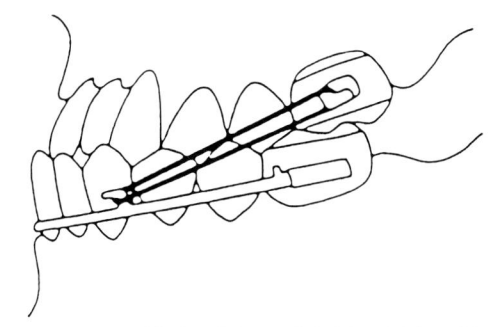

図15-13 下顎前突用顎間固定装置．上顎の舌側弧線装置，下顎の唇側弧線装置，顎間Ⅲ級ゴムより構成される．

る弾線である．主に小臼歯の頰側移動や中切歯の対称捻転の治療に用いる(**図15-9**)．

B．装置の種類

舌側弧線装置は主線が維持装置によって着脱の可能な可撤式と不可能な固定式がある(**図15-4, 10**)．

固定式舌側弧線装置のうち矯正力の固定源を第一大臼歯だけでなく，レジンを介して口蓋粘膜にも求めた装置がナンスのホールディングアーチ(Nance's holding arch)である(**図15-11**)．

C．適応症と応用

1～2歯の唇(頰)側移動あるいは近遠心移動，歯列弓の緩徐な拡大，保隙装置や保定装置として用いられる．顎間固定装置や上顎前方牽引装置の構成要素としても使用される．

15-4．顎間固定装置

顎間固定装置は唇側弧線装置と舌側弧線装置，顎間ゴムからなる．歯や顎を移動させる際の固定源を対顎に求めるのでこの名称がある．

顎間固定装置には上顎前突用と下顎前突用がある．

A．上顎前突用顎間固定装置

上顎の唇側弧線装置と下顎の舌側弧線装置を組み合わせて用いる．顎間Ⅱ級ゴムが上顎の唇側弧線の犬歯部(フック)から下顎の大臼歯部(頰側のフック)に装着される．機能的要因のある下顎遠心咬合や上顎前歯部に空隙のある症例などに用いる(**図15-12**)．

B．下顎前突用顎間固定装置

上顎の舌側弧線装置と下顎の唇側弧線装置を

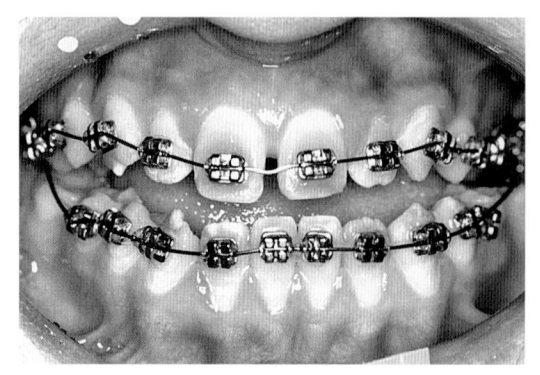

図15-14 エッジワイズ装置.

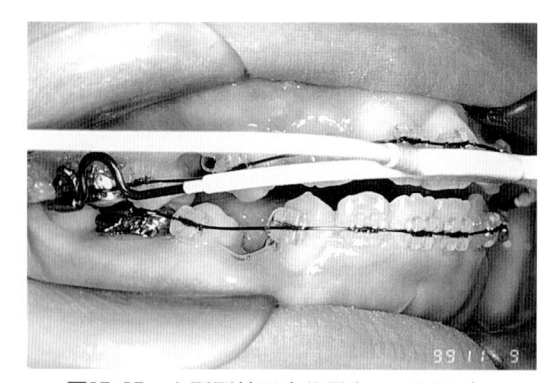

図15-15 上顎顎外固定装置(ヘッドギア).

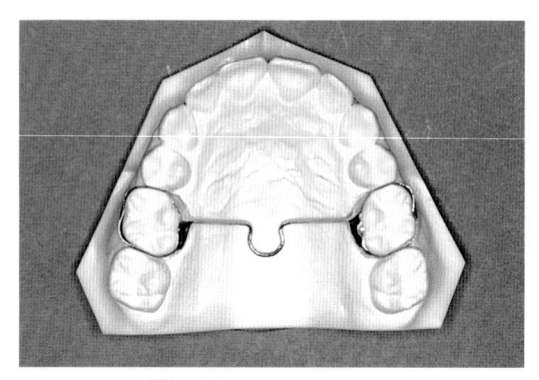

図15-16 パラタルバー.

組み合わせて用いる．顎間Ⅲ級ゴムが上顎の大臼歯部から下顎の唇側弧線の犬歯部に装着される．機能的要因のある下顎近心咬合や上顎の軽度の劣成長の症例に用いる(図15-13).

15-5．マルチブラケット装置

マルチブラケット装置はブラケットにアーチワイヤーを装着することで歯の移動を行う矯正装置である．ブラケットは接着剤により歯面に直接接着される(ダイレクトボンディング法)．従来，バンドを介してブラケットやバッカルチューブを歯に装着していたので全帯環装置(マルチバンド装置)と呼ばれていた．マルチブラケット装置は永久歯列に用いられる．代表的な本装置にはエッジワイズ装置(edgewise appliance)とベッグ装置(Begg appliance)がある．

A．エッジワイズ装置

a．特徴

アングル(Angle EH)によって考案された矯正装置である．その後，エッジワイズ装置(法)はストラング(Strang RHW)，ツイード(Tweed CH)，ブル(Bull HL)らに継承され世界中に普及した．現在は種々な治療方法が確立されている．これらは独自の理論をもち，ブラケットの種類，歯の移動方法，矯正力の種類，固定の方法などが異なる．しかし，エッジワイズ装置の共通した特徴は角形の溝(スロット)のあるブラケット(エッジワイズブラケット)と角線(エッジワイズワイヤー，レクタンギュラーワイヤー)を使用することである．すなわち，エッジワイズ装置は理想的な形態に屈曲したエッジワイズワイヤーをエッジワイズブラケットに装着して，理想的な咬合を確立する装置である．しかし，現在ではほとんどの治療がラウンドワイヤーとエッジワイズワイヤーを使い分けて行っている．ラウンドワイヤーは治療の初期に，エッジワイズワイヤーは治療の後期に使用される(図15-14).

付加的な装置には上顎顎外固定装置(ヘッドギア)やパラタルバーなどがある(図15-15, 16).

b．適応

エッジワイズ装置では傾斜移動，歯体移動あるいはトルクという三次元的な歯の移動が容易

第15章　矯正装置　109

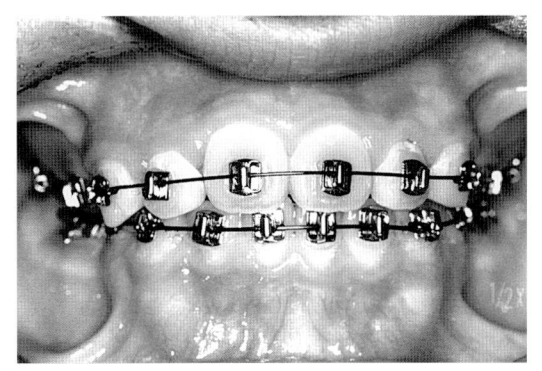

図15-17 ベッグ装置．縦長のロックピンを用いると，歯は積極的な傾斜移動をする．

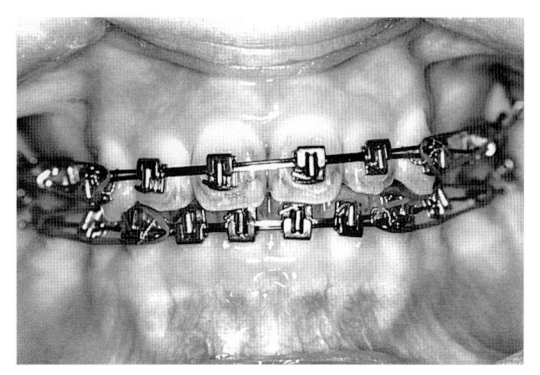

図15-18 ベッグ装置．横長のT字形のロックピン（Tピン）を用いると，歯は節度ある傾斜移動をする．

に行える．したがって，ほとんどすべての不正咬合の矯正治療に用いられる．

B．ベッグ装置

a．特徴

　ベッグ装置はオーストラリアのベッグ（Begg PR）によって考案された矯正治療法であるベッグ法に用いられる．ベッグ装置では主として細い丸いワイヤー（ラウンドワイヤー）と縦長のブラケット（ベッグブラケット）や縦長のロックピンを用いる．したがって，比較的弱い矯正力により歯を積極的に傾斜移動することができる（**図15-17**）．しかし，現在ではロックピンとして横長のT字形をしたTピンが用いられることが多く，歯は節度ある傾斜移動をする（**図15-18**）．ブラケットはアングルの考案した紐状装置のそれの改良型である．アーチワイヤーには各種サイズのオーストラリアンステンレススチールワイヤー（Australian stainless steel wire，カンガルーワイヤー）を用いる．弱い矯正力を発揮する細いワイヤーを使用することから，ライトワイヤー装置ともいう．

　ベッグ法の理論的背景はオーストラリアの原住民（Australian aborigine）の咬耗咬合（attritional occlusuion）と差動矯正力（differential force）である．咬耗咬合がベッグ法の抜歯の理論的根拠である．差動矯正力は矯正力の大きさを変えることによって，前歯群と臼歯群の移動をコントロールできるという理論である．

　ベッグ装置では各種付加物を用いる．たとえば，バイパスクランプ，バイパスループ，アップライティングスプリングピン，ローティションスプリングなどがある．

b．適応

　ほとんどすべての不正咬合の矯正治療に用いられる．

15-6．顎外固定装置

　顎外固定装置（extraoral anchorage appliance）とは歯あるいは顎の移動の固定源を口腔外に求めた矯正装置の総称である．口腔外の固定部位には頭部，オトガイ部，頸部がある．顎外固定装置では固定を口腔内に求める場合より固定が強固である．したがって，強い矯正力を発揮できる．すなわち，歯槽骨内で歯を移動させるばかりではなく，顎骨の位置や形態を変化させる顎整形力も発揮することができる．

A．上顎顎外固定装置（ヘッドギア）

　上顎顎外固定装置はキングスレー（Kingsley NW）が上顎大臼歯の遠心移動に用いたのが最初である．その後，本装置はツイード（Tweed

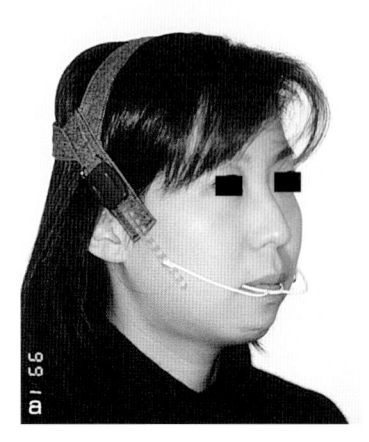

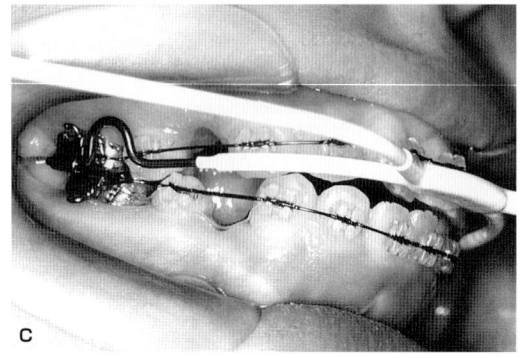

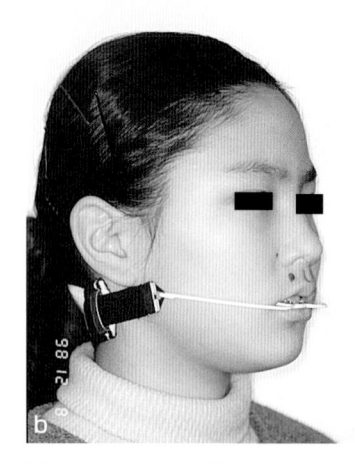

図15-19 上顎顎外固定装置（ヘッドギア）. a：ヘッドキャップによりハイプルで牽引している. b：ネックバンドによりサービカルプルで牽引している. c：フェイスボウ.

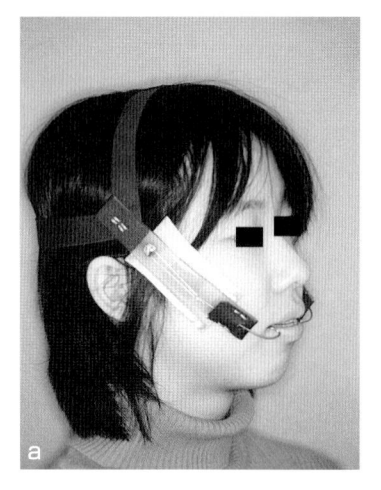

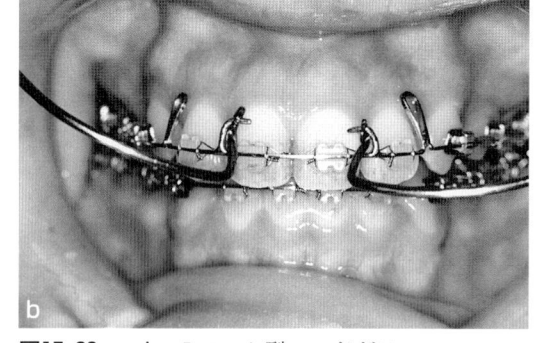

図15-20 a,b：Jフック型ヘッドギア.

CH)がエッジワイズ法に導入し，普及した．

a．構造

上顎顎外固定装置はフェイスボウ（face bow），固定部位に装着されるヘッドキャップあるいはネックバンド，両者を連結し矯正力を発揮するエラスティックからなる．

フェイスボウは口内線（インナーボウ，inner bow）と口外線（アウターボウ，outer bow）からなる．口内線は第一大臼歯のバッカルチューブに挿入される．口外線の両端にはヘッドキャップあるいはネックバンドからのゴムがかかる（図15-19）．

特殊な口内線としてワイヤーボウ(Jフック)がある．マルチブラケット装置と併用して犬歯の遠心移動や切歯の圧下に使用される(**図15-20**)．

ヘッドキャップは頭部に固定源を求める場合に使用する．ネックバンドは頸部に固定源を求める場合に使用する．

エラスティックの牽引力は歯の移動や加強固定の目的で200～300g程度，顎整形力の目的で500g以上が用いられる．1日14時間以上使用する．フェイスボウの牽引方向は基本的に遠心方向である．使用目的に応じてサービカルプル(cervical pull)，ストレートプル(straight pull)，ハイプル(high pull)，バーティカルプル(vertical pull)などの牽引方向がある(**図15-19**)．

b．使用目的

1）上顎大臼歯の遠心移動あるいは圧下，挺出による垂直的な咬合関係の改善
2）上顎大臼歯の近心移動防止(加強固定)
3）上顎の前下方への成長の抑制
4）犬歯の遠心移動
5）切歯の遠心移動と圧下(咬合挙上)
6）上顎歯列弓の拡大
7）下顎骨の相対的な成長促進

B．オトガイ帽装置(チンキャップ)

オトガイ帽装置は下顎骨の成長を抑制する顎外固定装置である．頭部を固定源として下顎に遠心方向の矯正力を作用させる．

a．構造

オトガイ帽装置は固定源となるヘッドキャップ，オトガイ部を覆うチンキャップ，その両者を連結し矯正力を発揮するエラスティックからなる(**図15-21**)．

一般には就寝中に使用する．エラスティックの矯正力(牽引力)は300～500g程度を用いる．牽引方向には下顎頭方向(コンダイラープル，condylar pull)と下顎頭方向より垂直方向(ハイプル，high pull)がある．コンダイラープルでは下顎骨の成長を抑制し，下顎骨が後方へ移動したり後下方へ回転したりする．ハイプルは下顎骨が前上方へ回転する．

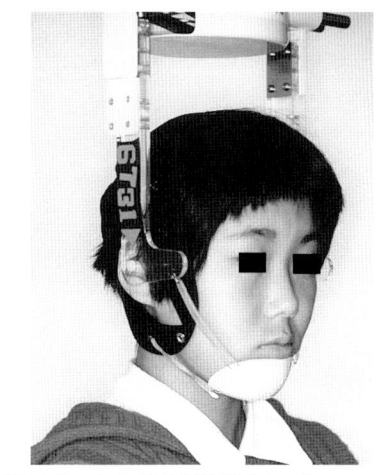

図15-21 オトガイ帽装置(チンキャップ)．

b．使用目的

1）下顎骨の成長の抑制
2）下顎骨の後方移動や後下方への回転(コンダイラープル)
3）下顎骨の前上方への回転(ハイプル)
4）下顎前歯の舌側傾斜
5）保定

c．適応症

成長期の骨格性下顎前突症に用いて，下顎の前方成長を抑制する．機能的要因の強い反対咬合では前歯部の被蓋改善のための補助手段として用いる．

C．上顎前方牽引装置

上顎前方牽引装置は成長期にある上顎の前方成長を促進する顎外固定装置である．本装置は後頭部とオトガイ部を固定源とするホーン型と，前額部とオトガイ部を固定源とするフェイシャルマスク型の2種類がある．

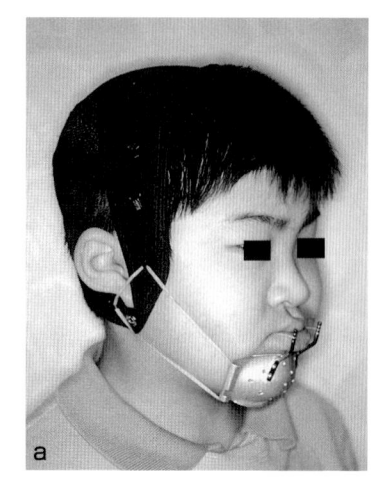

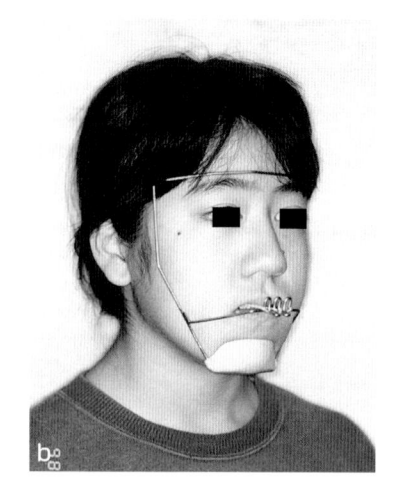

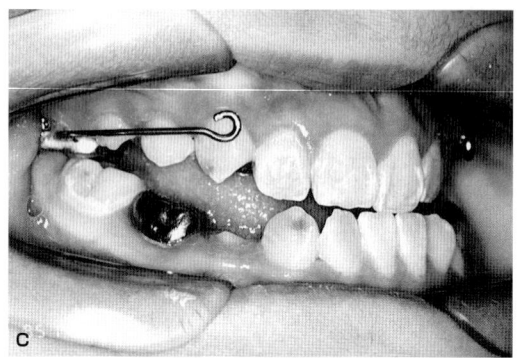

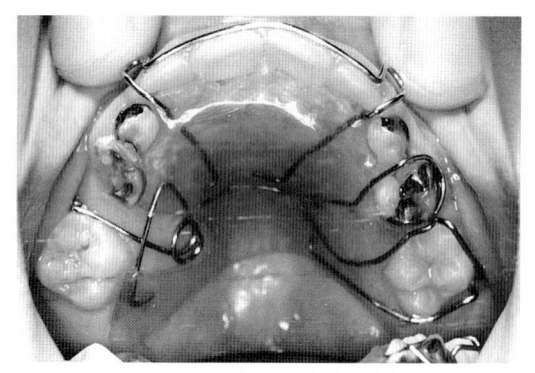

図15-23　いわゆる床矯正装置.

図15-22　上顎前方牽引装置．**a**：口腔外装置（ホーン型）．**b**：口腔外装置（フェイシャルマスク型）．**c**：口腔内装置は舌側弧線装置と唇側犬歯部にエラスティックを装着するフック付きワイヤーからなる．

大臼歯部あるいは犬歯部を連結し，矯正力（牽引力）を発揮する．牽引力は400g程度を用いる．1日平均10～14時間使用する（**図15-22**）．

b．使用目的

　後方位や劣成長の上顎の前方成長を促進し，上下顎関係を改善する．

c．適応症

　上顎の劣成長を伴う骨格性反対咬合に用いる．とくに唇顎口蓋裂者では上顎の劣成長を伴うことが多いため，本装置の使用頻度は高い．

15-7．床矯正装置

A．"いわゆる床矯正装置"

　"いわゆる床矯正装置"は床とワイヤーから構成される．主として個々の歯の唇舌的あるいは近遠心的な移動や歯列弓の拡大に用いる．レジン床の削除や唇側線の調整により切歯の舌側移動を行ったり，床に埋め込んだスプリング（補助弾線）により歯の近遠心的移動を行ったりする（**図15-23**）．

a．構造

　口腔外装置，口腔内装置，この両者を連結するエラスティックからなる．口腔外装置はホーン型とフェイシャルマスク型がある．口腔内装置には上顎に舌側弧線装置，拡大装置，マルチブラケット装置などが用いられる．エラスティックは口腔外装置のフックと口腔内装置の

第15章 矯正装置 113

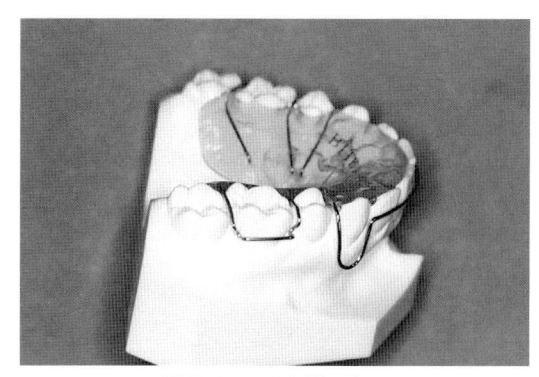

図15-24 咬合挙上板．

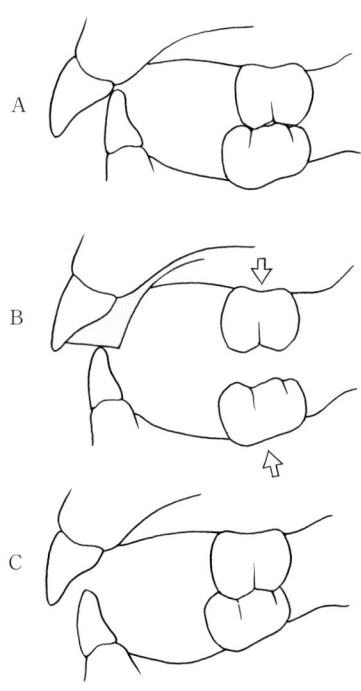

図15-25 咬合挙上板の作用機序．A：上下前歯の垂直的被蓋の深い過蓋咬合．B：装着状態を示す．下顎切歯はレジン床の水平部と咬合し，臼歯部は離開する．上下臼歯が挺出し，下顎切歯が圧下する．C：過蓋咬合が改善される（飯塚哲夫ほか：咬合挙上板の作り方，矯正歯科技工学，医歯薬出版，東京，1989）．

B．咬合挙上板

咬合挙上板（bite plate）は混合歯列期の過蓋咬合に用いる．本装置は唇側線，挙上板付きのレジン床，クラスプから構成される（図15-24）．

咬合挙上板を上顎に装着して下顎を閉口すると，下顎前歯の切縁がレジン床の水平部に咬合し，咀嚼力により下顎前歯が圧下する．一方，臼歯部は離開し，徐々に挺出する．すなわち，大臼歯の挺出と下顎前歯の圧下が起こる．この結果，前歯の咬合が挙上される（図15-25）．

本装置は咀嚼筋の機能力を矯正力として利用し下顎前歯を圧下するので，機能的矯正装置である．

C．咬合斜面板

咬合斜面板は混合歯列期の過蓋咬合を伴った下顎遠心咬合に用いる．本装置は唇側線，斜面板付きのレジン床，クラスプから構成される（図15-26）．

咬合斜面板を上顎に装着して下顎を閉口すると，下顎前歯の切縁がレジン床の斜面部に咬合し，下顎が前方に誘導される．一方，下顎が前進した状態で臼歯部は離開し，徐々に挺出する．すなわち，大臼歯の挺出，下顎の前方成長の促進，下顎歯列弓の近心移動が起こる．この結果，前歯の咬合が挙上し，下顎が近心に誘導される．下顎前歯の圧下はほとんど起こらない（図15-27）．

本装置は咀嚼筋の機能力を矯正力として利用するので，機能的矯正装置である．

D．保定床

マルチブラケット装置などによる動的矯正治療後の後戻りを防止する矯正装置である．保定床はホーレー型保定床（装置）とベッグ型保定床（装置）に大別される（図16-1〜3）．

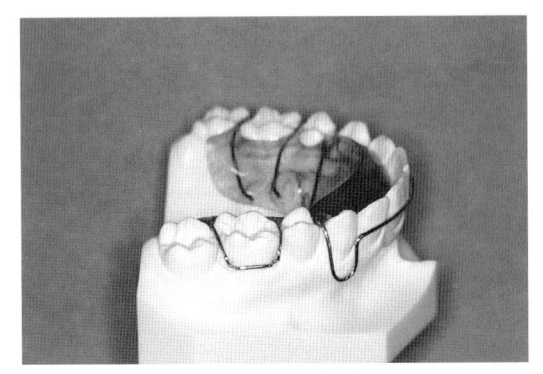

図15-26 咬合斜面板.

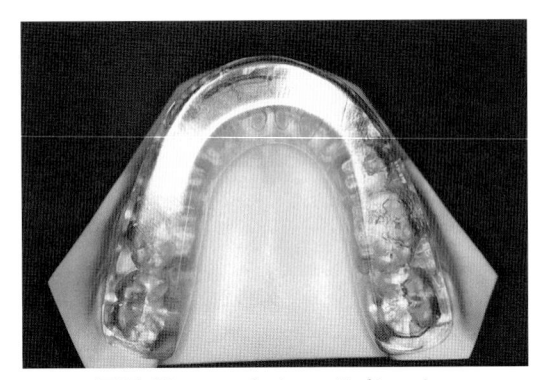

図15-28 スライディングプレート.

E. スライディングプレート

スライディングプレートは垂直的被蓋の深い下顎前突の治療に用いるレジンスプリントである．オトガイ帽装置と併用する．垂直的被蓋が深い下顎前突では下顎がオトガイ帽装置により後退しにくい．そこで，下顎歯列弓の切縁と咬頭を覆い，上顎歯列弓と接する上面が平坦な馬蹄形状のスライディングプレートを使用する．前歯の垂直的被蓋をなくし下顎の後退を容易にすることができる（図15-28）．

15-8．機能的矯正装置

A. アクチバトール

アクチバトール（activator）はアンドレーゼン（Andresen V）とホイプル（Häupl K）によって考

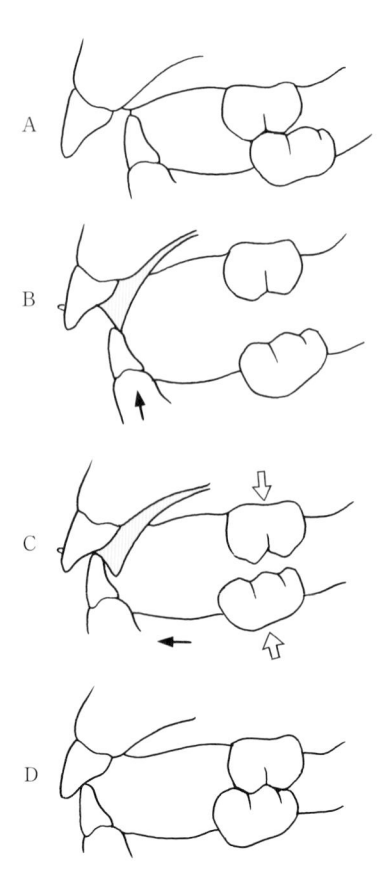

図15-27 咬合斜面板の作用機序．A：過蓋咬合を伴う下顎遠心咬合，B，C：装着状態を示す．下顎切歯が斜面に接触する(B)．さらに，閉口すると，下顎切歯が斜面に誘導されて，下顎全体が近心に移動する．上下臼歯が離開し挺出する．顎関節の形態変化や筋の適応が進行する(C)．D：過蓋咬合と下顎遠心咬合が改善される（飯塚哲夫ほか：咬合斜面板の作り方，矯正歯科技工学，医歯薬出版，東京，1989）．

案された機能的矯正装置である．本装置は咀嚼筋の機能を活性化することにより，歯や顎骨に間歇的な矯正力を作用させる．

本装置は当初アングルⅡ級不正咬合の治療に用いられた．その後，日本人の不正咬合で発現頻度の高い下顎前突の治療に用いられるようになった．しかし，最近ではマルチブラケット装置による矯正治療の普及に伴い，成長期にあるアングルⅡ級不正咬合の下顎位の改善や機能的下顎前突などの混合歯列の治療に用いられてい

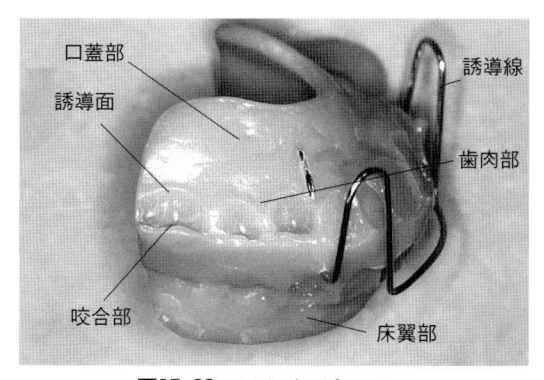

図15-29 アクチバトール.

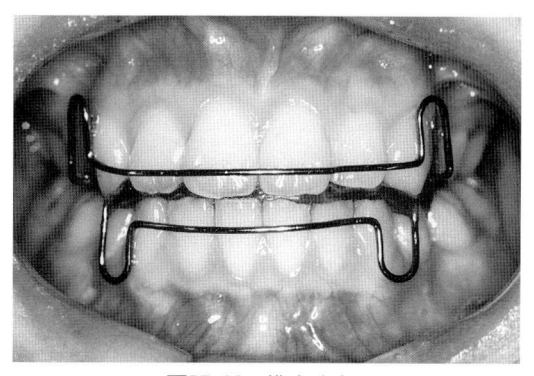

図15-30 構成咬合.

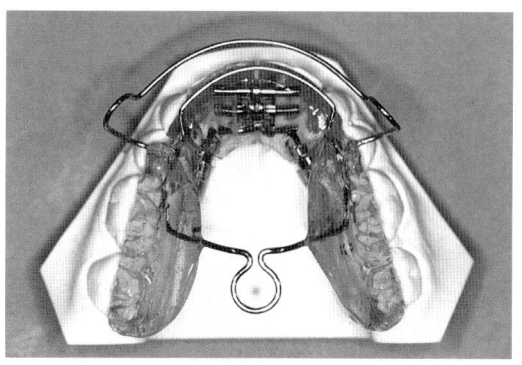

図15-31 バイオネーター.

る.

a. 構造

上下歯列弓を取り囲んでいる一塊のレジン床（モノブロック，monobloc）と金属線である誘導線から構成される．レジン床は歯の舌面が接する誘導面，小臼歯や大臼歯の咬合面が接する咬面部，その他の床の部分である口蓋部，歯肉部，床翼部からなる．誘導線には上顎誘導線，下顎誘導線，顎間誘導線がある（図15-29）.

b. 構成咬合

構成咬合とは筋の機能力をアクチバトールによって矯正力として利用できるように下顎の位置を変えた上下顎間の特殊な対咬関係である（図15-30）.

上顎前突の構成咬合では臼歯部の咬頭嵌合がほぼⅠ級関係，前歯部のオーバージェットが＋2mm，オーバーバイトが－2mmになるように下顎を前方に位置づける．下顎前突では臼歯部の咬頭嵌合がほぼⅠ級関係，前歯部のオーバージェットが0mm，オーバーバイトが－2mmになるように下顎を後方に位置づける．上顎前突，下顎前突とも上下顎の正中線を一致させる．

c. 作用機序

アクチバトールによる筋の機能力の活性化は構成咬合の採得による．構成咬合位での下顎を元の不正咬合位に戻そうとする筋の機能力が誘導線やレジン床に伝えられ，歯の移動（歯槽性の移動）が起きる．また，下顎の新しい位置である構成咬合位に筋の適応や顎骨の適応成長が生じ，顎骨の移動（骨格性の移動）が起きる．

d. 適応症と禁忌症

適応症は乳歯列期あるいは混合歯列期の上顎前突，下顎前突，交叉咬合，過蓋咬合，開咬などである．

禁忌症は構成咬合が採得不可能な骨格性下顎前突，口呼吸や鼻疾患などで装置の使用が不可能なもの，叢生や歯の捻転，上下顎前突などである．

B. バイオネーター

バイオネーター（bionator）はボルターズ（Balters W）によって考案された．本装置はアクチバトールより派生した機能的矯正装置である．

図15-32　ビムラーのアダプター．

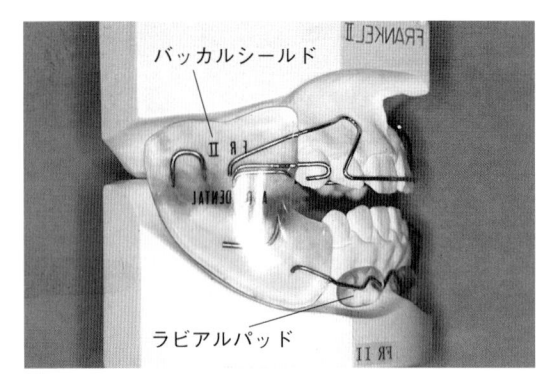

図15-33　フレンケルの装置．
バッカルシールド
ラビアルパッド

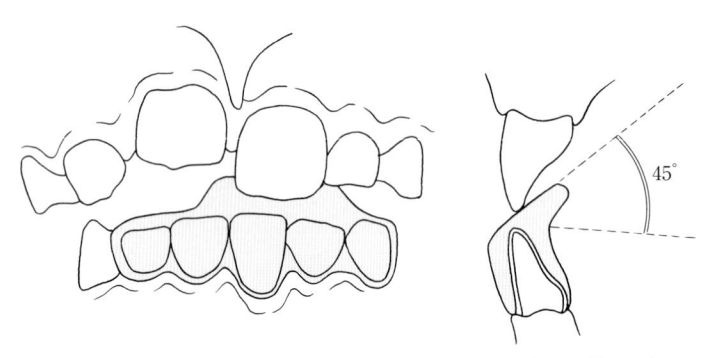

図15-34　切歯斜面板（本橋康助，青木敦子：歯科矯正学（榎　恵ほか），医歯薬出版，東京，1974）．

レジン床と金属線（ワイヤー）から構成され，アクチバトールに比べてレジン床の部分が少ない．歯列弓の側方拡大のために拡大ネジが付加されているものもある（**図15-31**）．

構成咬合の採得はアクチバトールと同様である．

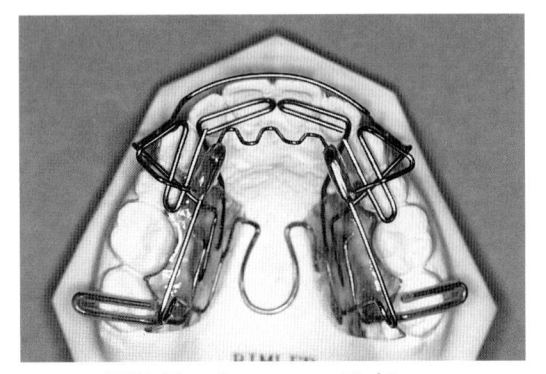

C．ビムラーのアダプター

ビムラーのアダプター（Bimler adaptor）はビムラー（Bimler HP）によって考案された．本装置はアクチバトールより派生した機能的矯正装置であり，レジン床とワイヤーから構成されている．アクチバトールに比べてレジン床が少なく，大部分がワイヤーである．筋の機能力に加えて，ワイヤーの弾性による器械的矯正力も発揮することができる（**図15-32**）．構成咬合の採得はアクチバトールと同様である．

D．フレンケルの装置

フレンケルの装置（functional regulator）はフレンケル（Fränkel R）によって考案された機能的矯正装置である．狭窄歯列弓や叢生は口腔周囲筋の異常な機能圧によって発現する．本装置はこの異常な機能圧をレジンのプレートによって排除し，歯列弓や歯槽骨の正常な成長発育を促進させる．本装置はきわめて複雑な形態をしているが，主要な役割を果たす部分はバッカルシールドとラビアルパッドである．バッカルシールドは頰筋圧，ラビアルパッドは下唇圧を排除する（**図15-33**）．

E．切歯斜面板

切歯斜面板（inclined plane）は上顎前歯の1歯ないしは2歯の反対咬合の治療に用いられる．

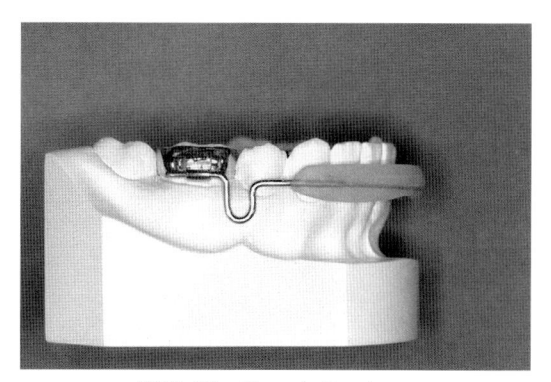

図15-35　リップバンパー．

図15-36　トゥースポジショナー．

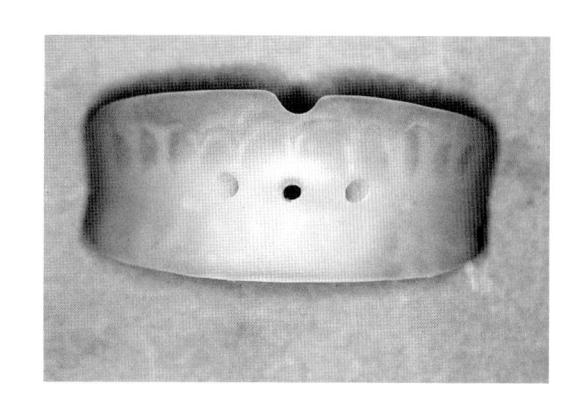

図15-37　ダイナミックポジショナー．

本装置は下顎前歯の歯冠を覆う部分と，それより上方に延長された斜面部分からなる．咀嚼筋の力で閉口すると，上顎切歯が斜面部分に沿って唇側に移動し，反対咬合が改善される．本装置はカタラン(Catalan)の斜面装置から派生したものである．カタランにより考案されたものは金属製であったが，現在はレジン製が用いられている(**図15-34**)．

F．リップバンパー

リップバンパー(lip bumper)は口唇の機能力を矯正力として利用する．本装置は唇側弧線とその前歯部に付けられたバンパーにより構成される．主に下顎に用いられる．下唇圧の排除，大臼歯の近心移動防止や遠心移動を行う．下唇圧の排除は下顎前歯部の叢生の改善や唇側傾斜を起こす(**図15-35**)．

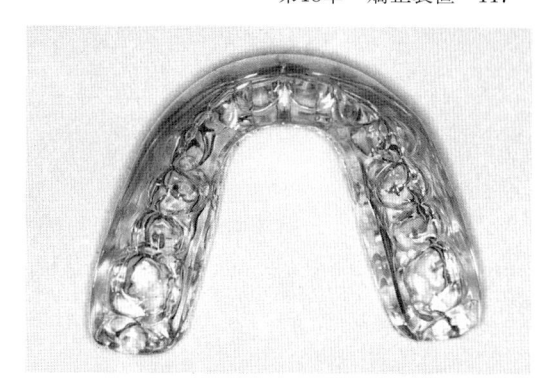

15-9．トゥースポジショナー

トゥースポジショナー(tooth positioner)はケスリング(Kesling HD)によって考案された保定装置である．高弾性材料を用いた上下一塊となったマウスピース様の装置である．上下歯列を咬み合わせた状態で使用する．弾性を利用して動的矯正治療後の空隙の閉鎖，捻転や傾斜，前歯の圧下など軽度の歯の移動も行える．したがって，ワーキングリテーナー(working retainer)ともいわれている(**図15-36**)．

ダイナミックポジショナー(dynamic positioner)として動的矯正治療に用いられることもある．ダイナミックポジショナーはセットアップモデルを原型として，高弾性のシリコーン樹脂で製作する(**図15-37**)．

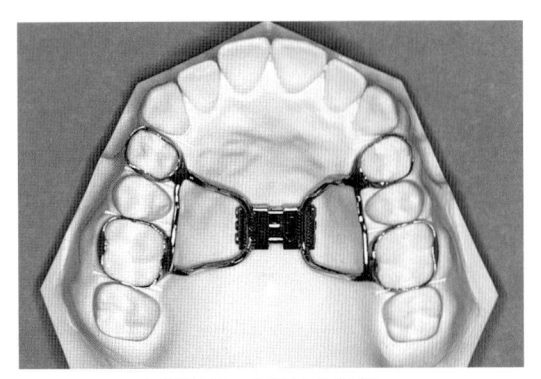

図15-38 急速拡大装置.

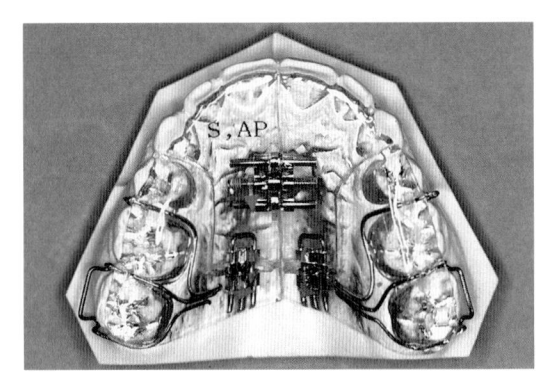

図15-39 可撤式拡大床.

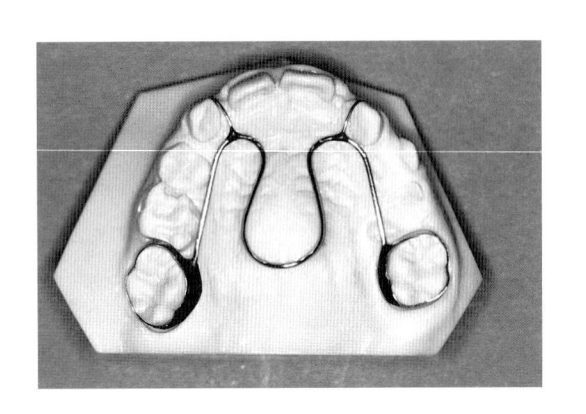

図15-40 コフィンの拡大弧線装置.M型のコフィンのスプリングと維持バンドからなる緩徐拡大装置である.

15-10. 拡大装置

拡大装置は狭窄している歯列弓を拡大する矯正装置である.急速拡大装置と緩徐拡大装置がある.

A. 急速拡大装置

急速拡大装置はキログラム単位の力を利用して2～3週間でかなり大きい量の上顎歯列弓の拡大を行う.本装置は正中口蓋縫合の離開とこの間隙の化骨を主体とし,上顎骨自体の側方拡大を行う.したがって,顎整形力を発揮し,歯の移動は主に歯体移動になる.

急速拡大装置は通常第一小臼歯と第一大臼歯に装着される維持バンド,拡大ネジ(expansion screw),維持バンドの舌側歯頸部間を連結する補強線からなる(図15-38).

拡大ネジは1日朝と夕方に2回,1/4回転(0.2mm)ずつ拡大させる.通常2週間で拡大が終了し,5.6mm拡大する.拡大後は装置を2～3か月そのままの状態にしておくと,離開部に新生骨ができる.本装置の適応年齢は縫合部の離開と離開部の骨新生が活発に行われる12,13歳から15歳ぐらいまでである.

B. 緩徐拡大装置

緩徐拡大装置はグラム単位の力を利用して数か月から数年でゆっくりと歯列弓の拡大を行う.歯は歯槽突起の中で傾斜移動を起こす.

a. 可撤式拡大床

可撤式拡大床はレジン床,歯列弓を拡大するスプリングワイヤーあるいは拡大ネジ,床を維持するクラスプ,唇側線などからなる.拡大ネジは通常2～3日に1/4回転する(図15-39).

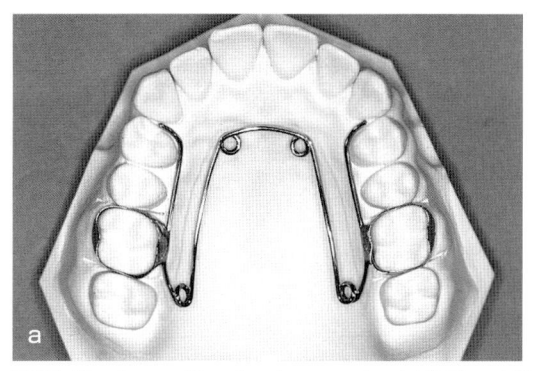

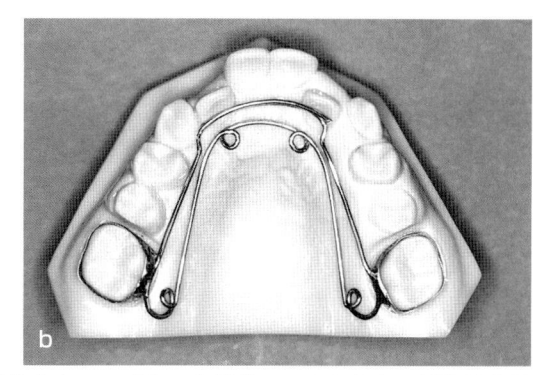

図15-41 クワードヘリックス．a,b：四角形の4隅に螺旋をもつワイヤーと維持バンドからなる緩徐拡大装置．b：アームを前歯部まで延長すると，前歯の唇側移動も行える．

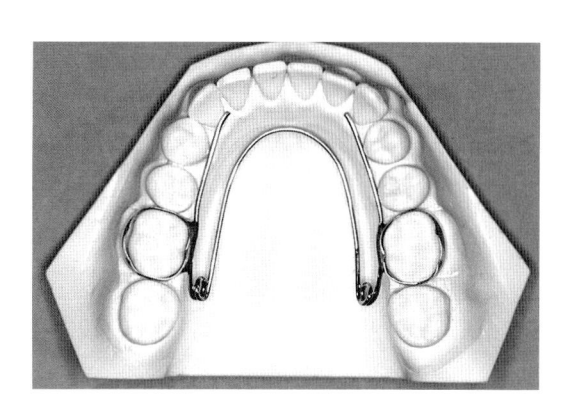

図15-42 バイヘリックス．2つの螺旋をもつワイヤーと維持バンドからなる緩徐拡大装置である．

b．コフィンの拡大弧線装置

コフィンの拡大弧線装置はコフィン（Coffin WH）が考案した拡大床より派生した緩徐拡大装置である．本装置は上顎歯列弓の拡大に用いられる．M字形のコフィンのスプリングと維持バンドからなる．このスプリングを拡大すると，側方歯が頰側に移動して上顎歯列弓が拡大される（**図15-40**）．

c．クワードヘリックス

クワードヘリックスは上顎歯列弓の側方および前方への拡大装置である．本装置は四角形（クワード，quad）の4隅に螺旋（ヘリックス，helix）をもつワイヤーと維持バンドからなる．本装置では大臼歯・小臼歯の側方拡大のほか，固定大臼歯の遠心頰側への回転（捻転）の改善なども行える．アームを前歯部まで延長すると，前歯の唇側移動も行える（**図15-41**）．

d．バイヘリックス

バイヘリックスは2つ（バイ，bi-）の螺旋（ヘリックス，helix）をもつ下顎歯列弓の側方および前方への拡大装置である．本装置は2つの螺旋をもつワイヤーと維持バンドからなる．本装置では大臼歯・小臼歯の側方拡大のほか，固定大臼歯の遠心頰側への回転（捻転）と頰舌的整直が行える．アームを前歯部まで延長すると，前歯の唇側移動も行える（**図15-42**）．

第16章
保 定

16-1. 保定の定義と意義

保定(retension)とは矯正治療によって移動した歯および顎をその状態に保持することである．保定は矯正治療のうちで重要な処置の一つであり，矯正治療の最終処置である．動的矯正治療を第一の治療(primary treatment)，保定を第二の治療(secondary treatment)，静的矯正治療という．

保定は後戻り(リラプス，relapse)を防止する．後戻りとは矯正治療で得られた正常な歯列，咬合，顎関係が元の状態に戻ることである．保定の結果が矯正治療の良否を決定するといっても過言ではない．

保定には自然的保定と器械的保定がある．器械的保定で用いる矯正装置を保定装置という．

16-2. 自然的保定

自然的保定とは動的矯正治療で得られた咬合状態を自然の力，すなわち筋肉，咬合，歯周組織で保持することである．

臨床的には動的矯正治療後直ちに自然的保定を行うのはごくわずかである．器械的保定を行った後，自然的保定に移行するのがほとんどである．

A. 筋の機能回復による保定

不正な位置にあった歯や顎骨に対する筋の機能圧はその不正な状態で均衡を保っていたはずである．動的矯正治療後の正常咬合の状態でも咀嚼筋，顔面筋，舌筋などの筋の機能圧が均衡を維持しなければならない．

B. 咬合による保定

正しい咬頭嵌合や隣接面接触関係は動的治療後の咬合状態を安定させる．さらに，顎運動時にも良好な対合歯との動的な接触関係が得られなければならない．

C. 歯周組織による保定

動的矯正治療後の咬合が安定するには歯根膜線維が新しい咬合状態で再排列される必要がある．すなわち，動的矯正治療後は歯根膜線維に圧縮力も伸展力も残っていない咬合状態にしなければならない．

16-3. 器械的保定

動的矯正治療後，歯や顎骨を一定期間その状態で保持し，後戻りを防止するために矯正装置を装着する．このような保定を器械的保定といい，使用する矯正装置を保定装置という．

16-4. 保定装置

保定装置には可撤式と固定式がある．

A. 可撤式保定装置

a. ホーレイ型保定装置(Hawley type retainer)

ホーレイ(Hawley CA)によって考案された保

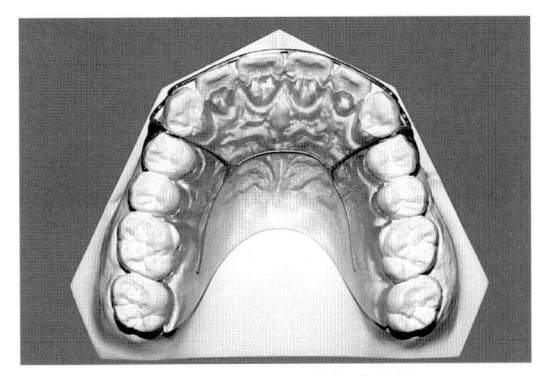

図16-1　ホーレイ型保定装置.

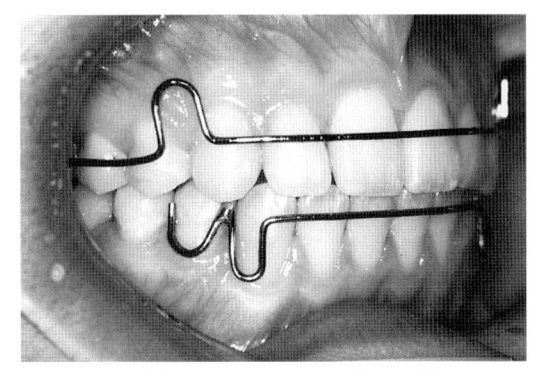

図16-2　上顎にベッグ型保定装置，下顎にホーレイ型保定装置が装着されている.

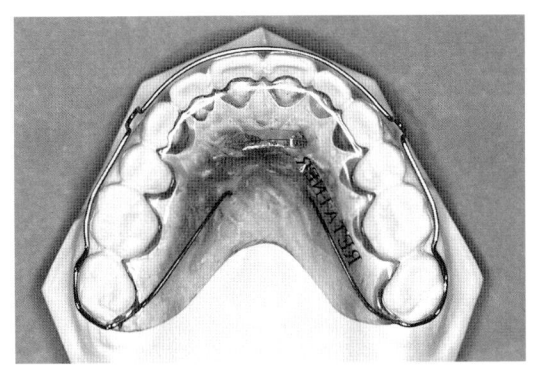

図16-3　ベッグ型保定装置.

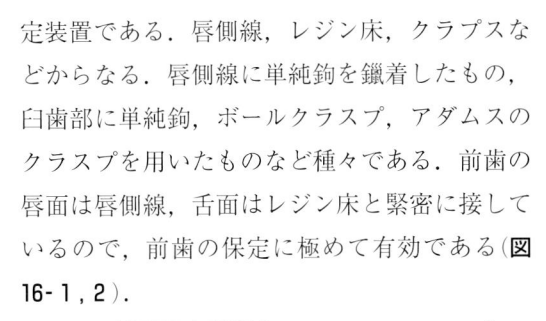

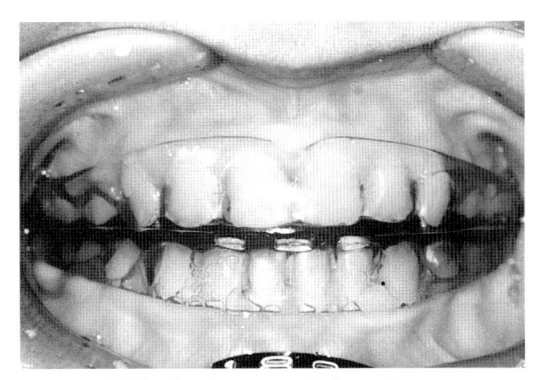

図16-4　トゥースポジショナー.

定装置である．唇側線，レジン床，クラスプなどからなる．唇側線に単純鉤を鑞着したもの，臼歯部に単純鉤，ボールクラスプ，アダムスのクラスプを用いたものなど種々である．前歯の唇面は唇側線，舌面はレジン床と緊密に接しているので，前歯の保定に極めて有効である(図16-1，2)．

b．ベッグ型保定装置(Begg type retainer)

ベッグ(Begg PR)によって考案された保定装置である．レジン床と一側の大臼歯の遠心面から反対側の大臼歯の遠心面まで歯列弓全体を取り囲む唇側弧線からなる．小臼歯抜歯症例に用いられることが多い．本装置はワイヤーの形態上，ラップアラウンドリテーナー(wrap around retainer)，サーカムフレンシャルリテーナー(circumferential retainer)とも呼ばれている(図16-2，3)．

c．アクチバトール(activator)

アクチバトールはアンドレーゼン(Andresen V)がアングルⅡ級1類の保定装置として使用した．本装置を用いて上下顎関係や咬合関係の矯正治療を行った場合，このまま保定装置として利用することもある(図15-29，30)．

d．オトガイ帽装置(chin cap)

オトガイ帽装置は下顎前突の矯正治療後の保定装置として使用される．とくに矯正治療後に下顎の成長発育がまだ残っている場合に使用する．また，成人の骨格性下顎前突の矯正治療では外科手術が併用されることがある．この外科手術後の下顎骨の後戻りに対して保定装置とし

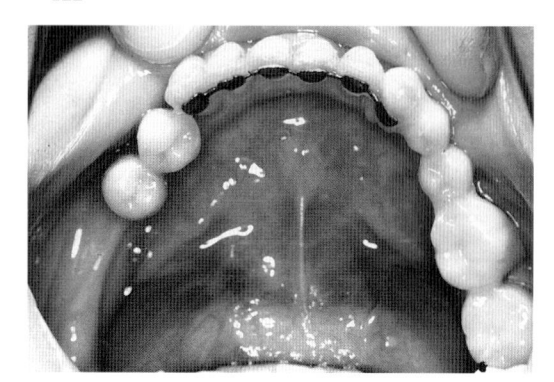

図16-5　犬歯間保定装置．

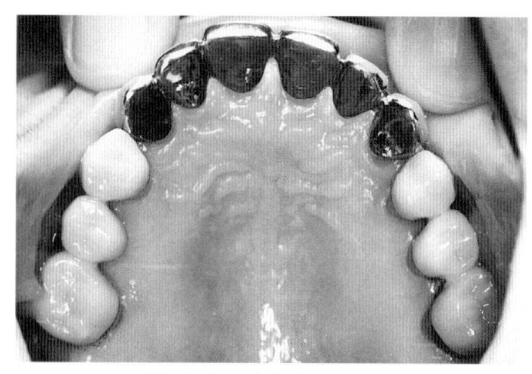

図16-6　永久保定装置．

て使用される（図15-21）．

e. **トゥースポジショナー**（tooth positioner, 図15-36, 16-4）

B. **固定式保定装置**

a. **犬歯間保定装置**（cuspid to cuspid retainer）

　代表的な固定式保定装置である．主に下顎前歯に使用する．下顎前歯の叢生や捻転は矯正治療後に後戻りしやすい．治療後の犬歯間の距離を一定に維持し，後戻りを防止するために使用する．本装置は従来犬歯にバンドを装着して使用したが，現在ではダイレクトボンディング法で接着することが多い（図16-5）．

b. **永久保定装置**

　動的矯正治療を行った歯が後戻りを起こしやすい場合には固定式の補綴物によって永久に保定することがある．この補綴物を永久保定装置という（図16-6）．

第17章
治療用器具・材料とその取り扱い方

17-1. バンド製作のための鉗子類とその取り扱い方

A. バンド形成鉗子(バンドフォーミングプライヤー,band forming pliers)

バンド形成鉗子には①プレーンバンドフォーミングプライヤー(図14-1),②ダブルビークバンドフォーミングプライヤー(図14-2),③ベータタイプバンドフォーミングプライヤー(図14-3),④ピークモラーバンドピンチングプライヤー(図14-4)などがある.最近では各種サイズの既製バンドとダイレクトボンディング法の普及により,ほとんど使用されなくなってきた.しかし,形態や大きさの不定形な金属冠やブラケットを直接接着しにくいポーセレンジャケットクラウンなどに使用する.ダブルビークバンドフォーミングプライヤーが多用されている.

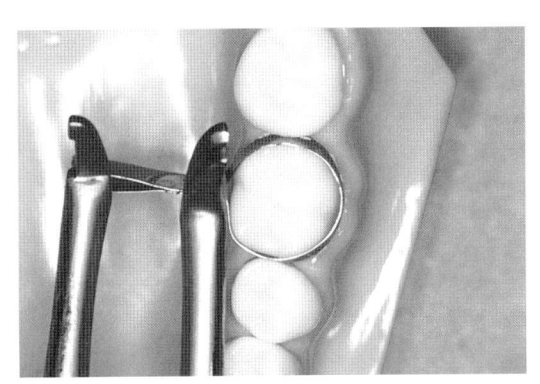

図17-1 ダブルビークバンドフォーミングプライヤーの取り扱い方.

a. ダブルビークバンドフォーミングプライヤー(double beak band forming pliers)

ビークがバンド保持部と歯面適合部に分かれている.まず,バンド材料で大小2つのループを作る.ついで,バンド保持部を小さいループの内側に,歯面適合部を大小ループの境界部に挿入する.その後,大きいループで歯冠を取り囲み,舌側(口蓋側)から絞り込むようにして歯面に適合させ,バンドを形成する(図14-2,図17-1).

B. バンド賦形鉗子(バンドカンタリングプライヤー,band contouring pliers)

バンド賦形鉗子には①Oタイプバンドカンタリングプライヤー(図14-5),②デラローサプライヤー(図14-6),③ムシャーンバンドカンタリングプライヤー(図14-7),④マージンカンタリングプライヤー(図14-8)などがある.Oタイプバンドカンタリングプライヤーとデラローサプライヤーが多用されている.

a. Oタイプバンドカンタリングプライヤー(O type band contouring pliers)

バンド材料を凹彎したビークと凸彎したビークに挟むことにより,バンド全体に膨隆や辺縁に彎曲を付与する.主として前歯や小臼歯のバンドに用いる(図14-5,図17-2).

b. デラローサプライヤー(De La Rosa pliers)

バンド材料を強い彎曲の大きくJ字状に切れ込んだ先端部に挟み込むように使用する.バン

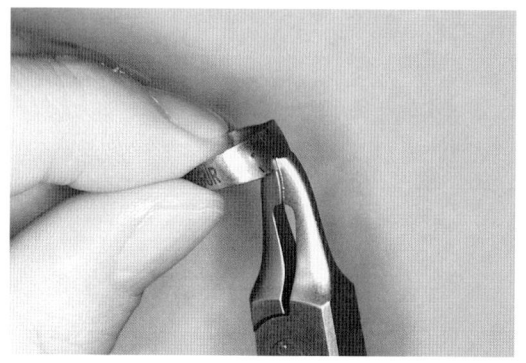

図17-2 Oタイプバンドカンタリングプライヤーの取り扱い方.

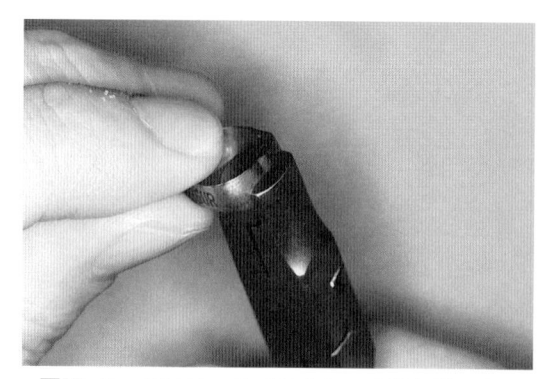

図17-3 デラローサプライヤーの取り扱い方.

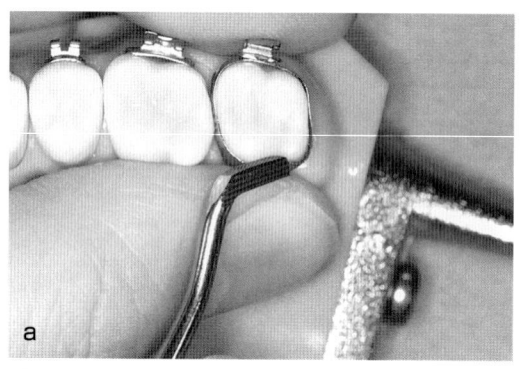

図17-4 バンドプッシャーの取り扱い方. a：バンドを歯頸部方向に圧入している. b：結紮線の切断端を折り返している.

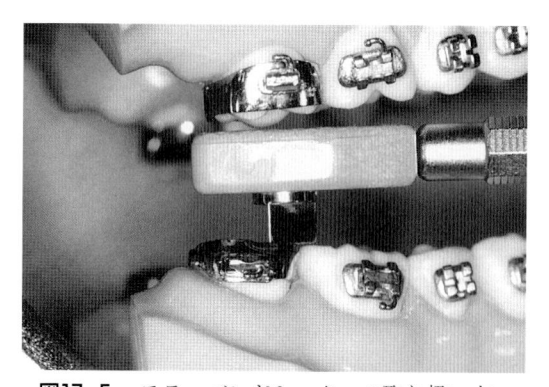

図17-5 モラーバンドシーターの取り扱い方.

ド全体に膨隆を付与するのに適する．主として大臼歯のバンドに用いる（図14-6，図17-3）．

C．バンド追進器(band pusher)

a．バンド追進器(band pusher)

先端部の滑り止めの溝の入った部分をバンドの辺縁に当て，バンドを歯頸部方向に圧入したり，歯面に圧接したりする．結紮線の切断端の折り返しにも使用する（図14-9，図17-4）．

b．モラーバンドシーター(molar band seater)

先端部にある金属の突起をバンドの辺縁に当て，手指あるいは咬合圧によってバンドを押し込むように使用する（図14-10，図17-5）．

D．バンド撤去鉗子(バンドリムービングプライヤー，band removing pliers)

a．アンテリオールバンドリムービングプライヤー(anterior band removing pliers)

長いビークを歯の切縁に当て，短いビークの溝をバンドの歯頸側辺縁に適合させて，前歯部のバンドを撤去する（図14-11，図17-6）．

b．ポステリオールバンドリムービングプライヤー(posterior band removing pliers)

直角に曲がった長いビークの先端部を歯の咬

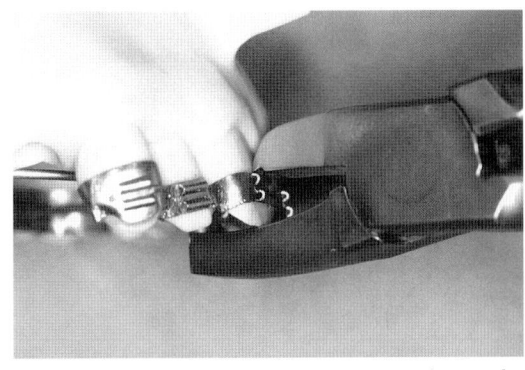

第17章　治療用器具・材料とその取り扱い方　125

図17-6　アンテリオールバンドリムービングプライヤーの取り扱い方.

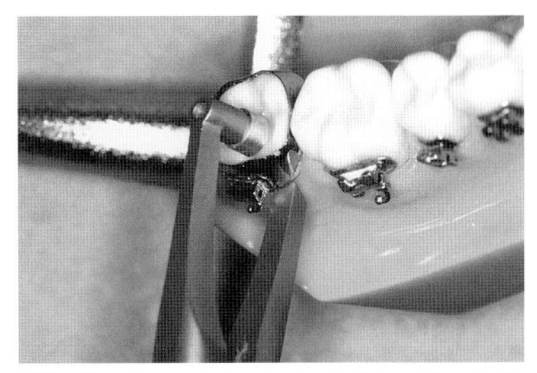

図17-7　ポステリオールバンドリムービングプライヤーの取り扱い方.

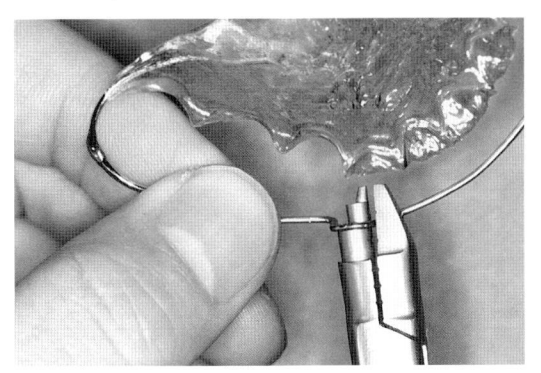

図17-8　ヤングプライヤーの取り扱い方.

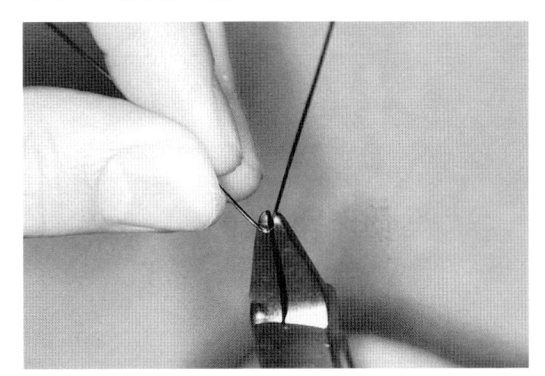

図17-9　ピーソープライヤーの取り扱い方.

合面に当て，短いビークをバンドの歯頸側辺縁に適合させて，臼歯部のバンドを撤去する（図14-12，図17-7）．

17-2．線屈曲のための鉗子類とその取り扱い方

a．ヤングプライヤー（Young's pliers）

床矯正装置や保定装置の唇側弧線，クラスプおよび舌側弧線装置の主線などの比較的太いラウンドワイヤーから，舌側弧線装置の補助弾線などの細いラウンドワイヤーまで屈曲することができる（図14-13，図17-8）．

b．ピーソープライヤー（Peeso's pliers）

ヤングプライヤーと同様にほとんどのラウンドワイヤーの屈曲に使用する．とくに太いワイヤーを鋭角に屈曲するのに適している（図14-14，図17-9）．

c．ツイードアーチベンディングプライヤー（Tweed's arch bending pliers）

レクタンギュラーワイヤーを歯列弓の形に屈曲したり，それにトルクを付与したり，付与したトルクの確認に用いる．ワイヤーを把持したとき両方のビークが平行になる．したがって，ねじれを付与しないでワイヤーを屈曲できる（図14-15，図17-10）．

d．ツイードループベンディングプライヤー（Tweed's loop bending pliers）

レクタンギュラーワイヤーやラウンドワイヤーにループを屈曲するのに使用する（図14-16，図17-11）．

e．バードビークプライヤー（bird beak pliers）

細いラウンドワイヤーの屈曲に用いる．とくに主線や各種ループの屈曲に適している．レク

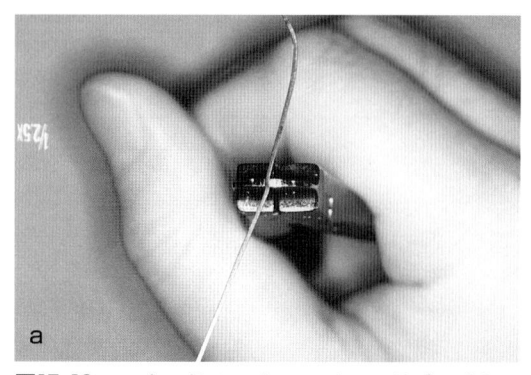

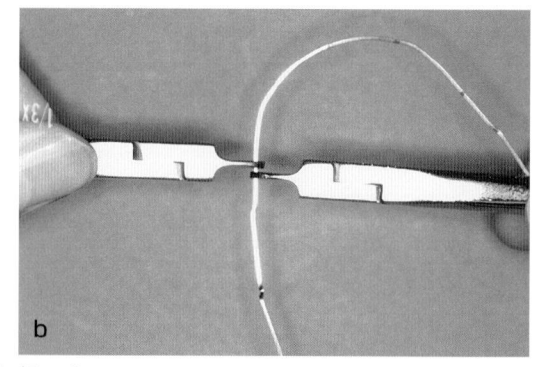

図17-10 ツイードアーチベンディングプライヤーの取り扱い方．**a**：レクタンギュラーワイヤーを歯列弓の形に屈曲している．**b**：レクタンギュラーワイヤーにトルクを付与している．

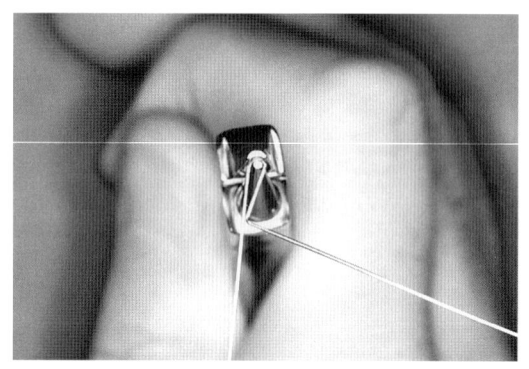

図17-11 ツイードループベンディングプライヤーの取り扱い方．

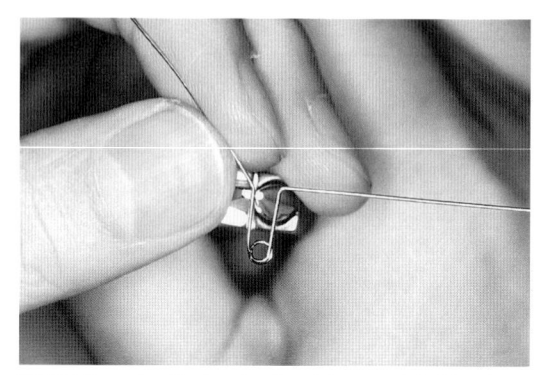

図17-12 バードビークプライヤーの取り扱い方．

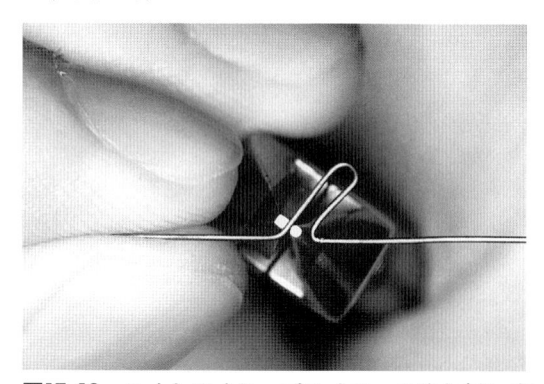

図17-13 ライトワイヤープライヤーの取り扱い方．

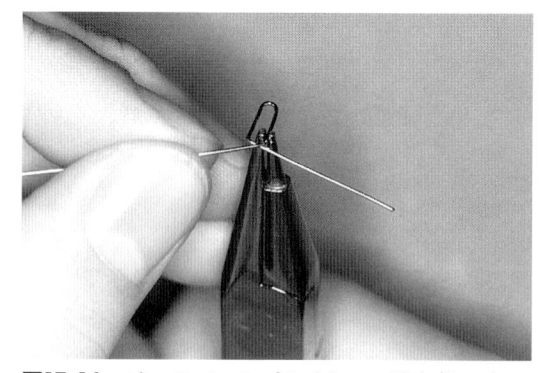

図17-14 ジャラバックプライヤーの取り扱い方．

タンギュラーワイヤーの前歯部のトルクの付与にも用いる（図14-17，図17-12）．

f．ライトワイヤープライヤー（light wire pliers）

細いラウンドワイヤーの屈曲に用いる．とくに主線や各種ループの屈曲に適している（図14-19，図17-13）．

g．ジャラバックプライヤー（Jarabak pliers）

細いラウンドワイヤーの屈曲に用いる（図14-20，図17-14）．

h．アーチシェーピングプライヤー（arch shaping pliers）

細いラウンドワイヤーの屈曲に用いる（図14-21，図17-15）．

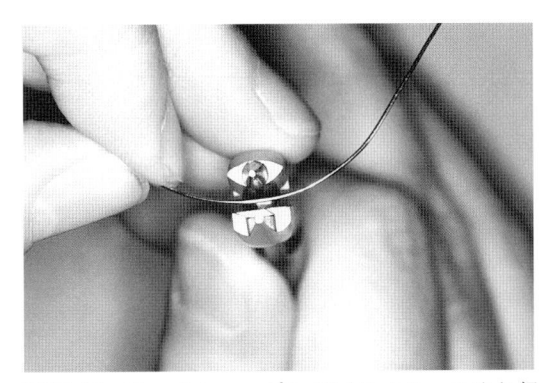

図17-15 アーチシェーピングプライヤーの取り扱い方.

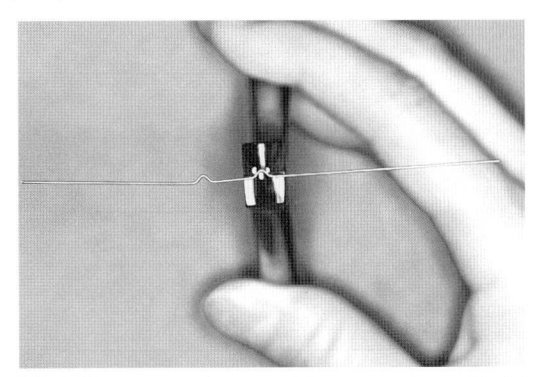

図17-16 スリージョーワイヤーベンディングプライヤーの取り扱い方.

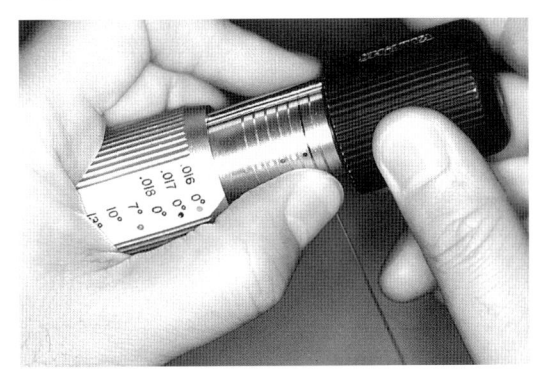

図17-17 アーチフォーマーの取り扱い方.

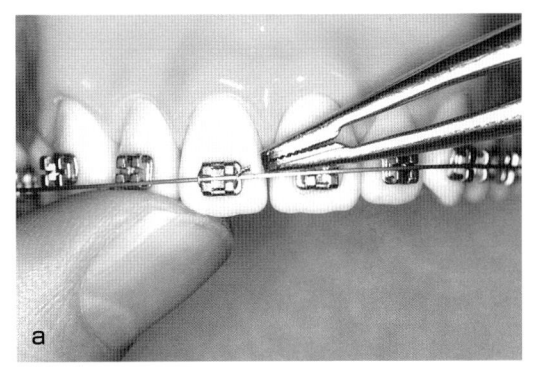

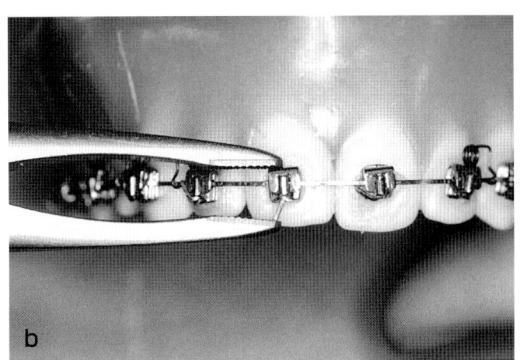

図17-18 ホウプライヤーの取り扱い方. a：結紮線の断端を折り返し，処理している. b：ロックピンを装着している.

i．スリージョーワイヤーベンディングプライヤー（three jaw wire bending pliers）

床矯正装置や保定装置の唇側弧線，上顎顎外固定装置のフェイスボウ，クラスプなどの太いワイヤーを屈曲するのに用いる．クワドヘリックスやバイヘリックスなどの調整にも用いる（図14-22, 図17-16）．

j．アーチフォーマー（arch former）

円柱状の金属棒の表面に刻み込まれた幅の異なる溝にレクタンギュラーワイヤーを挿入して，前歯部のアーチ（カーブ）を屈曲する．レクタンギュラーワイヤーに前歯部のトルク（ねじれ）を付与することもできる（図14-23, 図17-17）．

17-3．結紮，歯間離開用鉗子類とその取り扱い方

a．ホウプライヤー（Howe's pliers）

歯間離開用の真鍮線の結紮，アーチワイヤーとブラケットの結紮，結紮線の断端の処理，アーチワイヤーの着脱，ロックピンの把持と装

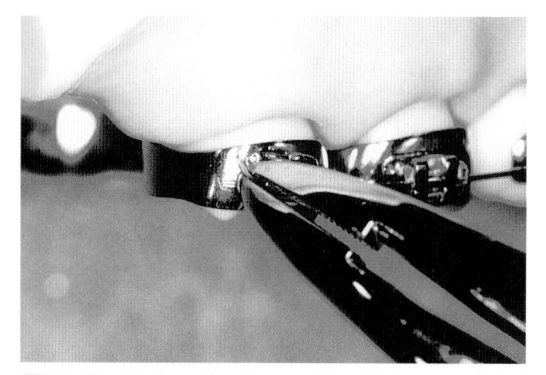

図17-19　ワインガートユーティリティープライヤーの取り扱い方．

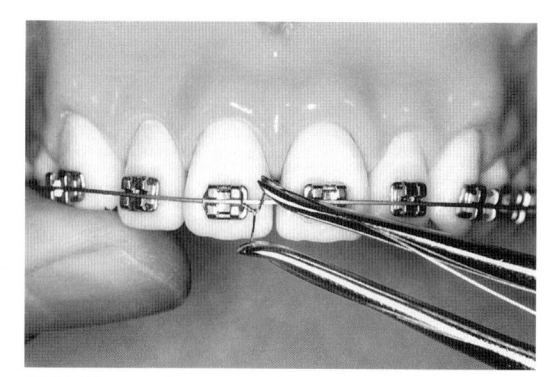

図17-20　リガチャータイニングプライヤーの取り扱い方．

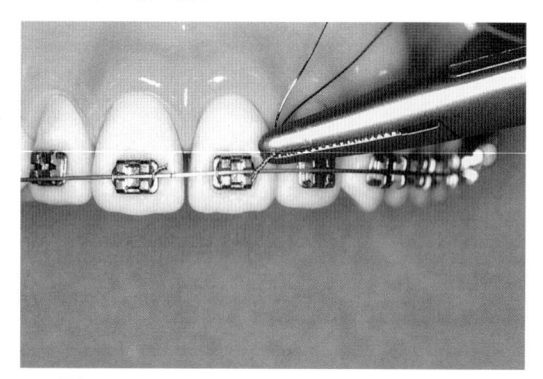

図17-21　ニードルホルダーの取り扱い方．

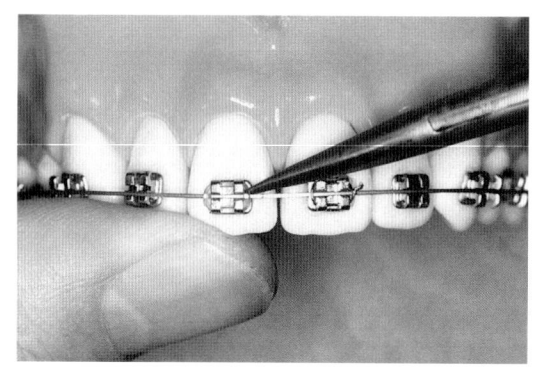

図17-22　エラスティックインサーティングプライヤーの取り扱い方．

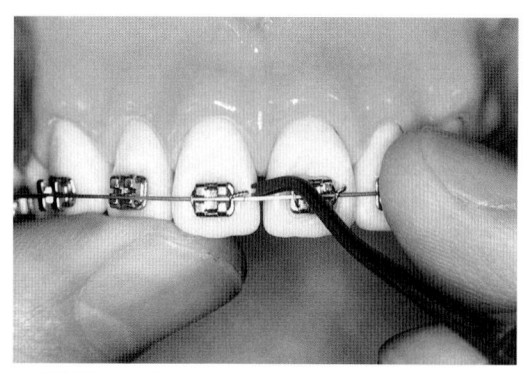

図17-23　リガチャーディレクターの取り扱い方．

着など多目的に使用される(**図14-24**,**図17-18**).

b．ワインガートユーティリティープライヤー (Weingart utility pliers)

ホウプライヤーと同様に多目的役目を有する．口腔内のあらゆる部分に到達でき，細かい操作を行える．とくにアーチワイヤーの遠心端の屈曲に適する(**図14-25**,**図17-19**).

c．リガチャータイニングプライヤー(ligature tying pliers)

エッジワイズブラケットにアーチワイヤーをリガチャーワイヤー(結紮線)で結紮するのに使用する(**図14-26**,**図17-20**).

d．ニードルホルダー(needle holder)

リガチャーワイヤー(結紮線)の結紮に使用する(**図14-27**,**図17-21**).

e．エラスティックインサーティングプライヤー(elastic inserting pliers)

エッジワイズブラケットにエラスティックモジュールを装着するのに使用する(**図14-28**,**図17-22**).

f．リガチャーディレクター(ligature director)

結紮線の断端を処理したり，結紮線をブラ

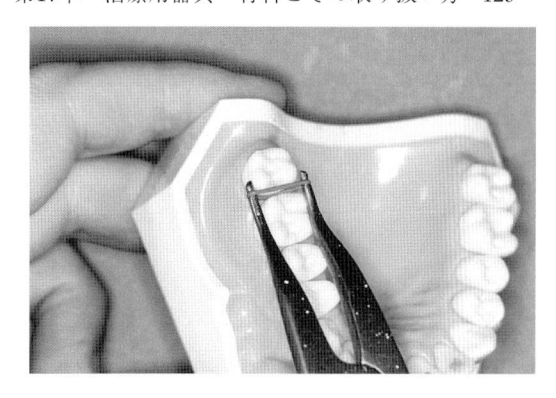

図17-24 セパレーティングエラスティックプライヤーの取り扱い方.

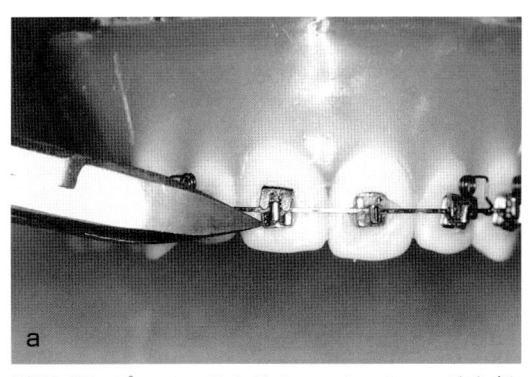

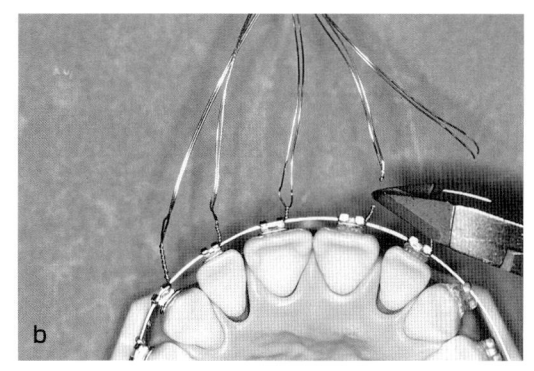

図17-25 ピンアンドリガチャーカッターの取り扱い方. a：ロックピンを切断している. b：結紮線を切断している.

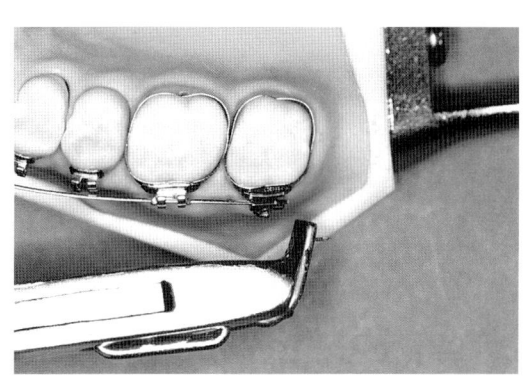

図17-26 ディスタルエンドカッターの取り扱い方.

ケットウィングに通したりするのに使用する（図14-29, 図17-23）．

g．セパレーティングエラスティックプライヤー（separating elastic pliers）

エラスティックセパレイターの歯間部への挿入に使用する（図14-30, 図17-24）．

17-4．線切断用鉗子類とその取り扱い方

a．ピンアンドリガチャーカッター（pin and ligature cutter）

ロックピンや結紮線の切断や撤去に使用する（図14-31, 図17-25）．

b．ディスタルエンドカッター（distal end cutter）

バッカルチューブの遠心端から突出した余分なアーチワイヤーの末端を口腔内で切断する（図14-32, 図17-26）．

c．ワイヤーニッパー（wire nipper）

あらゆる太さのワイヤーの切断に使用する（図14-33, 図17-27）．

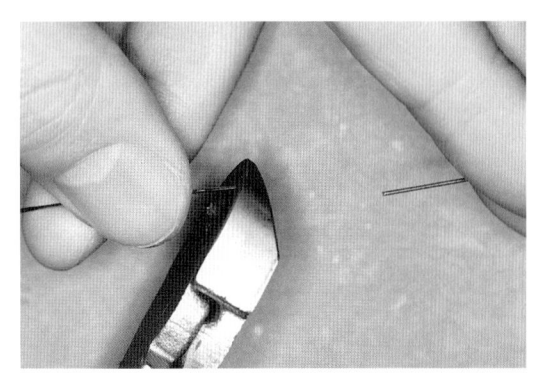

図17-27 ワイヤーニッパーの取り扱い方.

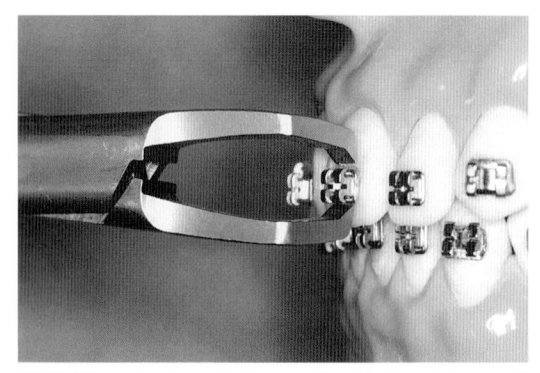

図17-28 ブラケットリムービングプライヤーの取り扱い方.

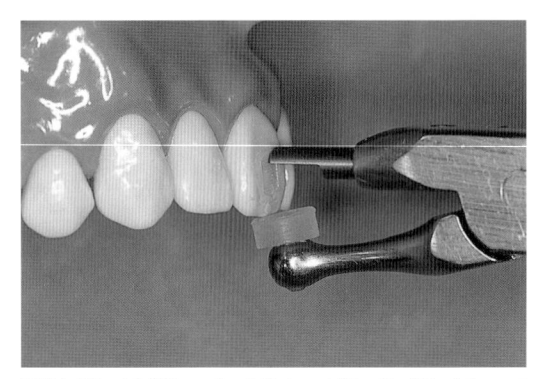

図17-29 アドヒーシブリムービングプライヤーの取り扱い方.

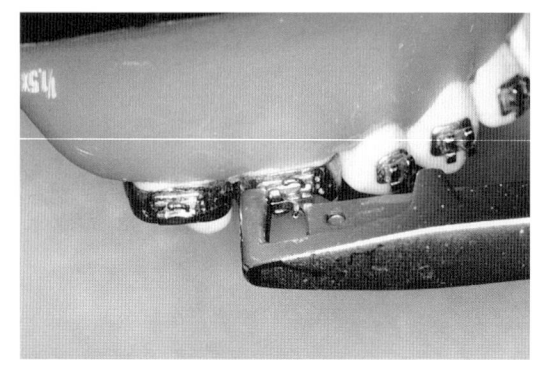

図17-30 バッカルチューブコンバーチブルキャップリムービングプライヤーの取り扱い方.

17-5．その他の器具とその取り扱い方

a．ブラケットリムービングプライヤー（bracket removing pliers）

ブラケット基底面とエナメル質の境界にビークの刃を挟み込んでブラケットを撤去する（図14-34, 図17-28）．

b．アドヒーシブリムービングプライヤー（adhesive removing pliers）

ビークの一方のプラスチック製のパッドを歯の切縁や咬頭にあて，他方のカーバイドチップでブラケット除去後の歯面に残留している接着剤を除去する（図14-35, 図17-29）．

c．バッカルチューブコンバーチブルキャップリムービングプライヤー（buccal tube convertible cap removing pliers）

一方の直角に曲がった先端部をコンバーチブルバッカルチューブの遠心端，他方の鋭利な刃をその近心端にあてて，くさび効果でキャップを撤去する（図14-36, 図17-30）．

d．ブラケットポジショニングゲージ（bracket positioning gauge）

ブラケットやバッカルチューブの接着あるいは溶接の位置を正確に規定する．ゲージの平板を歯の切縁や咬頭にあて，先端部のピンあるいは他方の平板をブラケットスロットにあてて，位置を規定する．ピンあるいは平板の高さは3.5, 4.0, 4.5, 5.0mmに規定されている（図14-37, 38, 図17-31）．

e．テンションゲージ（stress and tension guage）

エラスティックやコイルスプリングの強さを計測する．棒状式とダイヤル式がある．棒状式

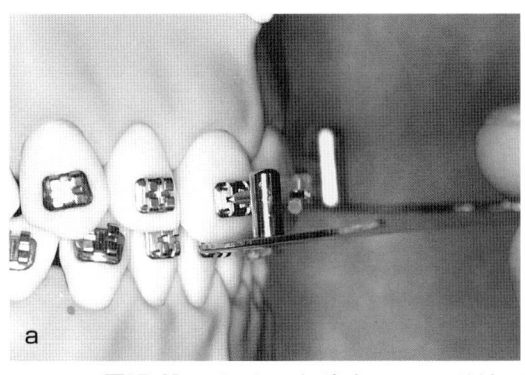

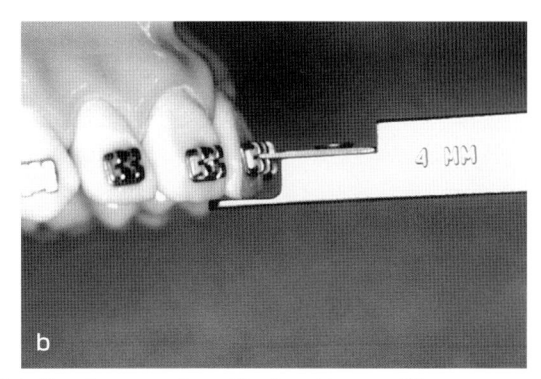

図17-31 ブラケットポジショニングゲージの取り扱い方. a：ブーン型. b：ドーティ型.

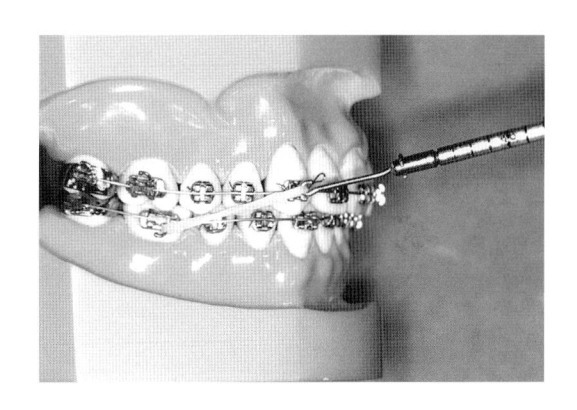

図17-32 テンションゲージの取り扱い方.

では一端で牽引力，他端で圧迫力を計測する（図14-44, 図17-32）．

17-6. ワイヤー(線材料)の種類とその取り扱い方

ワイヤーは矯正装置の主要な構成要素である．ワイヤーは材質，形状によってその用途が異なる．

ワイヤーの材質にはステンレススチール線，ニッケルクロム合金線，コバルトクロム合金線，ニッケルチタン合金線などがある．ステンレススチール線はアーチワイヤーやリガチャーワイヤー，その他多くの矯正装置に用いられる．ニッケルクロム合金線は舌側弧線装置の主線や補助断線，クラスプや保定装置の唇側線に用いられる．コバルトクロム合金線はアーチワイヤーとして多用されている．ニッケルチタン合金線はマルチブラケット装置による治療初期の叢生や捻転の除去に多く用いられる．

ワイヤーの形状(断面形態)にはラウンド(円形)，スクエア(正方形)，レクタンギュラー(矩形)があり，それぞれ各種サイズがある．細い数本のワイヤーを撚って1本の線状にしたツイストワイヤーもある．

ワイヤーは種々な形態に屈曲され，種々な用途がある．代表的な用途は次のようである．

A. アーチワイヤー

マルチブラケット装置に使用し，歯列弓(アーチ)の形態に屈曲するのでこの名称がある．各種形態やサイズのワイヤー(線材料)が使用される(図17-33)．

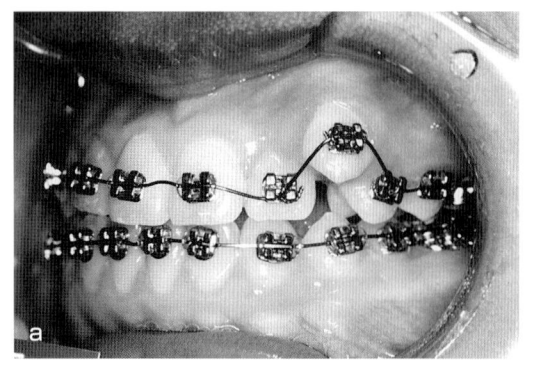

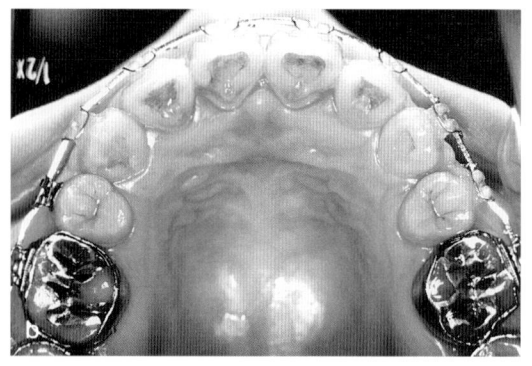

図17-33 アーチワイヤー．a：ニッケルチタン合金線．b：ステンレススチール線．

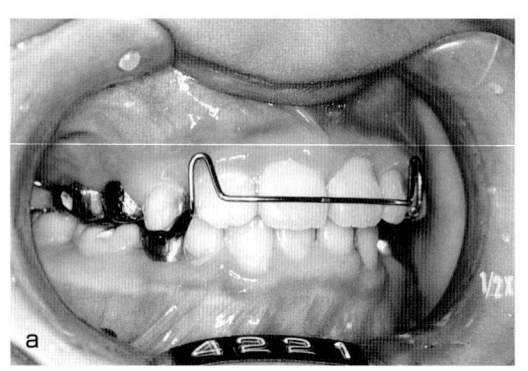

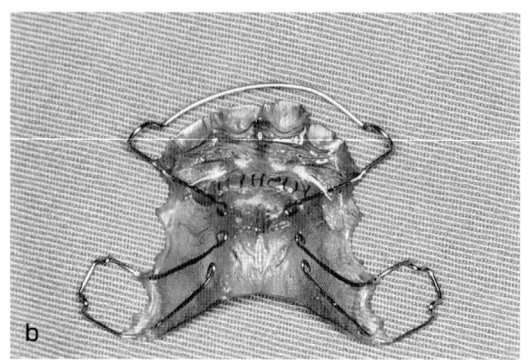

図17-34 唇側線とクラスプ．a：保定装置が装着されている．b：保定装置は唇側線，クラスプ，レジンから構成されている．

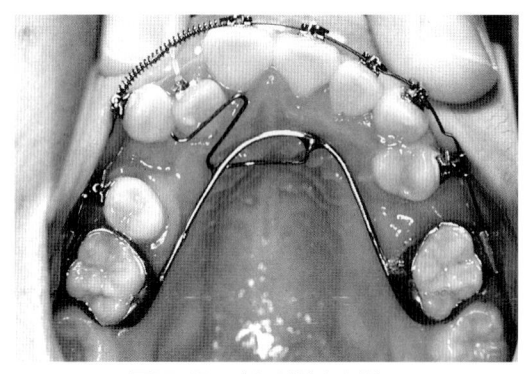

図17-35 舌側弧線と弾線．

B．唇側線

保定装置で前歯を保定したり，床矯正装置で装置を保持したりするのに使用する．通常，0.7～0.9mm線程度のワイヤーが使用される（図17-34）．

C．舌側弧線

舌側弧線装置の主要構成要素である．一方の固定大臼歯から他方の固定大臼歯までの舌側に位置する．通常，0.9～1.0mm線程度のワイヤーが使用される（図17-35）．

D．弾線

床矯正装置や舌側弧線装置の主線に鑞着され，歯の傾斜移動を行う．弱い持続的な矯正力を発揮する．通常，0.5mm線程度のワイヤーが使用される（図17-35）．

E．クラスプ

保定装置や床矯正装置を口腔内に保持するために使用される．種々な形態のクラスプが考案されている．代表的なものに単純鉤やアダムス

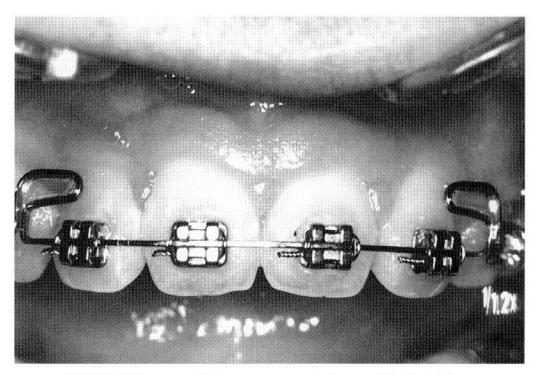

図17-36 リガチャーワイヤー(結紮線).

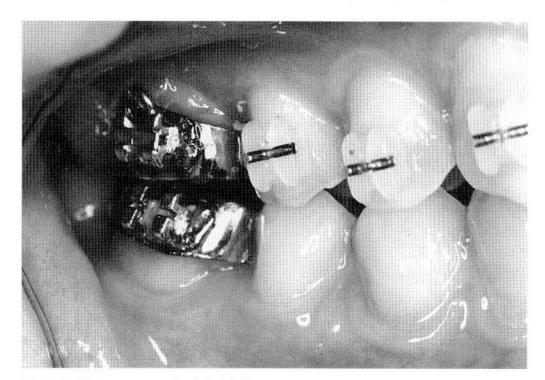

図17-37 バンド材料とレクタンギュラーチューブ.レクタンギュラーチューブ(上顎)あるいはブラケット(下顎)が溶接されたバンドが装着されている.

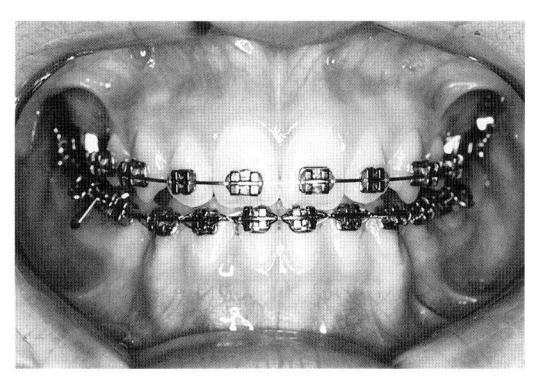

図17-38 金属製エッジワイズブラケットとエラスティックモジュール.アーチワイヤーを金属製エッジワイズブラケットにエラスティックモジュールで結紮した状態である(上顎).

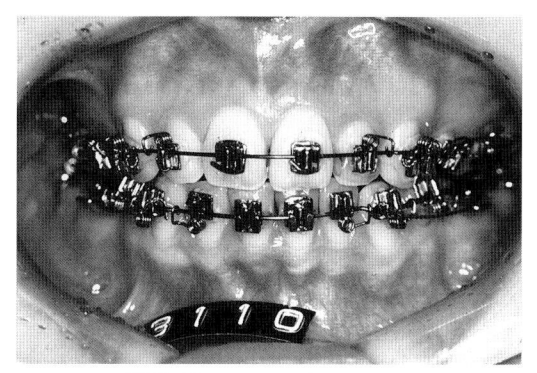

図17-39 ベッグブラケット.

のクラスプがある.通常,0.7～0.9mm 線程度のワイヤーが使用される(図17-34).

F.リガチャーワイヤー(結紮線)

主にアーチワイヤーをエッジワイズブラケットに結紮(装着)するのに用いる.プリフォームのものとコイル状のものがある.0.010～0.012インチ程度の焼鈍したステンレススチール線が使用される.フックが先端に作られているものもある(図17-36).

17-7.バンド材料の種類とその取り扱い方

バンド材料はブラケットあるいはバッカルチューブを歯に固定するために歯を取り囲む薄い金属板である.材質はニッケルクロム合金やステンレススチールである.バンド材料にはロールバンド,膨隆付きバンド,既製シームレスバンドがある(図17-37).

17-8.ブラケットの種類とその取り扱い方

ブラケットは主線を保持するアタッチメントで,アーチワイヤーの矯正力がブラケットを介して歯に伝達される.

ブラケットは形態によりエッジワイズブラケットとベッグブラケットの2種類がある(図17-38,39).エッジワイズブラケットはスタン

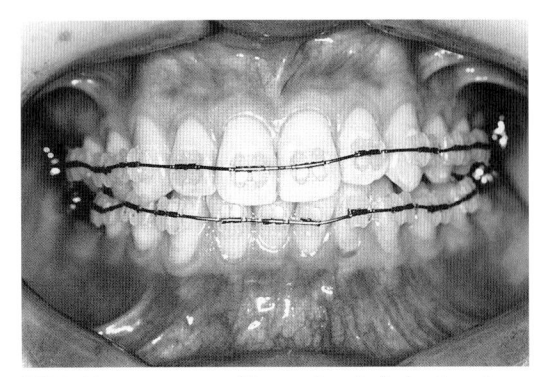

図17-40 セラミック製エッジワイズブラケット.

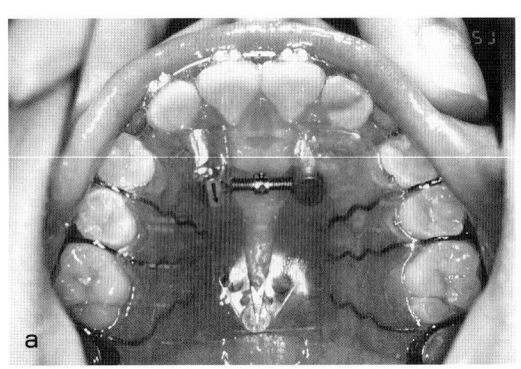

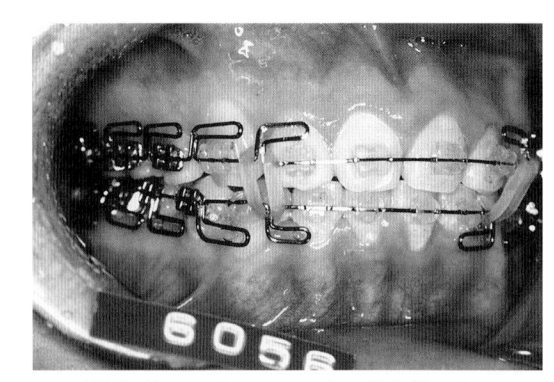

図17-41 エラスティックの取り扱い方.

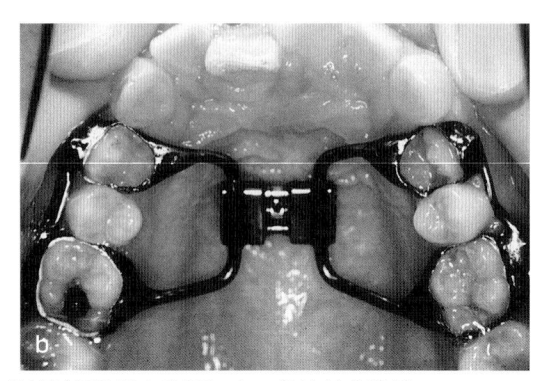

図17-42 スクリューの取り扱い方. **a**：床矯正装置(緩徐拡大装置). **b**：急速拡大装置.

ダードエッジワイズブラケットとストレートエッジワイズブラケットに大別される．さらに，それぞれのブラケットにはスロットサイズから0.018″×0.025″ブラケットと0.022″×0.028″ブラケットがある．

ブラケットは材質により金属製，セラミック製，プラスチック製などがある（**図17-38,40**）．

ブラケットは装着方法により鑞着・溶接用（ウェルディング用）と接着用（ボンディング用）の2種類がある．

17-9. バッカルチューブの種類とその取り扱い方

バッカルチューブはアーチワイヤーの遠心部を口腔内に保持するのに用いる．大臼歯バンドの頰側面に鑞着あるいは電気溶接したり，歯面に直接接着したりして使用する．鑞着・溶接用（ウェルディング用）と接着用（ボンディング用）の2種類がある．形態により円形（ラウンドバッカルチューブ），楕円形（オーバルチューブ），矩形（レクタンギュラーチューブ，エッジワイズバッカルチューブ）などの種類がある．エッジワイズバッカルチューブには0.018″×0.025″と0.022″×0.028″がある（**図17-37**）．それぞれストレートバッカルチューブとスタンダードバッカルチューブがある．さらに，使用するワイヤーの本数によってダブルバッカルチューブ，トリプルバッカルチューブなどがある．

17-10. その他の材料の種類とその取り扱い方

A．エラスティック

主にマルチブラケット装置で使用し，矯正力

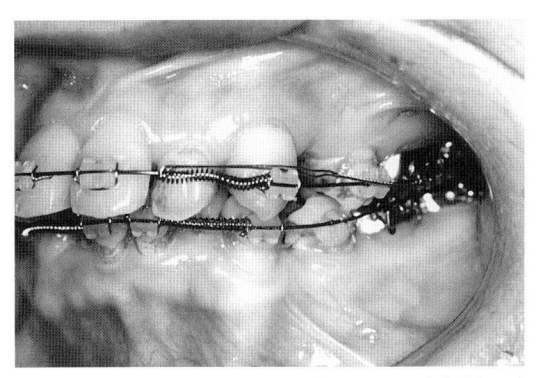

図17-43 オープンコイルスプリングの取り扱い方.

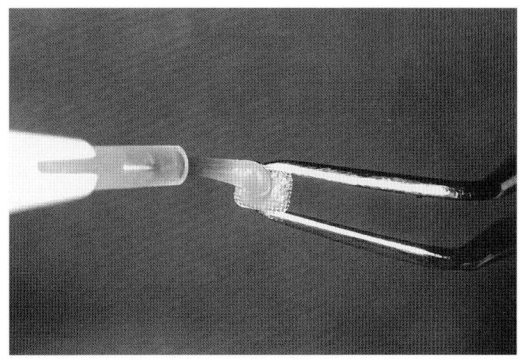

図17-44 ダイレクトボンディング剤の取り扱い方.

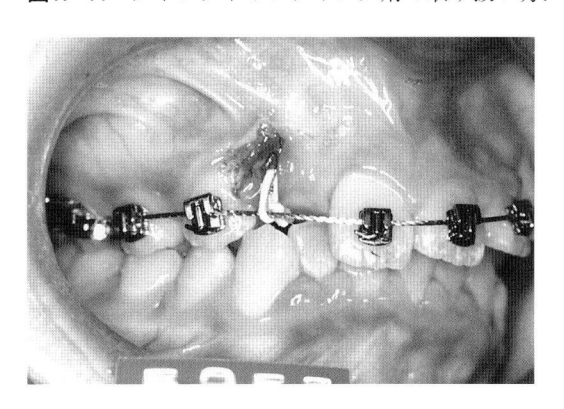

図17-45 エラスティックスレッドの取り扱い方.

を発揮して歯の移動を行う．オトガイ帽装置や上顎牽引装置などに用いられる長径と厚径の大きいエラスティックもある(**図17-41**).

B．レジン

保定装置，床矯正装置，機能的矯正装置などを構成するレジンの部分に使用する(**図17-34**).

C．スクリュー(screw)

床矯正装置や急速拡大装置などに使用する．スクリューの拡大力を利用して，歯列弓の拡大や歯の移動を行う(**図17-42**).

D．コイルスプリング(coil spring)

オープンコイルスプリングとクローズコイルスプリングの2種類がある．オープンコイルスプリングはアーチワイヤーに収縮させて装着し，伸びるときの力を矯正力として利用する(**図17-43**)．クローズコイルスプリングはマルチブラケット装置に伸展させて装着し，縮むときの力を矯正力として利用する．

E．ダイレクトボンディング剤

ブラケットやバッカルチューブなどを歯に直接接着するための接着剤である(**図17-44**)．ダイレクトボンディング剤はMMA系とBis-GMA系の2種類に大別される．その性状には粉・液タイプとペーストタイプがある．

F．エラスティックモジュール

エッジワイズブラケットにアーチワイヤーを装着するために使用する(**図17-38,40**).

G．エラスティックスレッド

低位歯や埋伏歯の牽引に用いる(**図17-45**).

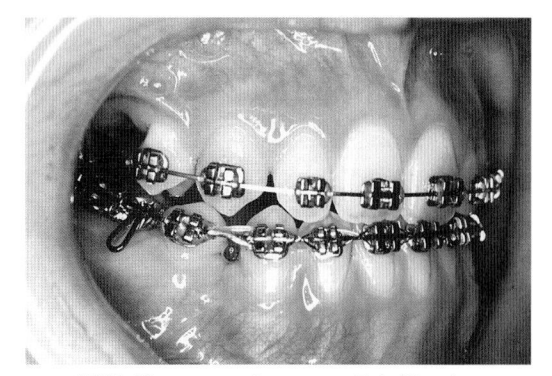

図17-46　パワーチェーンの取り扱い方.

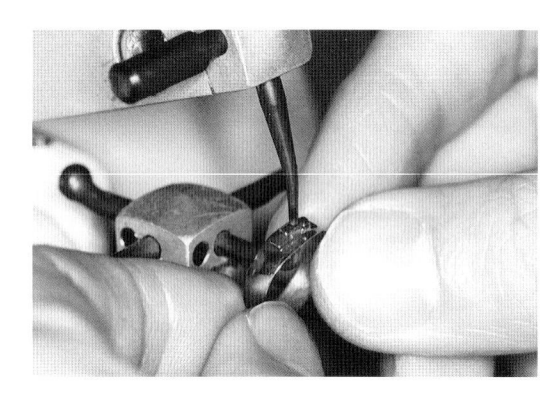

図17-47　エラスティックセパレーターの取り扱い方.

図17-48　電気溶接器の取り扱い方.

H. パワーチェーン

強い弾力を利用して歯間空隙の閉鎖や捻転歯の改善に用いる(**図17-46**).

I. エラスティックセパレーター

歯間分離を行うために使用する(**図17-47**).

17-11. 電気溶接器とその取り扱い

スポットウェルダー(電気溶接器, electric spot welder)はバンドの製作やバンドへのバッカルチューブなどの溶接に使用する．2つの電極間に溶接する2種類の金属を挟んで瞬時に低電圧，高電流を流すことによって点溶接を行う．溶接は加熱による金属の物性の変化を防止し，金属の接合を行える(**図17-48**).

第18章
診療記録

18-1. 診療記録の概論

　診療記録とは診察や検査によって得られた情報や資料，ならびに診療内容などを整理し，記録することである．矯正治療は長期間に及ぶことが多いので，診療を十分に記録する必要がある．すなわち，矯正治療では初診時や動的治療開始時の総合診断のために情報や資料を採集し記録する．さらに，動的治療期間中，動的治療終了時，保定期間中，矯正治療終了時などにも，それぞれの目的に応じて診療の記録は行われる．

　診療記録は歯科医師，歯科衛生士，患者の3者が協力し，一連の流れをもって行うことが肝要である．この際，歯科衛生士は診療記録の補助を行ったり，時として主役をなすことがある．したがって，歯科医師と歯科衛生士はお互いに診療記録を行う際の業務範囲をあらかじめ決めておく必要がある．

A. 診察・検査の前準備

　歯科医師が診察や検査を行う前の歯科衛生士の受付業務である．受付業務にはカルテの作製，調査用紙の記入・作成の依頼，診療記録を収納するためのファイルの作製，模型収納箱の作製などがある（図18-1）．

a. カルテの作製

　カルテには患者の基本的な情報，すなわち氏名，性別，年齢，生年月日，患者と保護者の住所，連絡先が記載される．診察や検査の結果，症例分析や総合診断の結果，治療方針や治療経過なども記載される．

b. 調査用紙の記入・作成の依頼

　総合診断の資料として患者あるいは保護者に正確に記入してもらう．歯科衛生士はその内容を患者あるいは保護者に確認する．

B. 診察の補助

　歯科医師は基本的な診察，全身的な診察，局所的な診察の情報をカルテに記録する．歯科衛生士は診察の記録の補助を行う．

C. 形態的検査とその補助

　歯科衛生士は形態的検査やその準備などの補助を行う．

a. 顔面（規格）写真の撮影

　歯科衛生士は顔面（規格）写真の撮影あるいはその補助を行い，それを記録する．

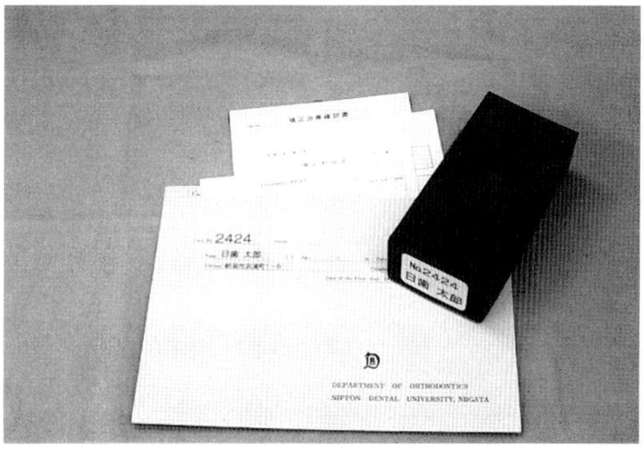

図18-1 受付業務にはカルテ，調査用紙の記入・作成の依頼，カルテ・診療記録を収納するためのファイル・模型収納箱の準備などがある．

b．口腔内写真の撮影

歯科衛生士は口腔内写真の撮影あるいはその補助を行い，それを記録する．

c．印象採得と口腔模型の作製

歯科衛生士は印象採得を行い，口腔模型を作製し記録する．印象は最後方臼歯，小帯，歯肉頰移行部まで採得する．口腔模型は平行模型を使用することが多い．

d．エックス線写真の撮影準備・補助と処理

歯科衛生士はパノラマエックス線写真や頭部エックス線規格写真などのエックス線写真の撮影の準備と補助を行う．撮影は歯科医師あるいはレントゲン技師が行う．歯科衛生士はエックス線フィルムの現像を行う．さらに，歯科衛生士は現像されたフィルムの整理・保管を行う．

D．機能的検査の補助

歯科衛生士は顎運動，筋機能，発音などの機能的検査の準備や補助を行う．

E．症例分析の補助

歯科衛生士は診察，形態的検査，機能的検査によって得られた情報や資料を整理する．さらに，これらの情報や資料の分析の補助を行う．とくに歯科衛生士は頭部エックス線規格写真のトレースや分析を行い，症例分析の補助を行うこともある．

F．総合診断の補助

歯科医師は診察や調査用紙による臨床診断と検査による症例分析の結果を総括して，総合診断を行う．歯科衛生士は総合診断に基づき口腔衛生指導管理や口腔機能の改善を行う．

18-2．顔面写真（顔面規格写真）撮影の準備と補助

顔面写真は顔貌と不正咬合の関係を調べ，顔貌の特徴を記録する．顔面写真は写真分析法が行われていた時期に，一定の規格のもとに顔面規格写真として撮影され，分析された．その後，頭部エックス線規格写真の発達に伴い，顔面写真の重要性は減少した．しかし，頭部エックス線規格写真の分析法が細分化されると，顔貌の状態を把握する顔面写真がかえって重要性を得るようになった．

歯科衛生士は顔面写真（顔面規格写真）の撮影あるいはその補助を行う．

A．顔面写真と顔面規格写真

顔面写真は一定の規格のもとで撮影されることが望ましい．一定の規格で撮影された顔面写真を顔面規格写真という（図18-2）．一定の規格とは被写体までの距離，被写体の位置と背景，撮影方向，レンズの明るさや倍率である（図18-3）．一定の規格の設定が不可能な場合でも撮影にはある程度の規格が必要である．

B．撮影の目的と時期

顔面写真（顔面規格写真）は顔貌の診察と形態的検査の資料として撮影され，記録される．撮影は初診時，動的治療開始時，動的治療終了時，矯正治療終了時などに行われる．

C．撮影の方向と条件

通常，撮影は正面，右側45°斜位，右側面の3方向から行われる．顔貌が左右非対称な場合には左側45°斜位，左側面を加えて5方向から撮影する．

患者は中心咬合位で上下口唇を軽く閉じ，耳介を露出させ，正視した状態とする．症例によっては口唇の安静時や笑ったとき，顎の開閉口運動時の状態も撮影する．

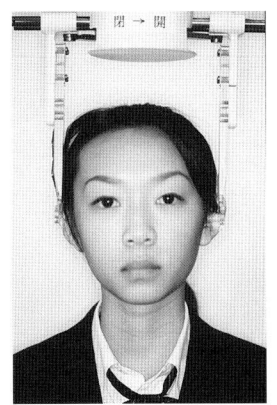

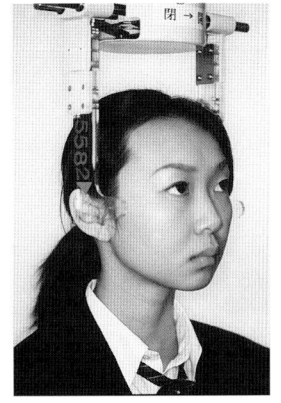

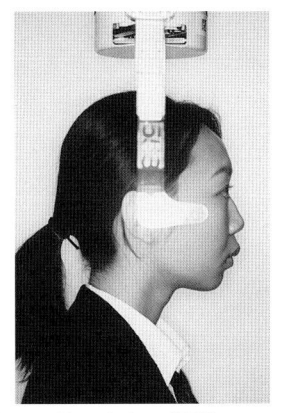

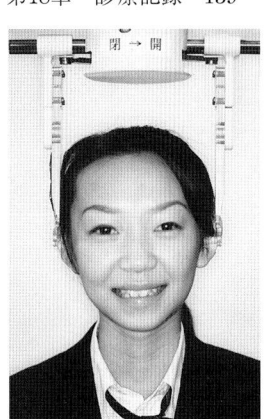

図18-2 顔面規格写真は一定の規格のもとで撮影される．

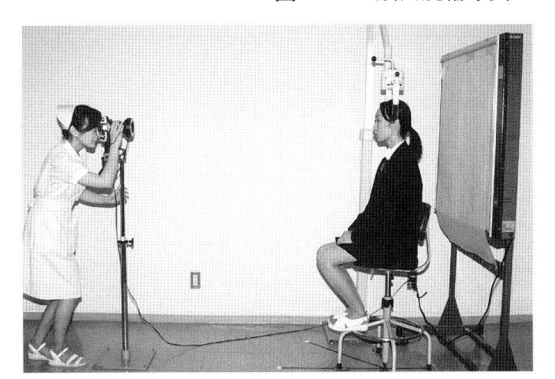

図18-3 顔面規格写真の撮影．

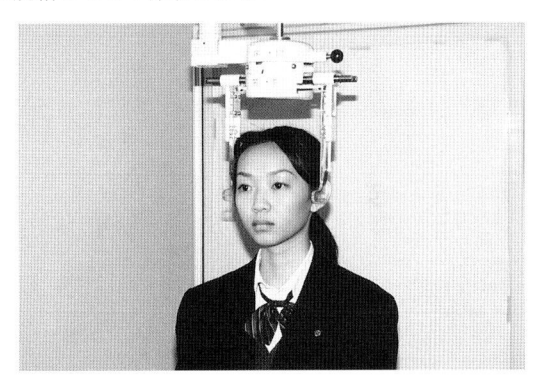

図18-4 左右の外耳孔にイヤーロッドを挿入して頭部を固定する．

D．前準備

100mm程度の望遠レンズ付きカメラを準備する．

E．顔面規格写真の撮影を行う際の注意事項

顔面規格写真は専用の顔面規格写真撮影装置や頭部エックス線規格写真装置の頭部固定装置を利用して撮影する．顔面写真は顔面規格写真に準拠して撮影する．

1）カメラと椅子の位置が正しいか確認する．

2）椅子に座らせ，椅子あるいは頭部固定装置を上下させてイヤーロッドと耳の高さを一致させる．

3）左右の外耳孔にイヤーロッドを挿入して頭部を固定する（**図18-4**）．

4）眼耳平面と床面を平行にし，正視させる．

5）中心咬合位で咬合させる．

6）上下口唇は無理なく閉じさせ，安静な状態にする．

7）通常，正面，右側45°斜位，右側面の3方向から撮影する．

8）正面写真は顔面の正中線が画面の左右の中央に位置するように設定する．

9）右側面写真と右側45°斜位写真は右側の眼点と耳点を結ぶ線の二等分線が画面の左右の中央に位置するように設定する．

10）カメラのレンズの上下的位置はフランクフルト平面に一致させる（**図18-5**）．

11）顔貌が左右非対称な場合には左側45°斜位，左側面を加えて5方向から撮影する．

12）症例によっては口唇の安静時や笑った

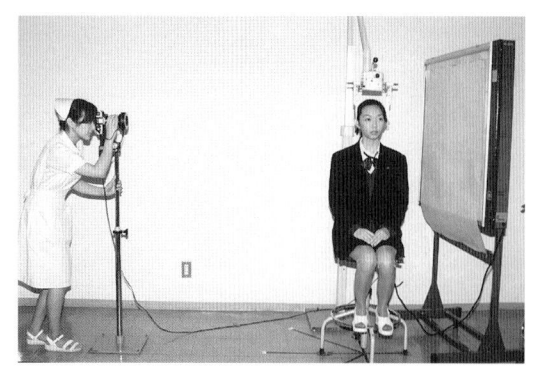

図18-5 カメラのレンズの上下的位置はフランクフルト平面に一致させる.

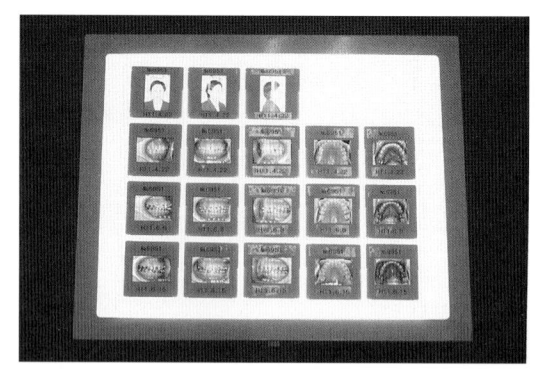

図18-6 症例ごとに顔面規格写真や口腔内写真を整理し,ファイルに納入する.

きなども撮影する.

13) 撮影日,症例番号,患者氏名などを控えるノートを用意する.データバック内蔵のカメラもある.

14) 写真に撮影日,症例番号,患者氏名を記入する.

15) 症例ごとに写真を整理し,ファイルに納入する(図18-6).

18-3. 口腔内写真撮影の準備と補助

歯科衛生士は口腔内写真の撮影の準備をし,撮影やその補助をする.

A. 撮影の目的と時期

口腔内の診察と形態的検査の資料として撮影され,不正咬合の状態を記録する.撮影は初診時,動的治療開始時,動的治療期間中,動的治療終了時,保定期間中,矯正治療終了時などに行われる.

B. 撮影の方向と条件

撮影は,通常,中心咬合位の正面と左右側面,上下歯列弓咬合面の5方向から行われる.症例によっては切歯部の側面,開口時や顎運動時の状態,舌および小帯の状態などが撮影される.撮影に際しては口腔内写真専用の口角鉤やデンタルミラーなどを用いる(図18-7).

C. 前準備

リングフラッシュと55mm接写レンズ付きカメラ,口角鉤,デンタルミラーなどを用意する.

D. 注意事項

1) 通常,口角鉤を用いて撮影する.

2) 口角鉤で患者の口唇を十分に排除し,視野を拡げる.

3) 口角鉤を口腔前庭に挿入し,患者自身あるいは補助者に保持させる(図18-8,9).

4) 撮影時のぶれ防止のため,右手でカメラのボディー,左手でレンズ鏡胴部を支えて,両脇を締め確実に保持する(図18-10).

5) 通常,正面,左右側面,上下歯列弓咬合面の5方向から撮影する.

6) 正面と左右側面は中心咬合位で撮影する.

7) ファインダーを覗いて被写体を確認し,ピントを合わせる.

8) 正面写真について

①前歯の咬合状態を記録する.

②上下歯列弓の正中線が画面の左右中央に,咬合平面が画面の上下中央に位置するように撮影する(図18-10).

③下方から撮影すると被蓋が浅く,上方から

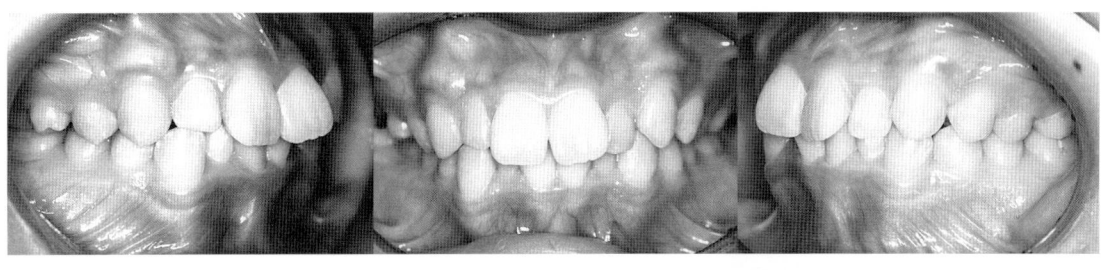

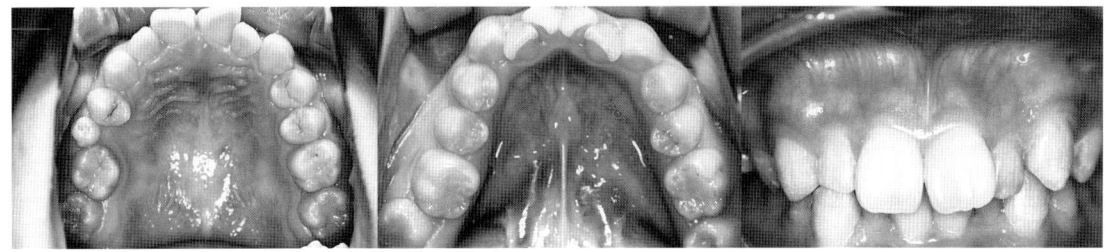

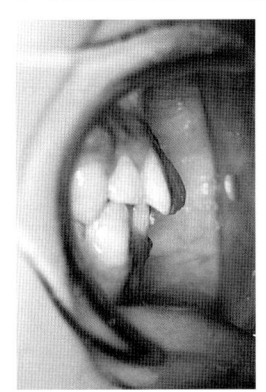

図18-7　口腔内写真.

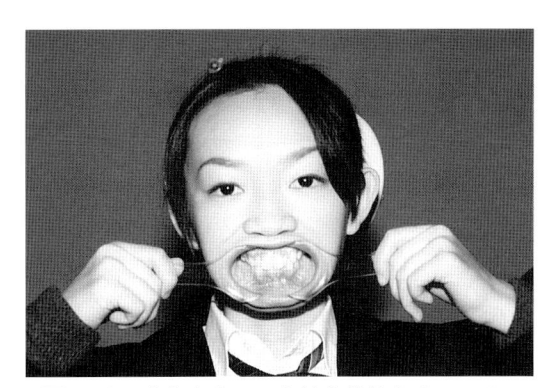

図18-8　患者自身に口角鉤を保持させている.

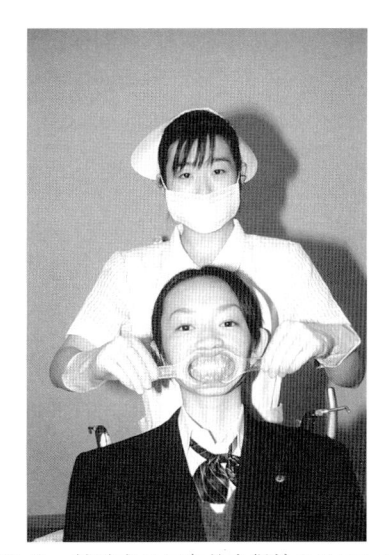

図18-9　補助者に口角鉤を保持させている.

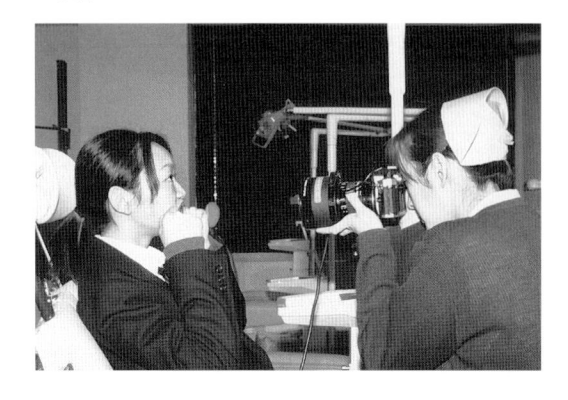

図18-10 カメラを確実に保持する．正面写真は上下歯列弓の正中線が画面の左右中央に，咬合平面が画面の上下中央に位置するように撮影する．

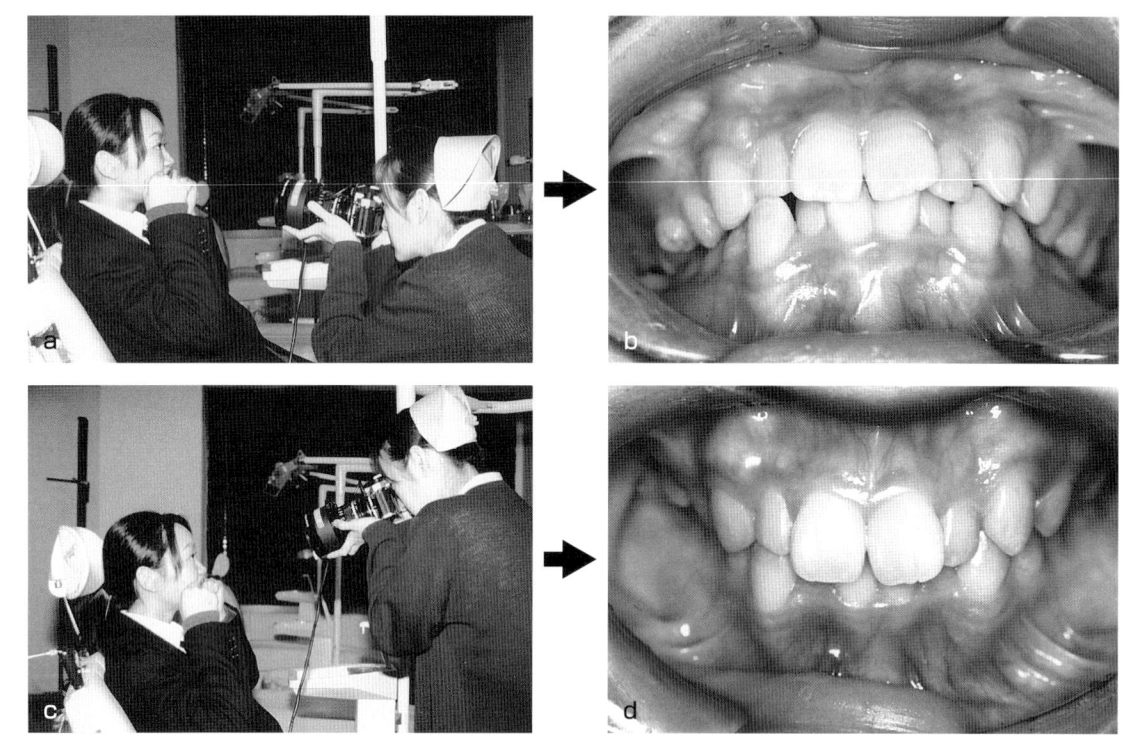

図18-11 正面写真．**a**：下方から撮影している．**b**：下方から撮影した正面写真である．**c**：上方から撮影している．**d**：上方から撮影した正面写真である．

撮影すると被蓋が深くなる(**図18-11**)．

9)側面写真について

①側方歯群や大臼歯の咬合状態を記録する．

②左右の口角鉤の一方をゆるめ他方を強く牽引して，大臼歯まで画面の視野に入れる(**図18-12**)．

③犬歯を画面の左右の中央に，咬合平面を画面の上下の中央に位置させる．

④犬歯に正対する位置で撮影する(**図18-13**)．

⑤正対しないと，側面写真が正面写真のように撮影される(**図18-14**)．

⑥口角鉤を牽引しても大臼歯が撮影できない場合，デンタルミラーを用いる(**図18-15**)．

10)咬合面写真について

①上下歯列弓の形態を記録する．

②大きく開口させてデンタルミラーを使用す

第18章　診療記録　143

図18-12 側面写真は一方の口角鉤を強く牽引して，大臼歯まで撮影する．

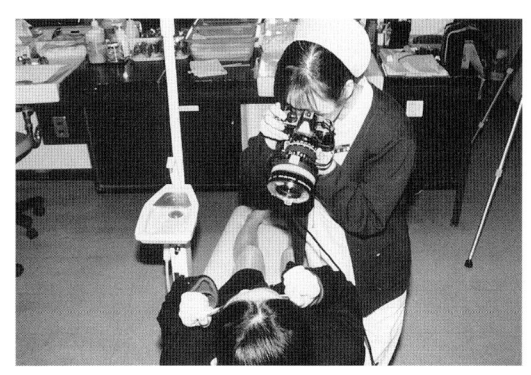

図18-13 側面写真は犬歯に正対する位置で撮影する．

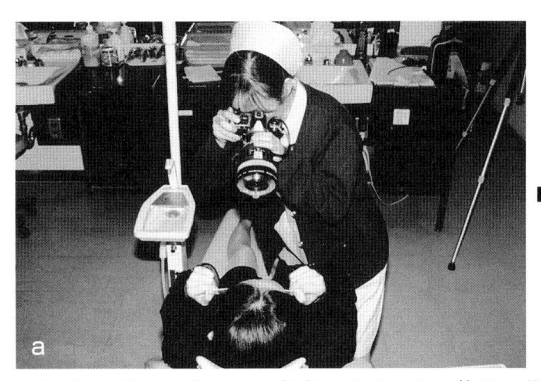

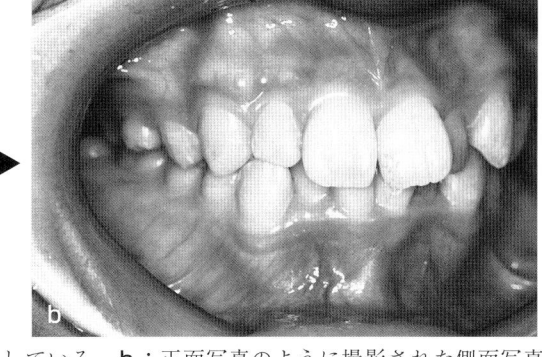

図18-14 側面写真．**a**：犬歯に正対しない位置で撮影している．**b**：正面写真のように撮影された側面写真．

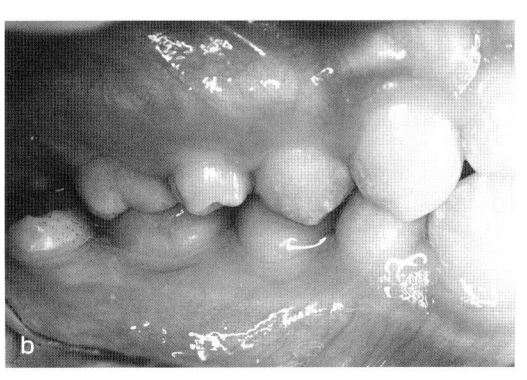

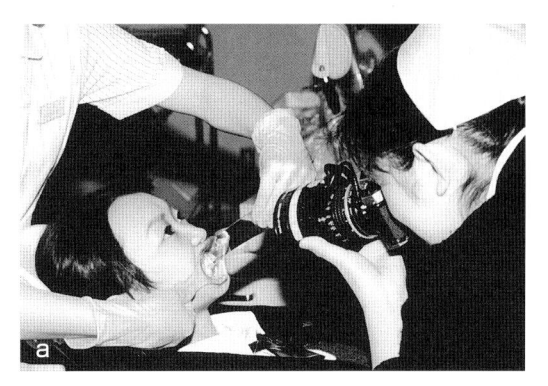

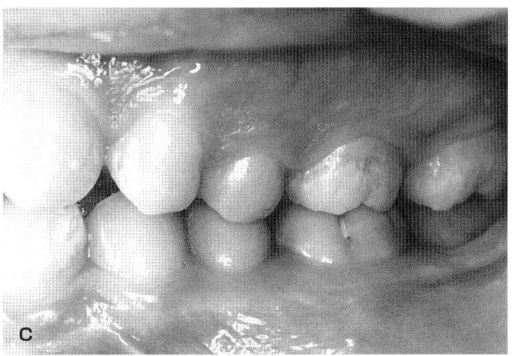

図18-15 デンタルミラーを用いて撮影した側面写真．**a**：デンタルミラーを用いて撮影している．**b**：右側面写真．**c**：左側面写真．

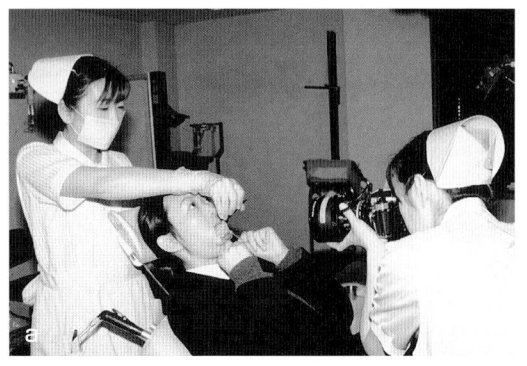

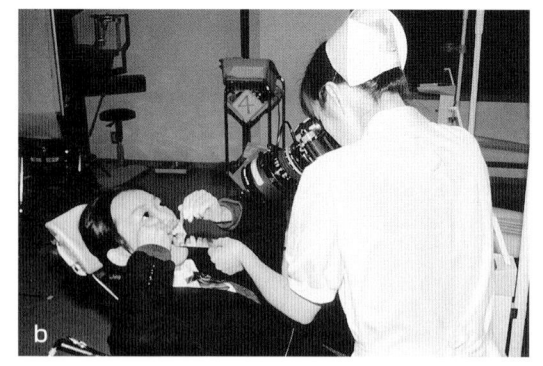

図18-16 咬合面写真は大きく開口させてデンタルミラーを使用して撮影する．補助器具により口唇を十分に排除する．a：二人で撮影する場合．b：一人で撮影する場合．

る（図18-16）．

③デンタルミラーを保持する補助者が必要である（図18-16）．

④一人で撮影する場合もある（図18-16）．

⑤上下歯列弓とも前歯部から臼歯部まで全体が画面に均等にデンタルミラーにおさまるようにする．

⑥上顎では正中口蓋縫合を画面の左右の中央に位置させる．

⑦下顎では舌小帯を画面の左右の中央に位置させ，舌を後退させる．

⑧補助器具により口唇を十分に排除する（図18-16）．

11）デンタルミラーのくもり防止のため，くもり防止スプレーやアルコールを用いたり，少し暖めたりして使用する．

12）症例によっては切歯部の側面，開口時や顎運動時の状態，舌や小帯の状態などが撮影される．

13）撮影日，症例番号，患者氏名などを控えるノートを用意する．データバック内蔵のカメラもある．

14）写真に撮影日，症例番号，患者氏名を記入する．

15）症例ごとに写真を整理し，ファイルに納入する（図18-6）．

18-4．頭部エックス線規格写真撮影の準備と補助

歯科衛生士は頭部エックス線規格写真撮影の準備と補助を行ったり，撮影したフィルムの現象，整理・保管を行ったりする．さらに，歯科衛生士は頭部エックス線規格写真のトレースや分析を行い，診断の資料を作成することもある．

A．撮影の目的と時期

頭部エックス線規格写真は①不正咬合の形態的および機能的検査，②不正咬合の診断およびその予後の推定，③顎顔面頭蓋の成長発育の評価，④矯正治療の評価などの目的で撮影され，記録される．

撮影は初診時，動的治療開始時，動的治療終了時，矯正治療終了時に行われる．その他，必要に応じて，動的治療期間中にも撮影される．

B．撮影の準備と注意事項

1）頭部固定装置のイヤーロッドを左右の外耳孔に挿入し，頭部を無理なく固定する（図18-17）．

2）側面頭部エックス線規格写真では顔の左側をフィルム面に位置させる（図18-17）．

3）正面頭部エックス線規格写真では顔の正面をフィルム面に位置させる．

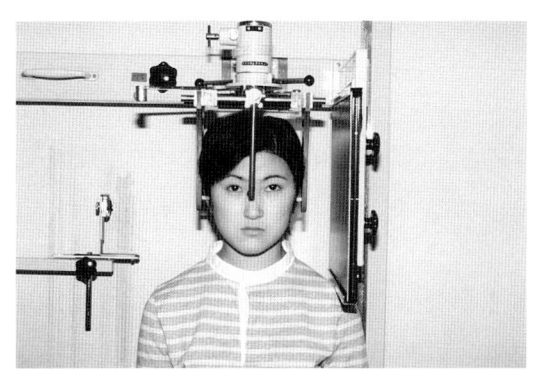

図18-17 頭部エックス線規格写真撮影の準備と補助.

4）右側斜位(45°)頭部エックス線規格写真では顔の正面をフィルム面に向けて，さらに顔を左に45°回転させた位置で頭部を固定する．

5）左側斜位(45°)頭部エックス線規格写真では顔の正面をフィルム面に向けて，さらに顔を右に45°回転させた位置で頭部を固定する．

6）フランクフルト平面を床面と平行にし，正視させる．一般に頭部が上向きになりやすいので注意する．

7）頸椎の彎曲がなく，自然頭位を保つ．

8）通常，中心咬合位で咬合させる．反対咬合では切端咬合で，上顎前突では下顎を前進させて撮影しやすいので注意する．

9）上下口唇は無理なく閉じさせ，安静な状態にする．ただし，口唇閉鎖不全の場合には異常な口腔周囲筋の緊張が認められても止むをえない．

10）フィルムの装填されたカセッテをカセッテホルダー内に正しく位置づける．必要な像がすべて撮影されるように注意する．

11）撮影は歯科医師あるいはレントゲン技師が行う．

12）歯科衛生士は撮影されたフィルムの現像を行う．

13）現像後のフィルムの整理を容易にするため，撮影日，症例番号，患者氏名をフィルム面に記入する．

14）現像したフィルムを整理し，ファイルに収納する．

C．現像の注意事項

1）現像液や固定液は常に新鮮な疲労のないものを使用する．

2）現像ムラのないようにする．自動現像機のローラーの汚れに注意する．

3）フィルムを十分水洗乾燥する．

D．透写図の作成（トレーシング）に必要な器材

ライトボックス（シャーカステン），トレーシングペーパー，トレーシングプレート（テンプレート），鉛筆，消しゴム，セロテープ，三角定規，分度器，ノギスなどを準備する．

E．透写図の作成（トレーシング）の前準備

1）側面頭部エックス線規格写真では左右側のズレを確認する．

①イヤーロッドがズレていないことを確認する．

②エックス線の主線から離れるほど，左右側のズレは大きくなる．

③左右側の位置が離れているほど，ズレは大きくなる．

④著しいズレがある場合には再撮影によって確認する．

2）中心咬合位で咬合していることを確認する．

3）頭部エックス線規格写真とトレーシングペーパーをセロテープで固定する．

①トレーシングペーパーの上部2か所と左側上部を固定する．

②トレース中いつでもトレーシングペーパーを上にまくってフィルムを直接読影できるようにする．

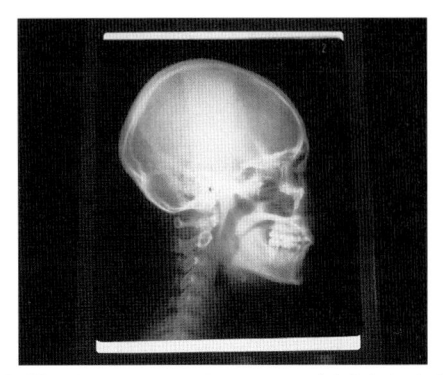

図18-18 トレーシングペーパーを固定した頭部エックス線規格写真をライトボックス上でトレースする．

4）トレーシングペーパーを固定した頭部エックス線規格写真をライトボックス上でトレースする（図18-18）．

F. 透写図の作成（トレーシング）とその注意事項

側面頭部エックス線規格写真のトレースは次の手順に従って行うのが原則である．

a．側頭骨，後頭骨のトレース（図18-19）

1）外耳孔は幅数ミリの透過像として写る．外耳孔の陰影像をトレースする．

2）外耳孔後縁は乳様突起前縁へ移行する．乳様突起前縁は後下方に急傾斜で下り，後縁は緩やかに上方に向かう．左右の乳様突起の二等分線をトレースする．

3）大後頭孔前縁部をトレースする．すなわち，後床突起から斜台，大後頭孔前縁（バジオン，Ba），後頭骨底部へとトレースする．

4）後頭顆をトレースする．後頭顆は左右一対ある．その後方では左右のズレがあるので，二等分線をトレースする．

5）後方より頭蓋底をトレースする．

6）大後頭孔後縁をトレースする．その前後的位置は第一頸椎後縁の付近である．

b．頸椎のトレース（図18-20）

1）第一頸椎をトレースする．すなわち，後頭顆の彎曲と平行に上関節面をトレースする．前結節は2重にトレースする．残りの部分は外側部をトレースする．

2）第二頸椎をトレースする．すなわち，歯突起をトレースする．歯突起の先端は後頭顆と重なる．骨外側部をトレースする．

3）第三，第四，第五頸椎をトレースする．すなわち，椎体，椎弓根，椎弓板，棘突起に分けてその外形をトレースする．

c．蝶形骨，篩骨，前頭骨，鼻骨のトレース（図18-21）

1）トルコ鞍から後下方に下がりバジオン

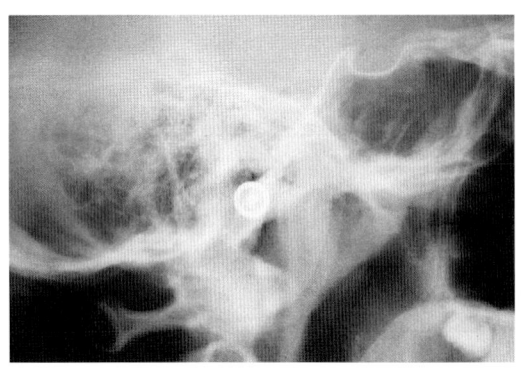

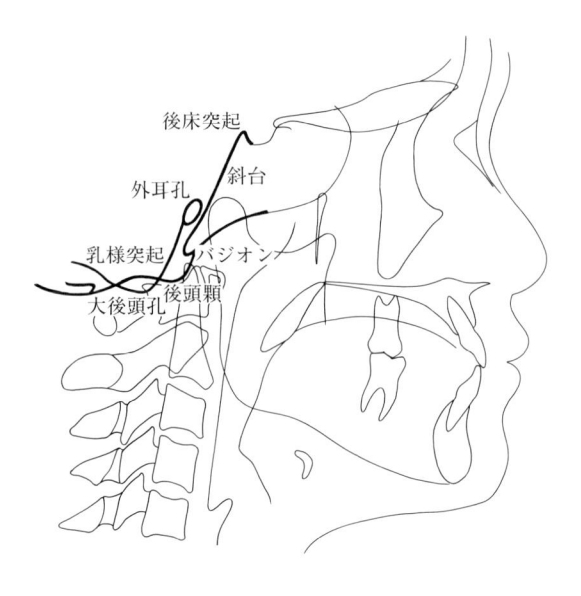

図18-19 側頭骨，後頭骨のトレース．左：頭部エックス線規格写真．右：トレース．

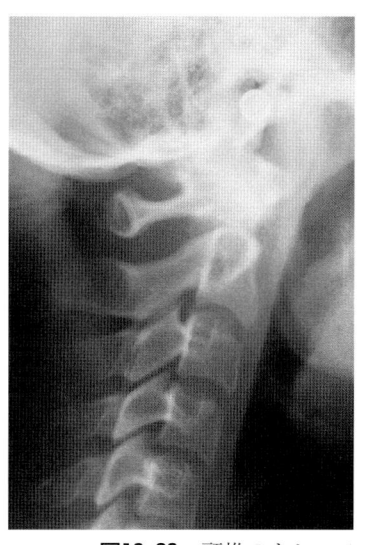

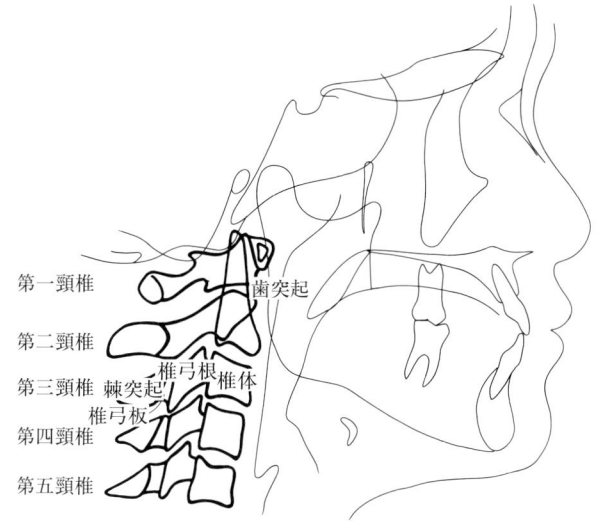

第18章　診療記録　147

図18-20　頸椎のトレース．左：頭部エックス線規格写真．右：トレース．

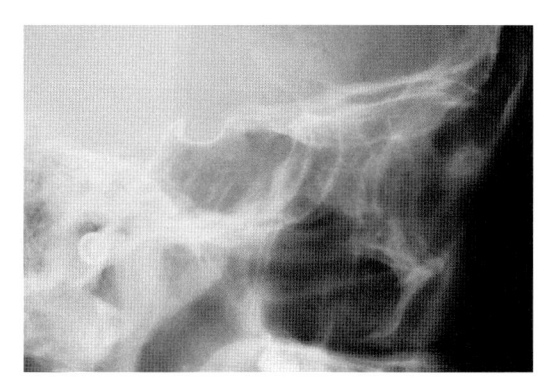

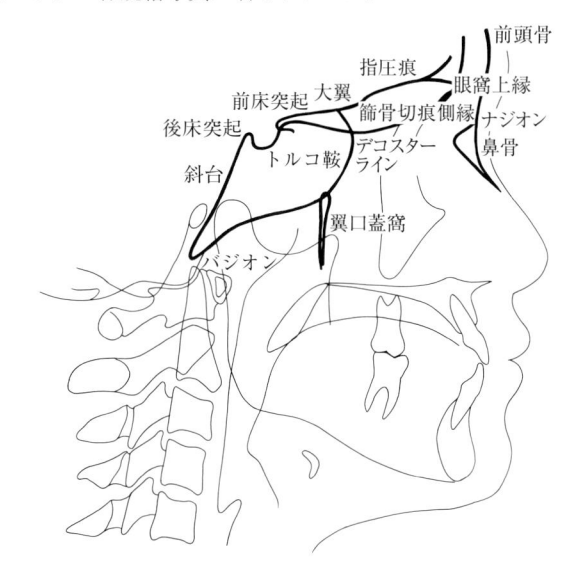

図18-21　蝶形骨，篩骨，前頭骨，鼻骨のトレース．左：頭部エックス線規格写真．右：トレース．

(Ba)に至る線から蝶形骨底面と大翼内面をトレースする．

2）トルコ鞍より前方の前頭蓋底をトレースする．前床突起の下部から篩骨切痕の側縁，前頭骨内面へトレースする（デコスターライン）．前床突起の上部から指圧痕，眼窩上縁へトレースする．

3）ナジオン（N）を捜し，前頭骨と鼻骨をトレースする．

4）翼口蓋窩をトレースする．左右の翼口蓋窩の二等分線をトレースする．

d．下顎骨のトレース（図18-22）

1）下顎頭をトレースする．

2）下顎頭から前方に下顎切痕部，筋突起をトレースする．

3）下顎頭から下前方に下顎枝後縁，下顎角，下顎下縁をトレースする．

4）下顎結合部をトレースする．

5）下顎中切歯と第一大臼歯をトレースする．左右側の歯の二等分線，あるいは左側をトレー

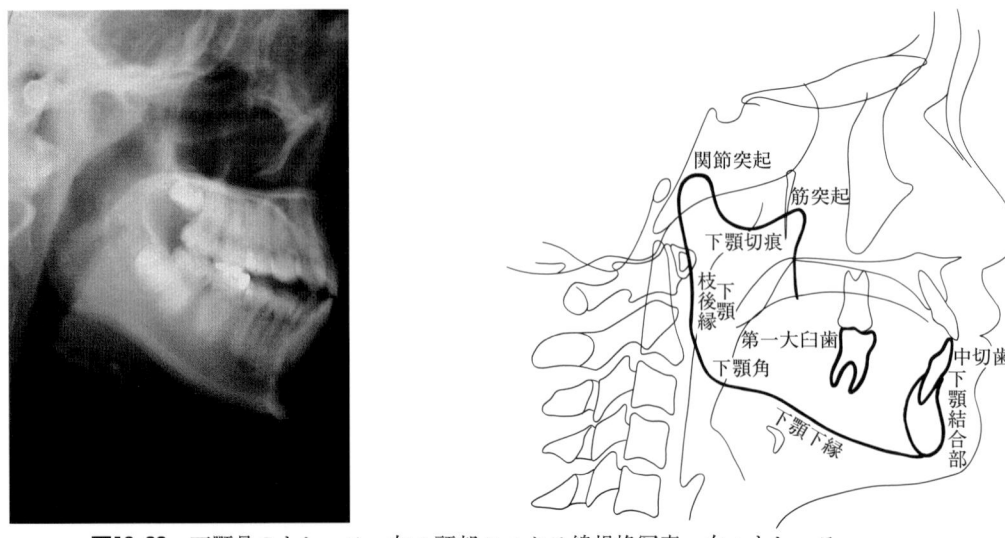

図18-22 下顎骨のトレース．左：頭部エックス線規格写真．右：トレース．

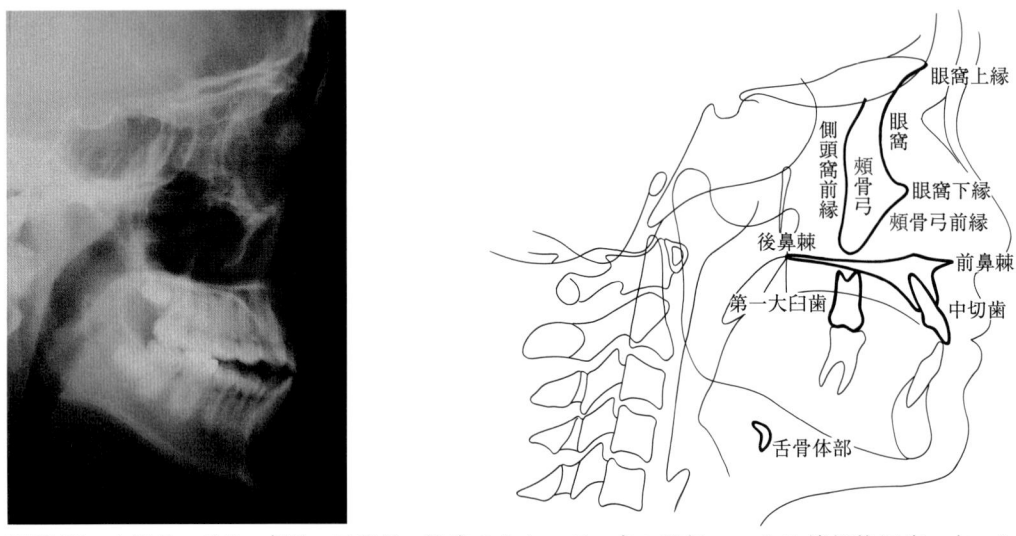

図18-23 上顎骨，舌骨，頬骨，口蓋骨，眼窩のトレース．左：頭部エックス線規格写真．右：トレース．

e. 上顎骨，舌骨，頬骨，口蓋骨，眼窩のトレース（図18-23）

1）前鼻棘（ANS），後鼻棘（PNS），切歯管の位置を把握し，上顎をトレースする．

2）PNSの前後的位置は翼口蓋窩の最下点付近にある．

3）上顎中切歯と第一大臼歯をトレースする．左右側の歯の二等分線，あるいは左側をトレースする．

4）眼窩をトレースする．すなわち，前頭蓋底から眼窩上縁，眼窩下縁へとトレースする．

5）頬骨弓をトレースする．すなわち，側頭窩の前縁から頬骨弓の前縁，眼窩下縁へトレースする．

6）舌骨は体部をトレースする．

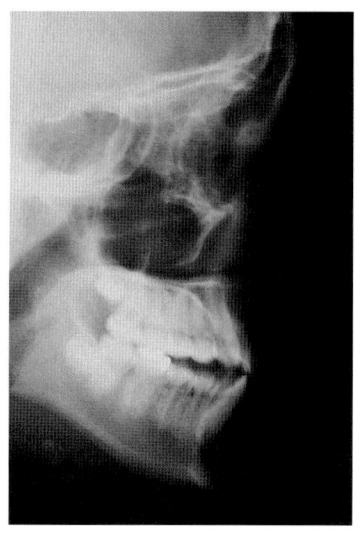

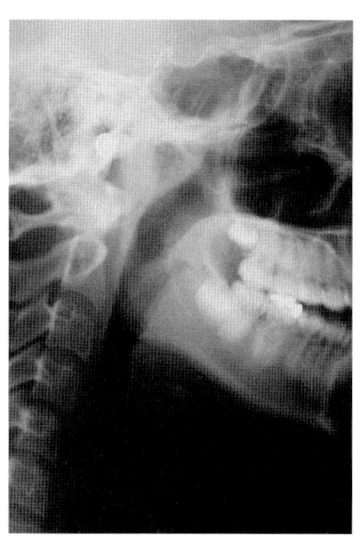

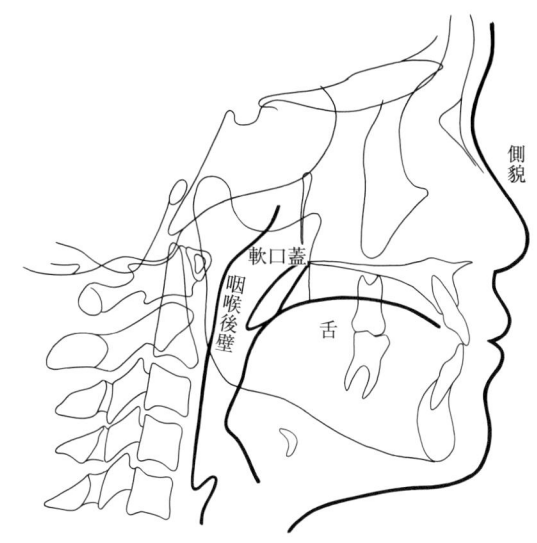

図18-24 軟組織のトレース．左上，下：頭部エックス線規格写真．右：トレース．

f．軟組織のトレース（図18-24）

1）舌をトレースする．口腔の下方2/3程度を占める．
2）軟口蓋はPNSの後下方に存在する．安静時軟口蓋と舌は接触する．
3）咽喉後壁をトレースする．
4）アデノイドがあれば，トレースする．
5）軟組織側貌の外形をトレースする．

G．計測点の設定

トレース上に計測点，すなわちセラ(S)，ナジオン(N)，オルビターレ(Or)，ポリオン(Po)，アーティキュラーレ(Ar)，前鼻棘(ANS)，後鼻棘(PNS)，ポゴニオン(Pog)，蝶顎裂(Ptm)，A点(A)，B点(B)，プロスチオン(Pr)，インフラデンターレ(Id)，グナチオン(Gn)，メントン(Me)，ゴニオン(Go)，バジオン(Ba)を設定する．

H．基準平面および計測平面の設定

トレース上の計測点を結んで基準平面や計測平面，すなわちフランクフルト平面，バジオン

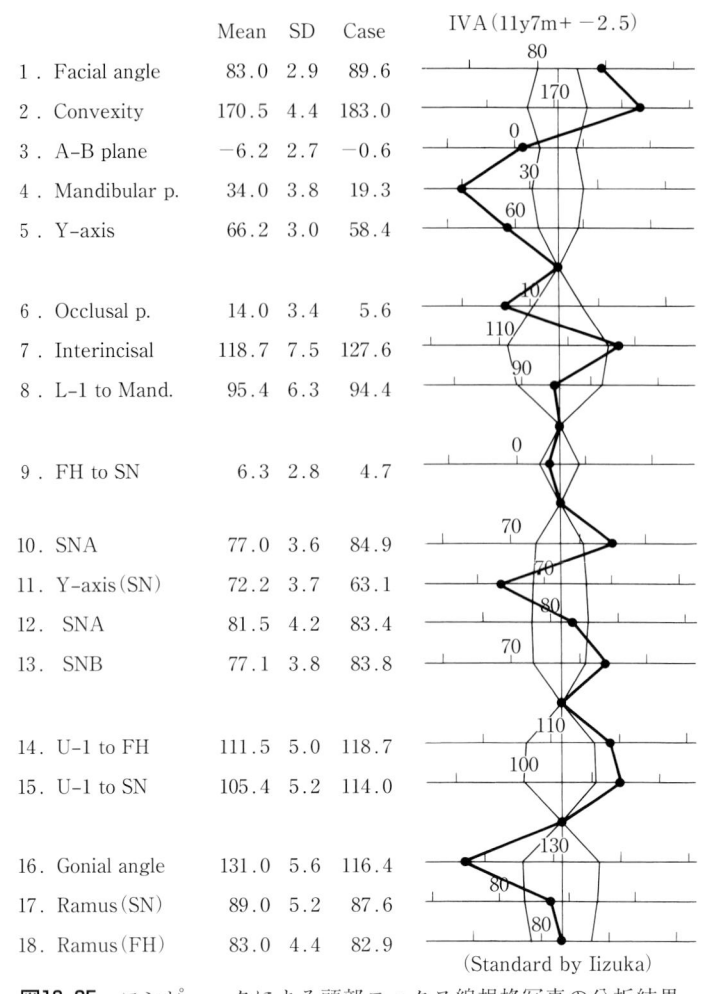

	Mean	SD	Case
1. Facial angle	83.0	2.9	89.6
2. Convexity	170.5	4.4	183.0
3. A-B plane	−6.2	2.7	−0.6
4. Mandibular p.	34.0	3.8	19.3
5. Y-axis	66.2	3.0	58.4
6. Occlusal p.	14.0	3.4	5.6
7. Interincisal	118.7	7.5	127.6
8. L-1 to Mand.	95.4	6.3	94.4
9. FH to SN	6.3	2.8	4.7
10. SNA	77.0	3.6	84.9
11. Y-axis(SN)	72.2	3.7	63.1
12. SNA	81.5	4.2	83.4
13. SNB	77.1	3.8	83.8
14. U-1 to FH	111.5	5.0	118.7
15. U-1 to SN	105.4	5.2	114.0
16. Gonial angle	131.0	5.6	116.4
17. Ramus(SN)	89.0	5.2	87.6
18. Ramus(FH)	83.0	4.4	82.9

(Standard by Iizuka)

図18-25 コンピュータによる頭部エックス線規格写真の分析結果.

―ナジオン平面，下顎下縁平面，咬合平面，口蓋平面，顔面平面，Y軸，下顎枝後縁平面を設定する．

I．分析

頭部エックス線規格写真の分析法は数多くある．したがって，歯科衛生士は歯科医師が使用している分析法に従って，角度的計測や距離的計測を行い，ポリゴン表を作成する．角度的計測は分度器を用いて0.5°まで判読計測し，距離的計測は1/20mm副尺目盛り付きノギスで小数点以下第2位まで計測する．

最近ではコンピュータを用いて分析を行うことが一般化している(**図18-25**)．

第19章
装置の装着

　矯正装置を口腔内に装着するには種々な方法がある．ブラケットのダイレクトボンディング法による接着，バンドのセメントによる合着，ワイヤーのブラケットへの装着などがある．

19-1．ブラケットのダイレクトボンディング法による接着

A．接着剤の種類とその取り扱い方

　マルチブラケット装置ではブラケット類が歯面に直接接着される．このとき使用される接着剤がダイレクトボンディング剤である．

　ダイレクトボンディング剤は成分によりMMA系とBis-GMA系の2種類に大別される．その性状には粉・液タイプとペーストタイプがある．重合型では光重合型と化学重合型がある．いずれの接着剤も基本的な接着操作はほとんど変わらない．

B．ブラケットの種類とその取り扱い方

　ブラケットは形態によりエッジワイズブラケットとベッグブラケットの2種類がある．装着方法により鑞着用(ウェルディング用)と接着用(ボンディング用)の2種類がある．材質により金属製，セラミック製，プラスチック製などがある．

　ブラケットの種類は多種多様である．したがって，ブラケットの種類ごとにケースに入れて，所定の位置に保管しなければならない．また，在庫管理も容易となる(図19-1)．

C．接着方法

　ブラケットの接着方法にはダイレクトボンディング法(直接法)とインダイレクトボンディ

図19-1　ブラケットとバッカルチューブは種類ごとにケースに入れて保管する．

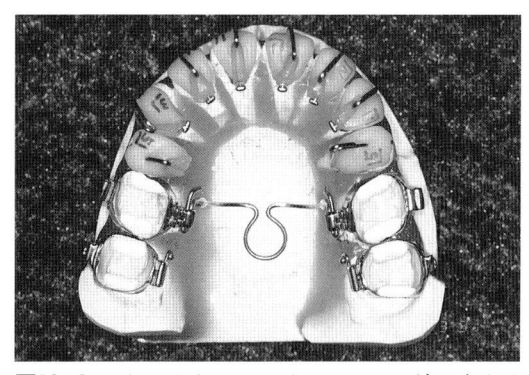

図19-2　インダイレクトボンディング法．あらかじめ作業模型上でコアを作製し，ブラケットの接着位置を規定している．その後，これらを歯に接着する．

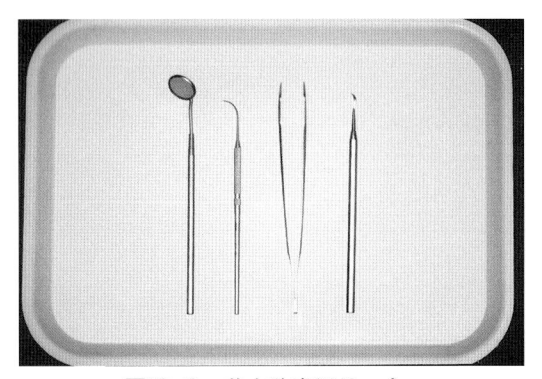

図19-3 基本診査用具一式.

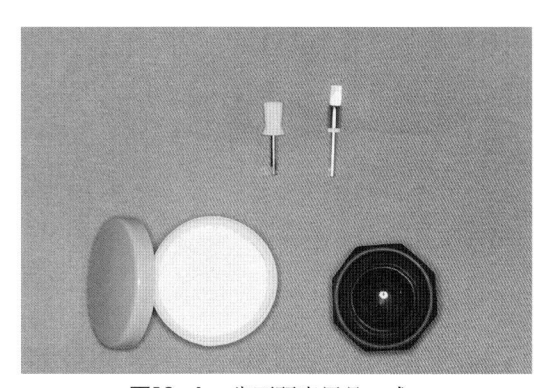

図19-4 歯面研磨用具一式.

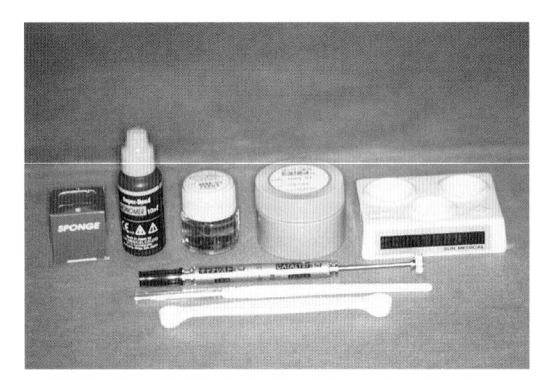

図19-5 ダイレクトボンディング・キット.

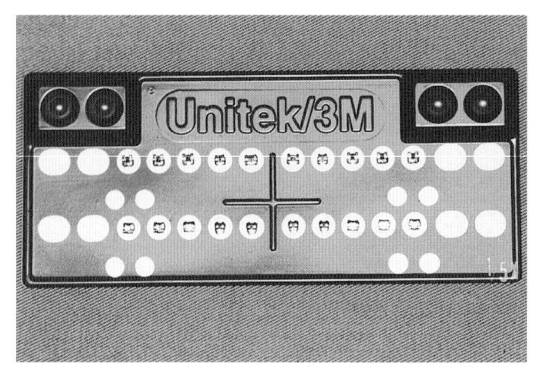

図19-6 ボンディング用ブラケット類一式.

ング法(間接法)がある．ダイレクトボンディング法はブラケットを1歯ずつ直接歯に接着する直接法である．インダイレクトボンディング法はあらかじめ作業模型上でコアを作製し，多数のブラケットを一度に接着する間接法である(図19-2)．

D．ダイレクトボンディング法に必要な器具・材料

a．基本診査用具一式
デンタルミラー，探針，ピンセット，スケーラーなどがある(図19-3)．

b．歯面研磨用具一式
ラバーカップ，ロビンソンブラシ，研磨材(スケーリングクリーム)，ダッペングラス，低速回転ハンドピースなどを用意する(図19-4)．

c．口角鉤
口唇や頰を圧排して，術野を広げる．

d．ブラケットポジショニングゲージ
e．排唾管
f．ダイレクトボンディング・キット
接着剤，エッチング剤，エッチング剤塗布用スポンジ，混和皿，小筆などがセットになっている(図19-5)．

g．ボンディング用ブラケット類一式(図19-6)
h．コットンロール

E．ダイレクトボンディング法の手順と注意事項

a．歯面の研磨と乾燥(図19-7)
1)低速回転ハンドピースを用い，ラバーカップやロビンソンブラシに研磨材(スケーリングクリーム)をつけて歯面を研磨する．

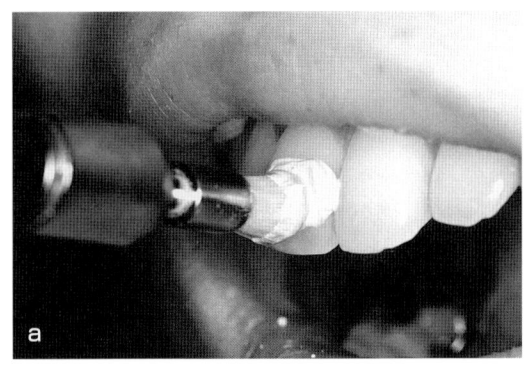

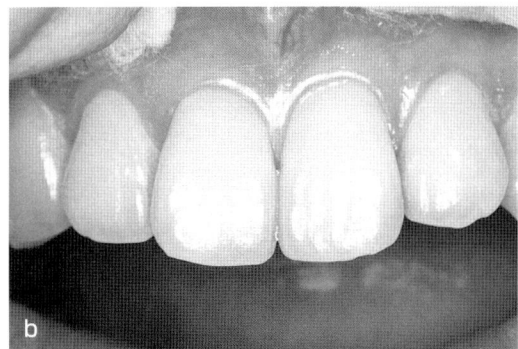

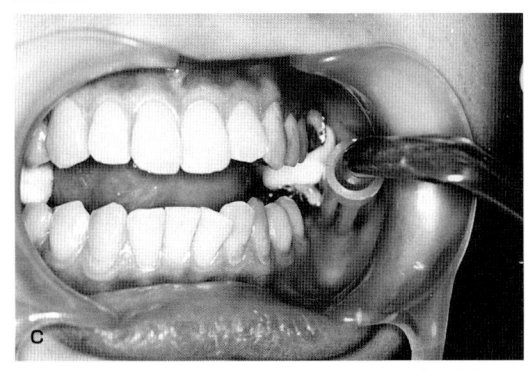

図19-7 ダイレクトボンディング法の手順(歯面の研磨と乾燥). **a**:歯面を研磨している. **b**:歯面を水洗,乾燥した状態である. **c**:口角鉤を装着し術野を広げている. 多数歯の接着や唾液が多い場合には排唾管を用いる.

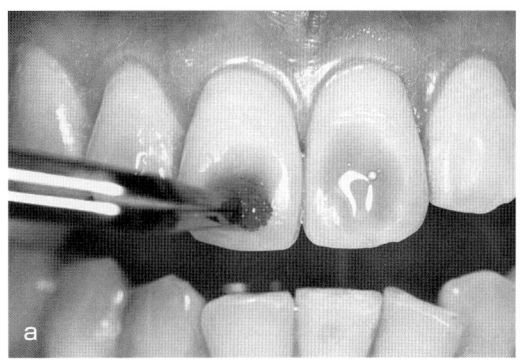

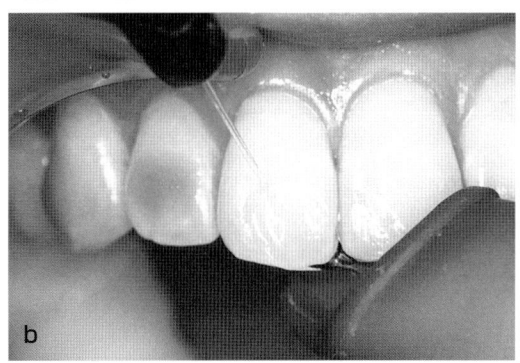

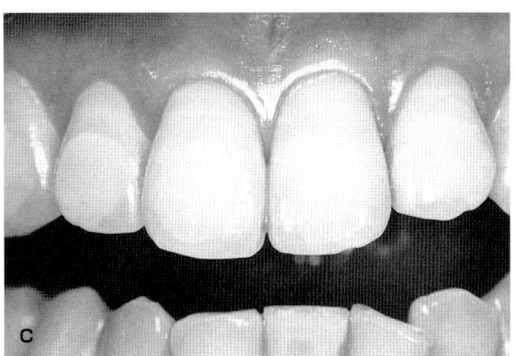

図19-8 ダイレクトボンディング法の手順(エッチングと水洗・乾燥). **a**:歯面にエッチング剤を塗布している. **b**:エッチング後,歯面を十分に水洗,乾燥する. **c**:エッチング面が白く不透明になった状態である.

2)研磨により有機性の被膜を除去し,新鮮エナメル質を露出させる.

3)研磨材を除去するため,歯面や口腔内を十分に水洗,乾燥する.

4)口角鉤を装着し,口唇や頬を圧排して,術野を広げる.

5)圧排が不十分な場合には,コットンロールを歯肉頬移行部に挿入して,術野を広げる.

6)多数歯の接着や唾液が多い場合には排唾管を用いて唾液を持続的に吸引する.

b．エッチング(酸処理)と水洗・乾燥(図19-8)

1)歯面を十分に水洗,乾燥する.

2)ボンディングする歯面にエッチング剤を塗布する. 一般に30～50%リン酸溶液が用いられる. エッチング時間は30～60秒である.

3)エッチング範囲はブラケットの接着面よ

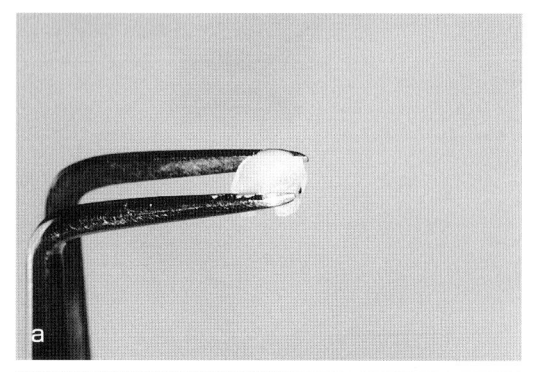

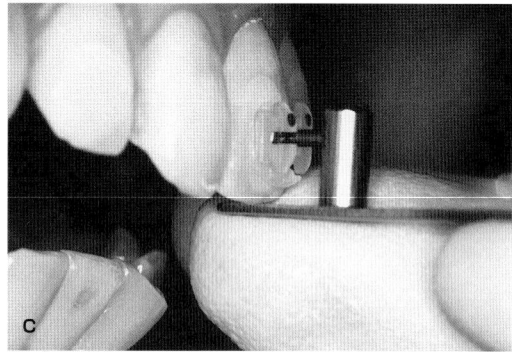

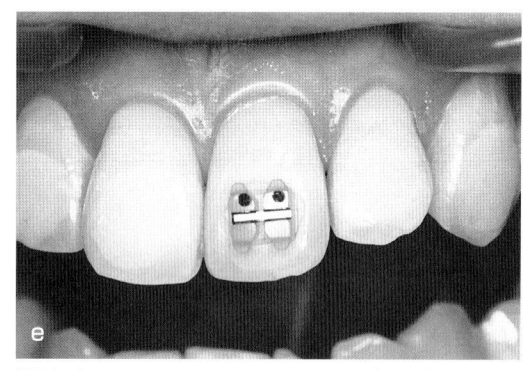

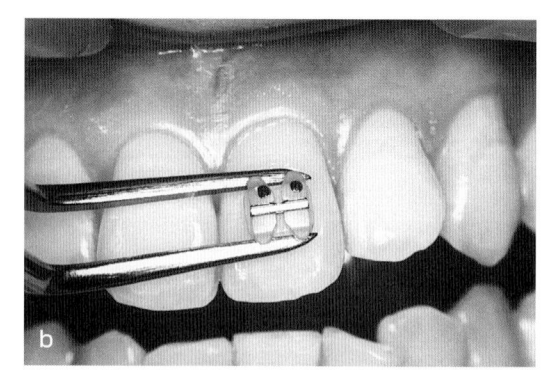

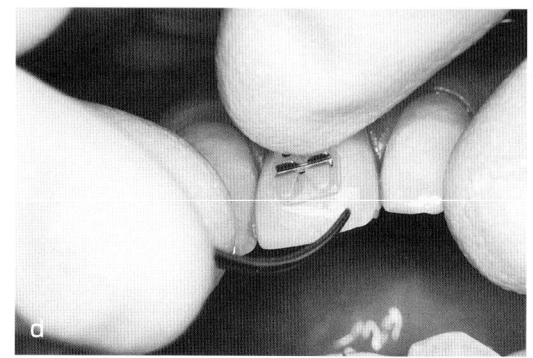

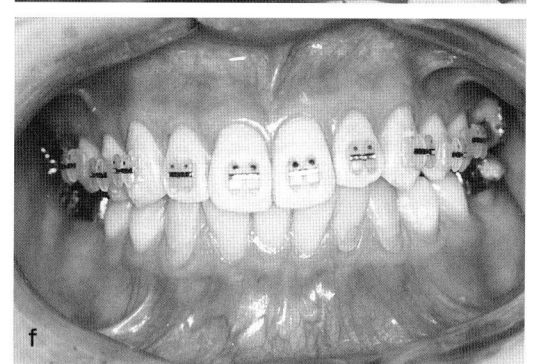

図19-9 ダイレクトボンディング法の手順（ブラケットの接着）．**a**：接着剤をブラケット接着面に塗布している．**b, c**：ブラケットをピンセットやポジショニングゲージを用いて所定の位置に圧接している．**d**：ブラケットベースからはみ出した接着剤を除去している．**e, f**：ブラケットの接着が終了した状態である．

りわずかに広くする．

4）エッチング後，十分に水洗，乾燥を行う．

5）乾燥が不十分であればブラケット脱落の原因になる．

6）乾燥後，エッチング面に唾液が触れないように完全に防湿する．

7）エッチング面は白く不透明になる．

c．ブラケットの接着（図19-9）

1）接着剤を歯面あるいはブラケット接着面に薄く1層塗布する．

2）ブラケットをピンセット，ブラケットポジショニングゲージ，探針を用いて所定の位置に圧接，接着する．

3）接着位置を規定するジグ付きのブラケットではポジショニングゲージを用いずに正しい

図19-10 接着位置を規定するジグ付きブラケットを接着した状態である.

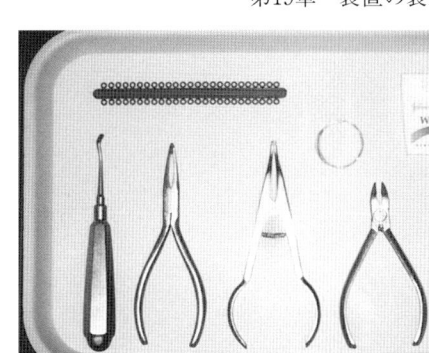

図19-11 歯間離開に必要な器具・材料.

位置に接着できる(図19-10).

4)ブラケットベースに直接触ると指の脂肪がつき,接着力が低下する.

5)接着剤が厚くなると未重合部分ができたり,余剰レジンが多く残るので,十分に圧接する.

6)ブラケットベースからはみ出した接着剤を探針を用いて硬化前に除去しておく.

7)ブラケットウィングの下に入り込んだレジンも硬化前に除去しておく.

8)硬化後,取り残した接着剤はスケーラーや研磨バーで削除する.

9)ブラケットの接着が終了する.

19-2. バンドのセメントによる合着

バンドの口腔内への装着は歯間離開,バンドの製作と適合,チューブ類のバンドへの溶接,バンドのセメント合着の順で行われる.

A. 歯間離開

臼歯のバンドを製作するため,あらかじめセパレーターを入れて隣接面に空隙をつくる.

a. 必要な器具・材料(図19-3,11)

1)基本診査用具一式

2)セパレーター:エラスティックセパレーター,既製のスプリングセパレーター,真鍮線などがある.

3)エラスティックインサーティングプライヤー

4)デンタルフロス,ココアバター

5)ホウプライヤー,バンドプッシャー:真鍮線の結紮や処理に使用する.

6)ピンアンドリガチャーカッター

b. エラスティックセパレーターによる歯間離開の手順と注意事項(図19-12)

1)デンタルフロスを用いて隣接面を清掃する.このとき隣接面の接触の強さも確認する.

2)エラスティックセパレーターをエラスティックインサーティングプライヤーの先端に取り付ける.

3)プライヤーを握り,細く伸びたセパレーターを左右に動かしながら,歯間部に押し込む.

4)セパレーターの歯肉側半分が接触点の下方に入るまで押し込む.

5)隣接面の接触が緊密な場合にはココアバターを塗布して行う.

6)セパレーターが接触点を取り囲み,正しく挿入されていることを確認する.

7)セパレーターからプライヤーを外し,撤去する.

8)セパレーター装着後約4〜6日で,歯間が離開する.離開後,セパレーターをスケーラーや探針で引き抜き,撤去する.

9)長期間セパレーターを装着すると,自然

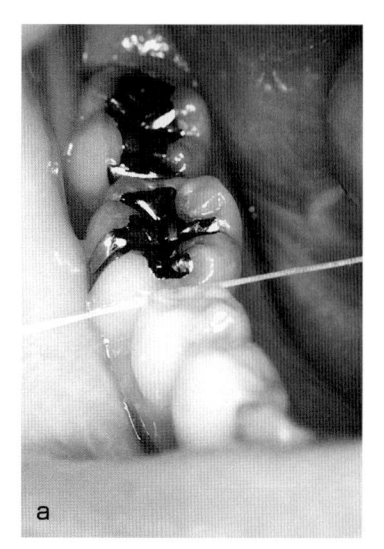

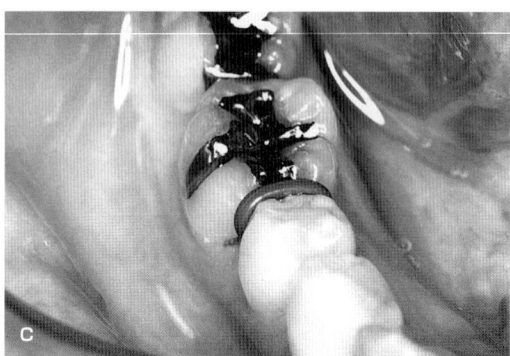

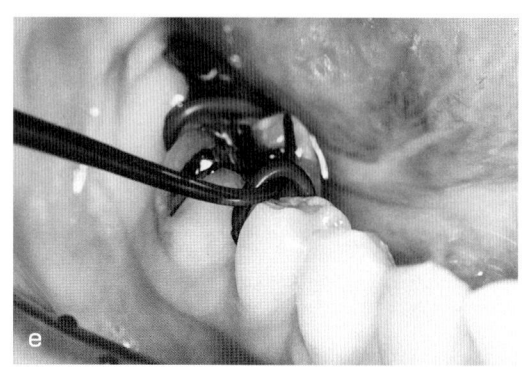

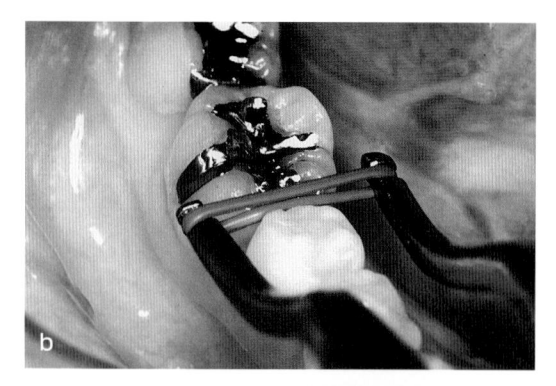

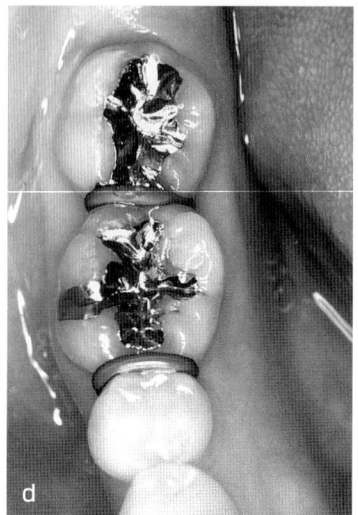

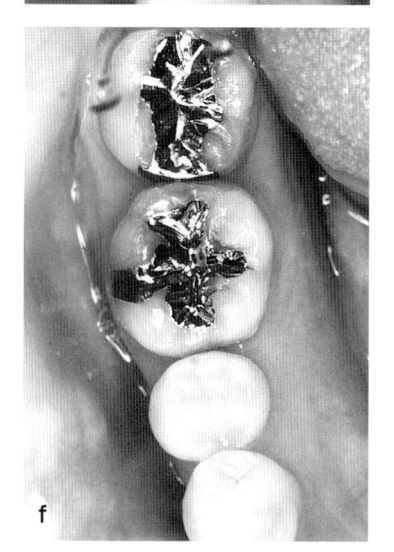

図19-12 エラスティックセパレーターによる歯間離開の手順. **a**：デンタルフロスを用いて隣接面の清掃や接触の強さを確認している. **b**：セパレーターをプライヤーを用いて歯間部に押し込んでいる. **c**：セパレーターが挿入された状態である. **d**：セパレーターが第一大臼歯の近遠心隣接面に装着された状態である. **e**：歯間離開後, セパレーターを探針で引き抜き, 撤去している. **f**：歯間が離開した状態である.

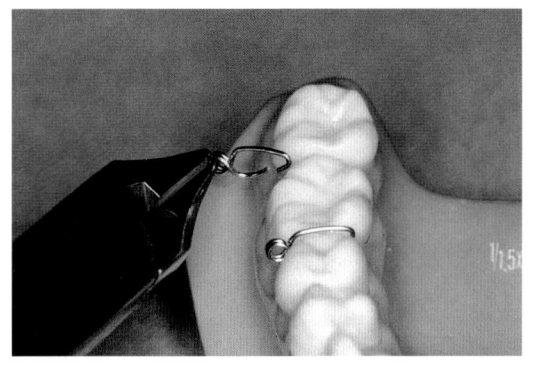

図19-13 スプリングセパレーターによる歯間離開.

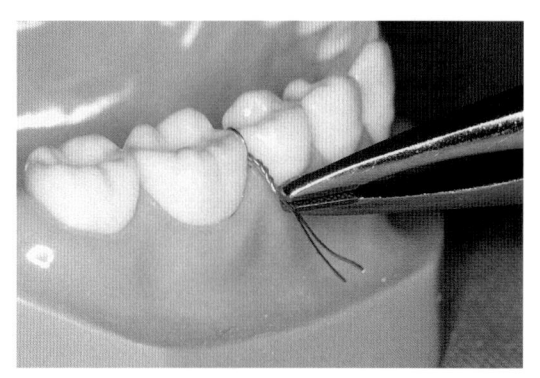

図19-14 真鍮線による歯間離開.

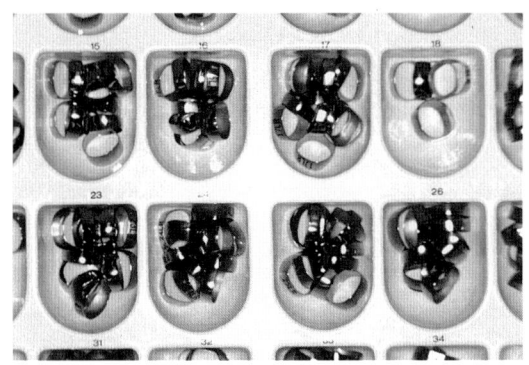

図19-15 バンドは歯種別,サイズ別にケースに入れて保管する.

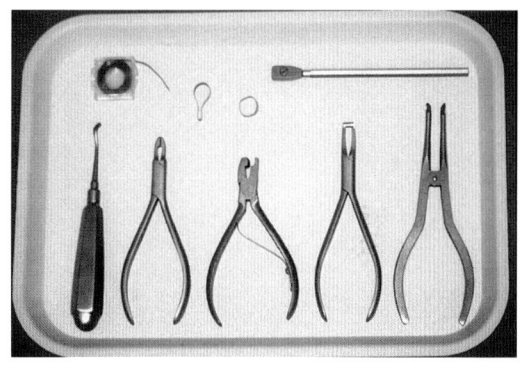

図19-16 バンドの製作と適合に必要な器具・材料.

に脱離し,空隙が閉鎖するので注意する.
10)デンタルフロスで隣接面を清掃する.
11)バンドを作製する.

c．その他の歯間離開の方法

1）既製のスプリングセパレーターによる方法

ライトワイヤープライヤーやユーティリティプライヤーなどでスプリングセパレーターを歯間隣接面にかける.スプリングが戻る力を利用して歯間離開を行う(図19-13).

2）真鍮線による方法

真鍮線(ブラスワイヤー)を歯間乳頭部から差し込み,歯間隣接面を取り巻くようにする.その後,ワイヤーの両端をホウプライヤーで結紮し,ピンアンドリガチャーカッターで余剰部分を切断する.切断端はホウプライヤーやバンドプッシャーで処理する(図19-14).

B．バンドの製作と適合

a．バンドの種類とその取り扱い方

バンド材料にはロールバンド,膨隆付きバンド,既製シームレスバンドがある.

ロールバンドと膨隆付きバンドは形成し,賦形しなければならない.

既製シームレスバンドは上下の歯の大きさを統計的に計測し製作したものである.大臼歯,小臼歯,犬歯,前歯用があり,それぞれ種々のサイズがある.したがって,歯種別にバンドケース内に整理し,所定の位置に保管しておく必要がある.在庫管理も容易になる(図19-15).一度試適したバンドは薬液消毒しバンドケース内に戻しておく.

b．必要な器具・材料(図19-3,4,16)

1)基本診査用具一式

2）歯面研磨用具一式
3）バンド材料（ロールバンド，膨隆付きバンド，既製シームレスバンド）
4）Oタイプバンドカンタリングプライヤー
5）デラローサプライヤー
6）バンドプッシャー
7）モーラーバンドシーター
8）ブラケットポジショニングゲージ
9）ダブルビークバンドフォーミングプライヤー
10）バンドリムービングプライヤー
11）スポットウェルダー

c．既製シームレスバンドによる手順と注意事項（図19-17）

1）歯面の歯石やプラークをスケーラーで除去する．
2）研磨材で清掃し，十分に乾燥しておく．
3）バンドの大きさを選択する．指で押して入る大きさの1つあるいは2つ小さいサイズを目安とする．
4）バンドのサイズは近心側に記入されている．
5）バンドをバンドプッシャーで挿入する．
6）バンドプッシャーがバンドから滑脱して，軟組織を傷つけないように人差し指を添えて使用する．
7）バンドプッシャーでバンドの辺縁を内側に曲げないように注意する．
8）必要に応じてモーラーバンドシーターを使用する．
9）歯の咬耗状態にもよるが，第一大臼歯では咬頭頂から約1.5mmの高さにバンドの咬頭側辺縁を位置させる．
10）バンドプッシャーでバンドを歯面に十分圧接，適合させる．
11）頰側面溝や結節をとくによく圧接する．
12）必要に応じてバンドの近遠心の辺縁の高さを調節する．
13）バンドの辺縁をOタイプバンドカンタリングプライヤーなどで歯に密着させる．
14）バンドにバッカルチューブ類を溶接する場合には溶接位置をブラケットポジショニングゲージで印記する．
15）バンドを撤去する前に咬合させて，付けた印と対合歯の接触関係を確認する．
16）バンドの撤去にはバンドリムービングプライヤーを用いる．

d．その他のバンドによる手順と注意事項

1）膨隆付きバンドによる方法

膨隆付きバンド材料で大小2つのループを作る．まず，ダブルビークバンドフォーミングプライヤーのバンド保持部を小さいループの内側に，歯面適合部を大小ループの境界部に挿入する．ついで，歯冠を大きいループで取り囲む．大きいループを舌側（口蓋側）から絞り込むようにして，バンドを歯面に適合させる．その後，バンドを形成している以外の余剰部分をスポットウェルダーで溶接する．余剰部分を3mm程度残し，金冠ばさみで切断する．最後に余剰部分をバンド面に圧接後，スッポトウェルダーで溶接し，バンド形成を終了する（図19-18）．その後の手順は既製シームレスバンドに準拠する．

2）ロールバンドによる方法

ロールバンド材料を適切な長さに金冠ばさみで切断する．切断した両断端をスポットウェルダーで溶接し，ほぼ膨隆付きバンドの形状にする（図19-19）．その後の手順は膨隆付きバンドと既製シームレスバンドに準拠する．

C．チューブ類のバンドへの溶接

バンドにはバッカルチューブやブラケットなどのアタッチメントが溶接（ウェルディング）される．

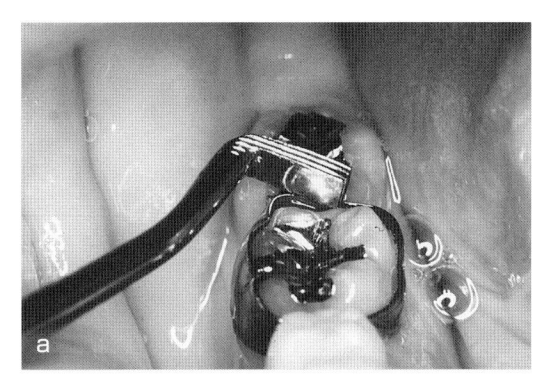

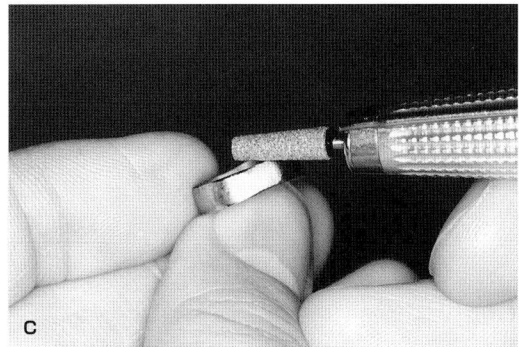

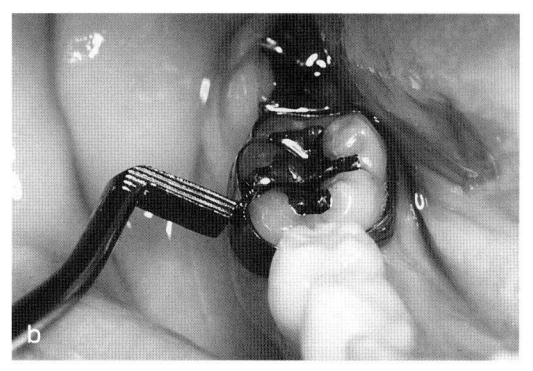

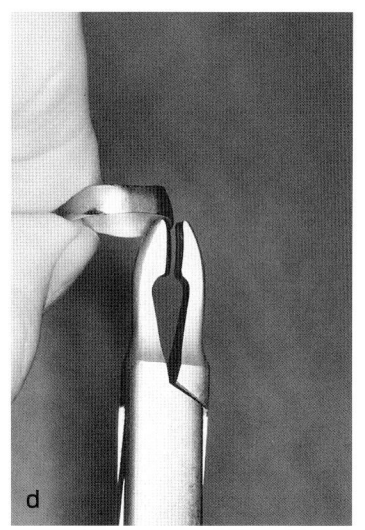

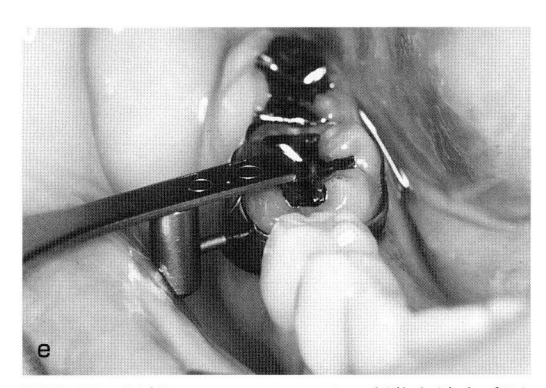

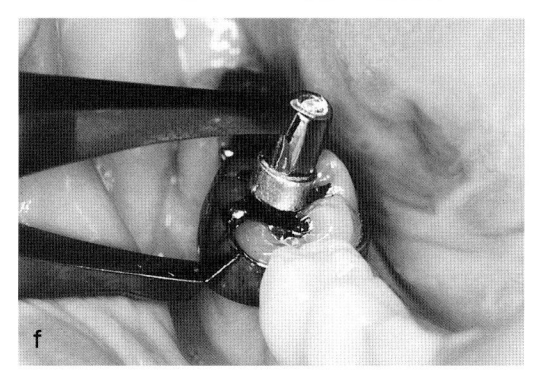

図19-17 既製シームレスバンドの製作と適合手順．**a**：バンドをバンドプッシャーで挿入している．**b**：バンドを頬側面溝に十分圧接している．**c**：バンド辺縁の高さを調節している．**d**：バンド辺縁をOタイプバンドカンタリングプライヤーで調節している．**e**：バッカルチューブの溶接位置をブラケットポジショニングゲージで印記している．**f**：試適したバンドをバンドリムービングプライヤーで撤去している．

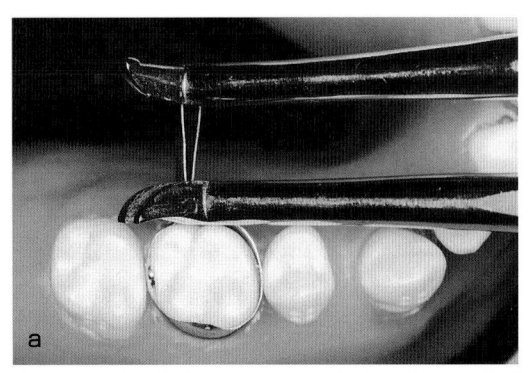

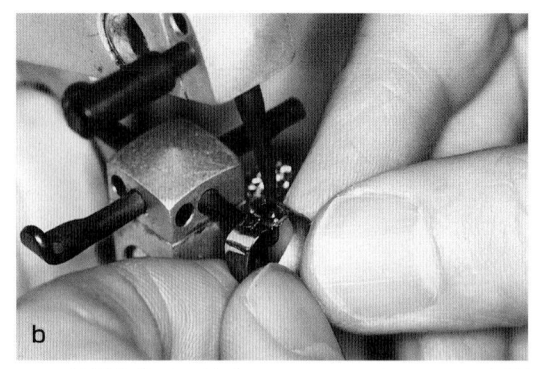

図19-18 膨隆付きバンドによる製作方法．**a**：膨隆付きバンド材料を歯面に適合させている．**b**：バンド材料をスポットウェルダーで溶接し，バンドを形成している．

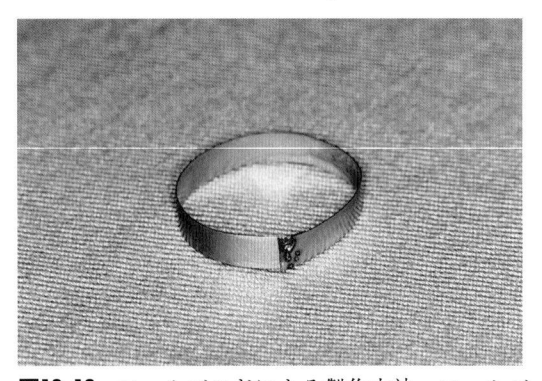

図19-19 ロールバンドによる製作方法．ロールバンド材料の両断端をスポットウェルダーで溶接し，ほぼ膨隆付きバンドの形状にした状態である．

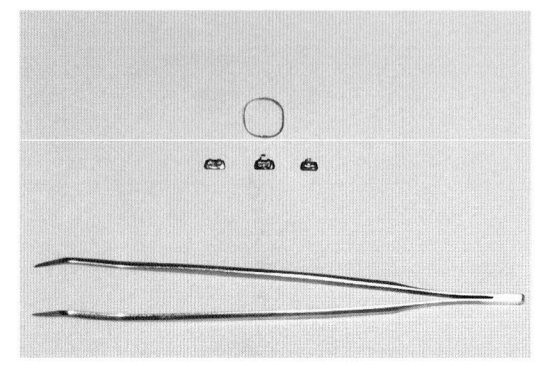

図19-20 チューブ類の溶接に必要な器具・材料．

a．バッカルチューブの種類とその取り扱い方

バッカルチューブには鑞着用（ウェルディング用）と接着用（ボンディング用）の2種類がある．バッカルチューブは形態により円形（ラウンドバッカルチューブ），楕円形（オーバルチューブ），矩形（レクタンギュラーチューブ，エッジワイズバッカルチューブ）などがある．エッジワイズバッカルチューブにはシングルバッカルチューブのほかに，ダブルバッカルチューブ，トリプルバッカルチューブなどもある．各種テクニックごとに整理し，ブラケットケース内にブラケットとともに保管する．在庫管理も容易になる（図19-1）．

b．必要な器具・材料（図19-20）

1）スポットウェルダー
2）バンド
3）アタッチメント類

溶接用のバッカルチューブ，ブラケット，リンガルボタンなどを用意する．

4）ピンセット

c．手順と注意事項（図19-21）

1）ブラケットポジショニングゲージで付けた印に合わせてチューブ類をバンドにスポットウェルダーで溶接する．

2）印記部に溶接するチューブ類と対合歯が接触する場合には溶接部位を多少歯頸側にするか，歯科医師の指示を得る．

3）最初はスポットウェルダーで1か所1回程度仮着する．

4）歯科衛生士が溶接操作を行う場合には仮

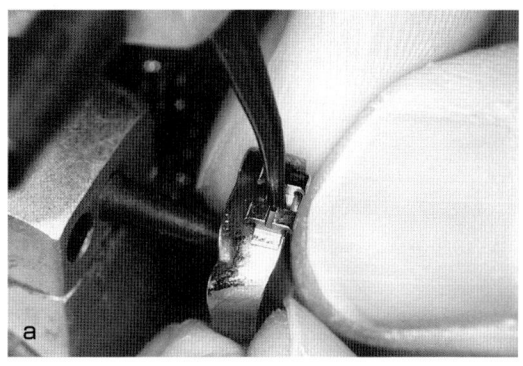

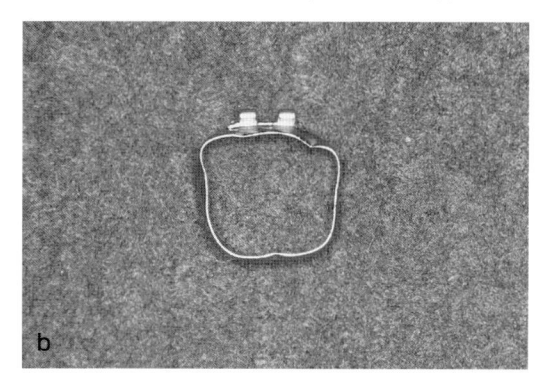

図19-21 チューブ類の溶接手順．**a**：バンドにチューブ類をスポットウェルダーで溶接している．**b**：バンドにブラケットが溶接された状態である．

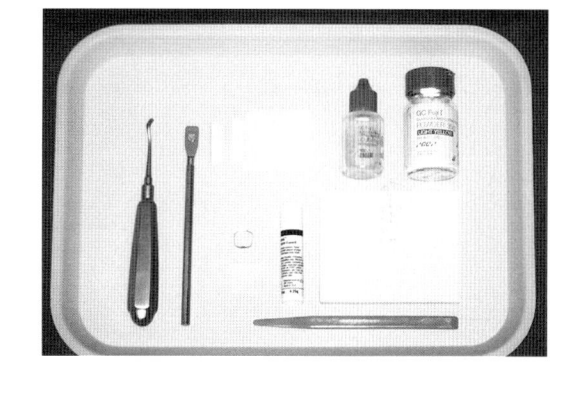

図19-22 セメント合着に必要な器具・材料．

着後歯科医師の確認を得る．

5）正しい位置を確認後，2，3回ずつ数か所を確実に溶接する．

D．バンドのセメント合着

バンドはセメントによって歯に合着される．バンドのセメント合着は歯科衛生士が歯科医師を補助して，共同作業で行われる．

a．必要な器具・材料（図19-1, 22）

1）基本診査用具一式
2）バンド
3）バンドプッシャー
4）モラーバンドシーター
5）セメント，練板，スパチュラ
6）ガーゼとコットンロール
7）接着テープ
8）セメントガード

b．手順と注意事項（図19-23）

1）バンドの内面に付着した唾液や血液などはアルコール綿で拭掃し，エアーシリンジで乾燥する．

2）チューブ類にセメントが入らないように，セメントガードクリームを付ける．

3）バンドの咬合面側に接着テープを貼る．

4）セメントを標準稠度で練和する．

5）練和したセメントをバンドの内面にスパチュラで均等か，あるいは歯頸側に多めにつける．

6）バンドプッシャーでバンドを圧入する．

7）溢出したセメントをガーゼで拭き取り，バンドの位置を確認する．

8）セメント硬化中は咬合面にクリームなどを付けて防湿を行う．

9）ガーゼを巻いたコットンロールを咬ませ，

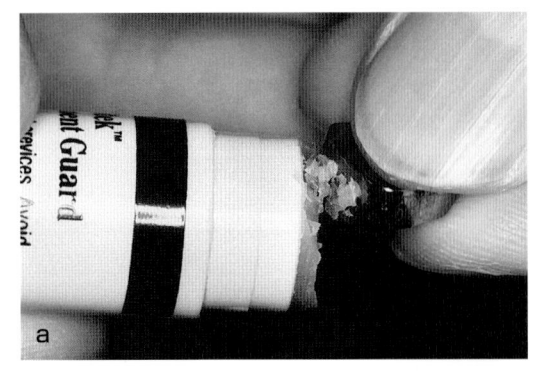

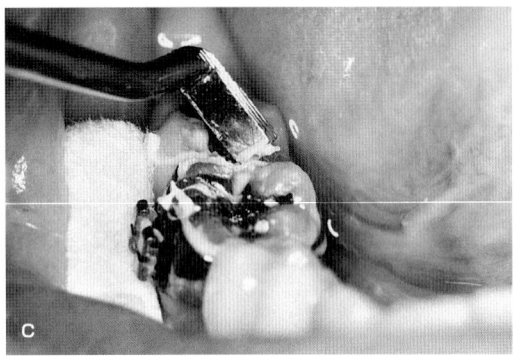

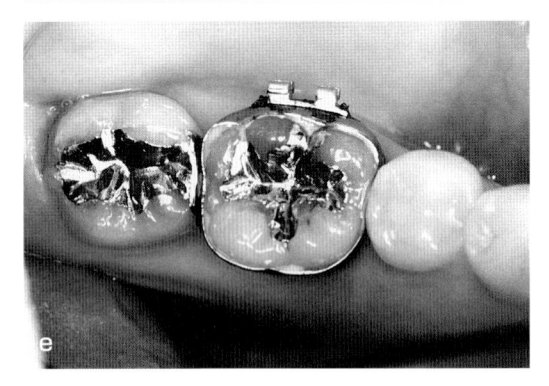

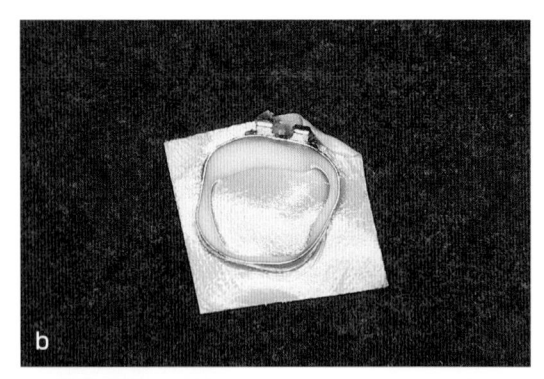

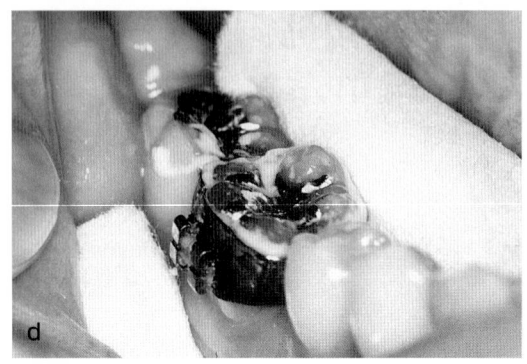

図19-23 セメント合着の手順．**a**：チューブ類にセメントガードを付けている．**b**：バンドの咬合面側に接着テープを貼り，セメントをバンドの歯頸側に多めにつけている．**c**：バンドプッシャーでバンドを圧入している．**d**：溢出したセメントをガーゼで拭き取る．**e**：セメント硬化後，余剰セメントを除去する．バンドが装着された状態である．

セメントを硬化させる．

10) セメント硬化後，スケーラーや超音波スケーラーを用いて余剰セメントを除去する．

19-3．ワイヤーのブラケットへの装着

A．ワイヤーの種類とその取り扱い方

マルチブラケット装置で使用するワイヤーにはニッケルチタン合金線，ステンレススチール線，コバルトクロム合金線などがある．ニッケルチタン合金線は治療初期の叢生や捻転の除去に多く用いる．ステンレススチール線やコバルトクロム合金線は主線として用いられている．リガチャーワイヤーはステンレススチール線である．ワイヤーの形状（断面形態）にはラウンド（円形），スクエア（正方形），レクタンギュラー（矩形）の3種類がある．

マルチブラケット装置で使用するワイヤーは治療の各段階に応じて異なり，多種多様である．したがって，各段階に応じて整理，管理するの

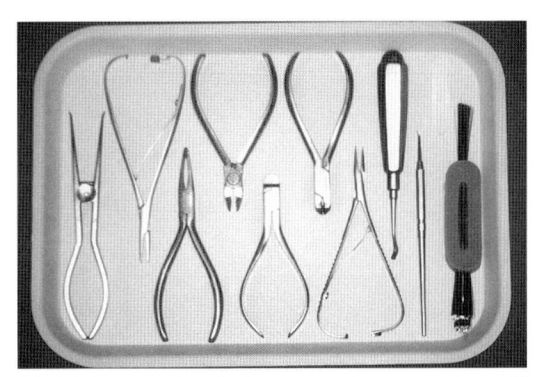

図19-24 エッジワイズブラケットへのワイヤー装着に必要な器具・器材.

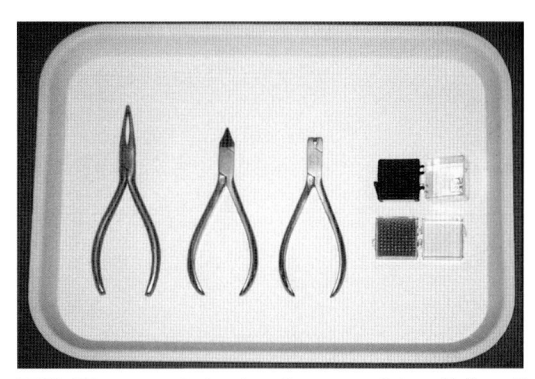

図19-25 ベッグブラケットへのワイヤー装着に必要な器具・器材.

が得策である．ワイヤースタンドに分類して保管しておくと，歯科衛生士は歯科医師が要求するワイヤーをすぐに準備することができる．

B．ワイヤーの装着方法

エッジワイズブラケットへのワイヤーの装着はリガチャーワイヤー(結紮線)やエラスティックモジュールを使用する．ベッグブラケットではロックピンを使用する．

C．必要な器具・器材

a．エッジワイズブラケットの場合(図19-24)

1) リガチャータイニングプライヤー
2) ホウプライヤー
3) ワインガートユーティリティープライヤー
4) ニードルホルダー
5) ピンアンドリガチャーカッター
6) バードビークプライヤー
7) ツイードアーチベンディングプライヤー
8) ディスタルエンドカッター
9) バンドプッシャー
10) リガチャーディレクター
11) リガチャーワイヤー(結紮線)
12) エラスティックインサーティングプライヤー
13) エラスティックモジュール

b．ベッグブラケットの場合(図19-25)

1) ホウプライヤー
2) ライトワイヤープライヤー
3) ディスタルエンドカッター
4) ロックピン

D．手順と注意事項

a．リガチャーワイヤーによる方法(図19-26)

1) アーチワイヤーをエッジワイズブラケットのスロットに確実に挿入する．
2) 挿入にはバードビークプライヤーやツイードアーチベンディングプライヤーなどを用いる．
3) バッカルチューブの遠心端から余分に出ているワイヤーをディスタルエンドカッターで切断する．
4) リガチャーワイヤーにてブラケットとアーチワイヤーを結紮する．
5) 結紮にはリガチャータイニングプライヤー，ホウプライヤー，ワインガートユーティリティープライヤー，ニードルホルダーを用いる．
6) リガチャーワイヤーの末端を3mm程度残して，ピンアンドリガチャーカッターなどを用いて切断する．

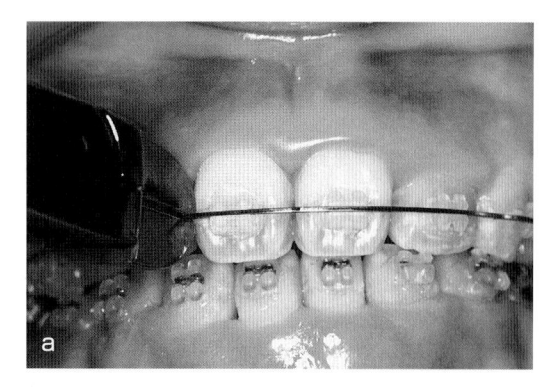

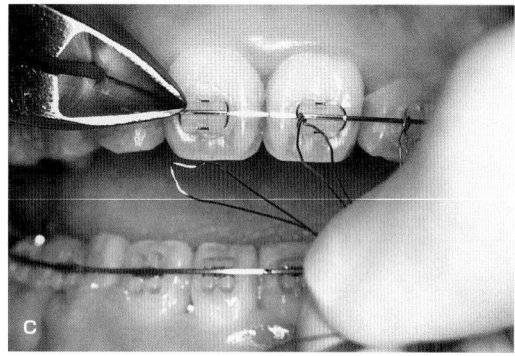

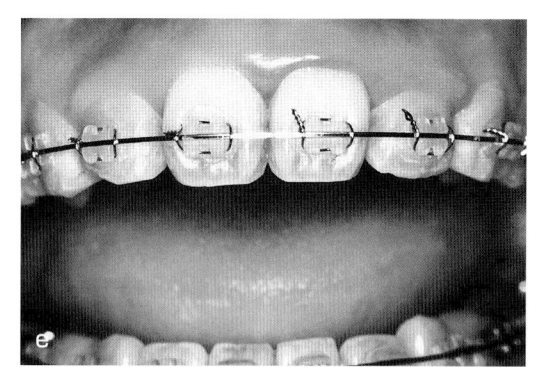

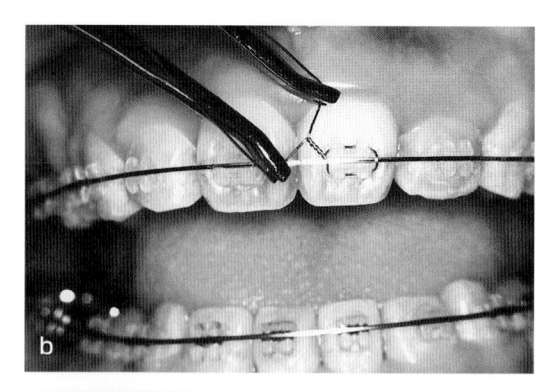

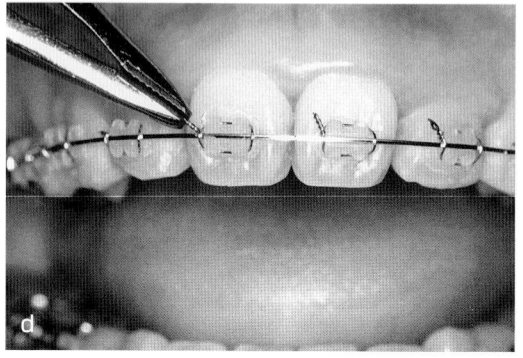

図19-26 リガチャーワイヤーによるワイヤーの装着方法．**a**：アーチワイヤーをエッジワイズブラケットスロットに確実に挿入している．**b**：ブラケットとアーチワイヤーをリガチャーワイヤーで結紮している．**c**：リガチャーワイヤーを切断している．**d**：リガチャーワイヤーの断端をアーチワイヤーの下に圧接している．**e**：上顎右側中切歯に装着が終了した状態である．

7）リガチャーワイヤーの断端をホウプライヤー，バンドプッシャー，リガチャーディレクターなどを用いてアーチワイヤーの下に圧接する．

b．エラスティックモジュールによる方法(図19-27)

1）アーチワイヤーをエッジワイズブラケットのスロットに確実に挿入する．

2）エラスティックインサーティングプライヤーにエラスティックモジュールを装填する．

3）エラスティックモジュールをブラケットウィングにかけ，結紮する．

c．ロックピンによる方法(図19-28)

1）アーチワイヤーをベッグブラケットのスロットに確実に挿入する．

2）ロックピンをホウプライヤーで保持し，ブラケットスロットに挿入する．

3）ブラケットスロットの切縁(咬頭)側から出たロックピンの脚をホウプライヤーで曲げる．

第19章 装置の装着 165

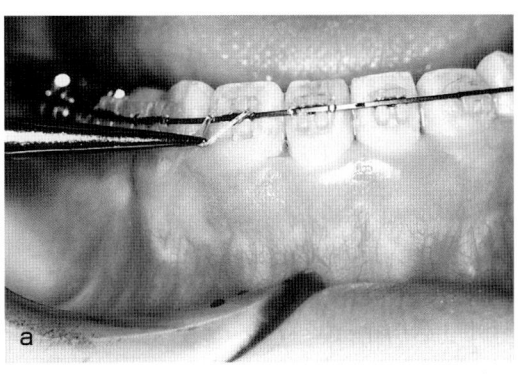

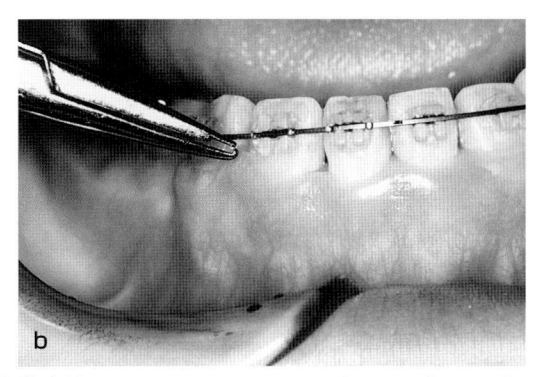

図19-27 エラスティックモジュールによるワイヤーの装着方法．**a**：エラスティックモジュールをエッジワイズブラケットのウィングにかけ，結紮している．**b**：下顎右側中切歯に装着が終了した状態である．

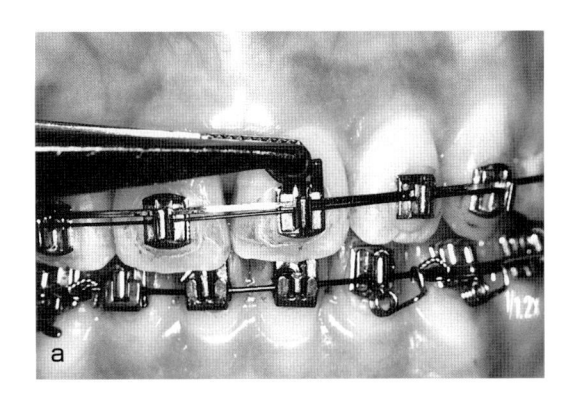

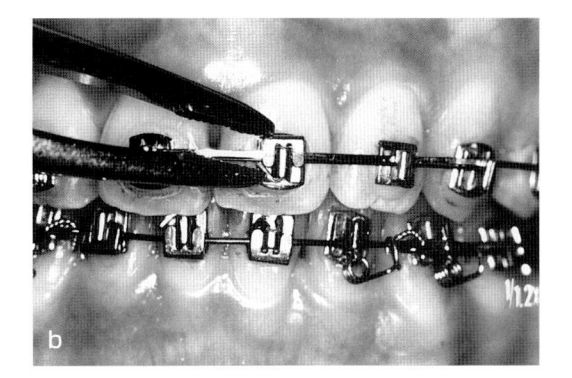

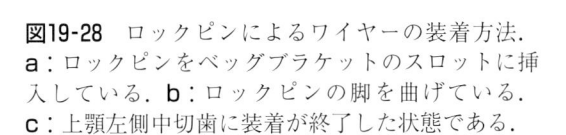

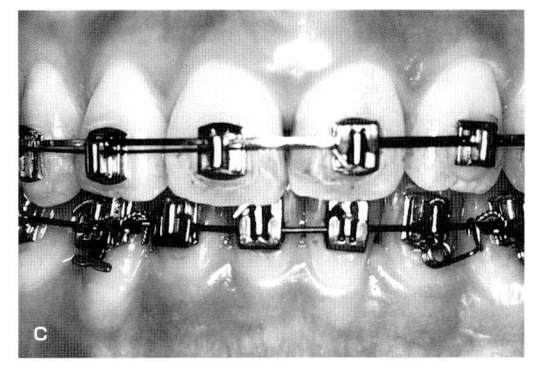

図19-28 ロックピンによるワイヤーの装着方法．
a：ロックピンをベッグブラケットのスロットに挿入している．**b**：ロックピンの脚を曲げている．
c：上顎左側中切歯に装着が終了した状態である．

第20章
装置の撤去

　矯正装置の口腔内からの撤去にはアーチワイヤーの撤去，バンドの撤去，ブラケットの撤去など多種多様である．歯科衛生士は装置の撤去を歯科医師の指示のもとで行ったり，それを補助したりする．

20-1．アーチワイヤーの撤去

　アーチワイヤーは動的治療中あるいは動的治療終了時に口腔内から撤去される．

A．必要な器具・器材(図19-3，20-1)

　1)基本診査用具一式
　2)ピンアンドリガチャーカッター
　3)ホウプライヤー
　4)ユーティリティプライヤー
　5)バードビークプライヤー
　6)ライトワイヤープライヤー
　7)ガーゼ(アルコールガーゼ)

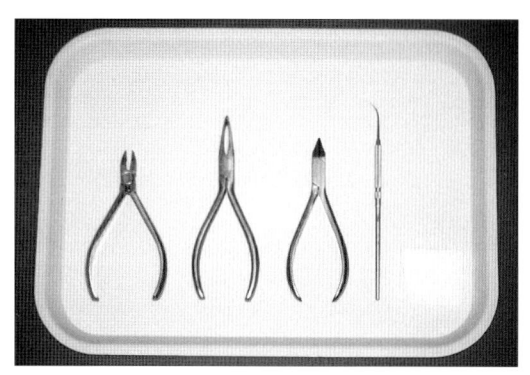

図20-1 アーチワイヤーの撤去に必要な器具・器材．

B．術式と注意事項(図20-2)

　1)エッジワイズ装置ではピンアンドリガチャーカッターを用いてブラケットとアーチワイヤーを結紮しているリガチャーワイヤーを切断し，除去する．

　2)エラスティックモジュールで結紮してある場合には探針を用いてモジュールを除去する．

　3)ベッグ装置ではピンアンドリガチャーカッターを用いてロックピンの脚を切断し，それを除去する(図20-3)．

　4)歯科衛生士は歯科医師が除去したリガチャーワイヤー，モジュール，ロックピンをアルコールガーゼで受け取り，まとめて捨てる．

　5)アーチワイヤーを撤去する．シンチバックしてある場合にはホウプライヤーやユーティリティプライヤーを用いて遠心端の部分をまっすぐにした後，撤去する．

　6)タイバックしてある場合にはストップループと最後臼歯を結紮しているリガチャーワイヤーを切断後，アーチワイヤーを撤去する．

　7)アーチワイヤーの撤去後は口腔内を十分清掃する．

　8)撤去したアーチワイヤーが不必要な場合には捨てる．

　9)撤去したアーチワイヤーを調整後，再装着する場合にはアルコールガーゼで拭掃しておく．

第20章 装置の撤去 167

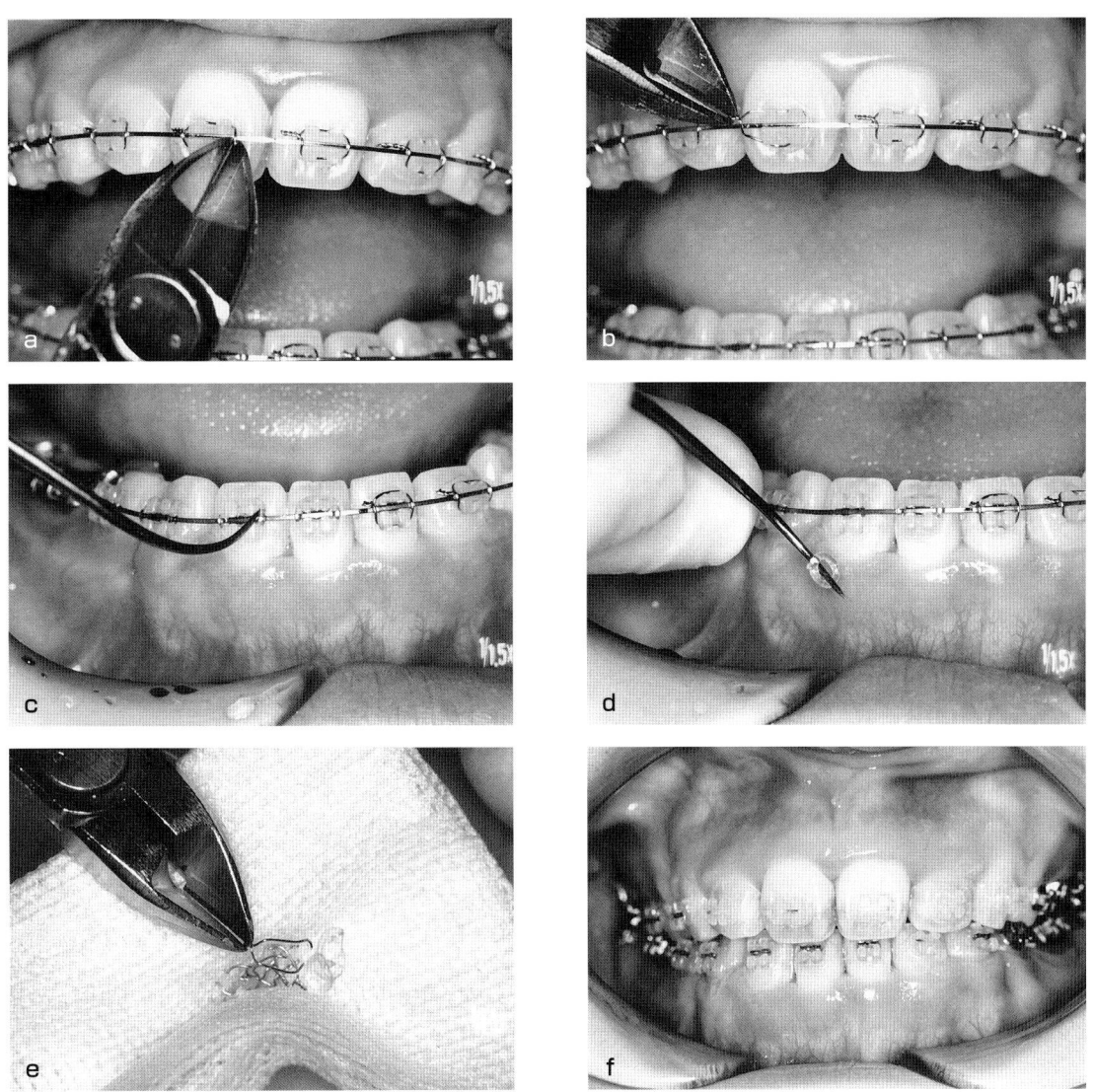

図20-2 エッジワイズ装置でのアーチワイヤーの撤去．**a, b**：リガチャーワイヤーをピンアンドリガチャーカッターで切断し，除去している．**c, d**：モジュールを探針で除去している．**e**：歯科衛生士は歯科医師が除去したリガチャーワイヤーやモジュールをアルコールガーゼで受け取り，捨てる．**f**：アーチワイヤーを撤去した状態である．

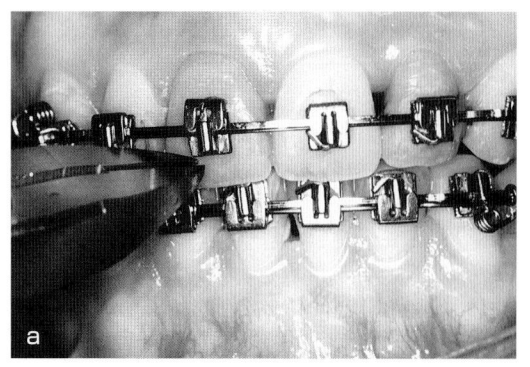

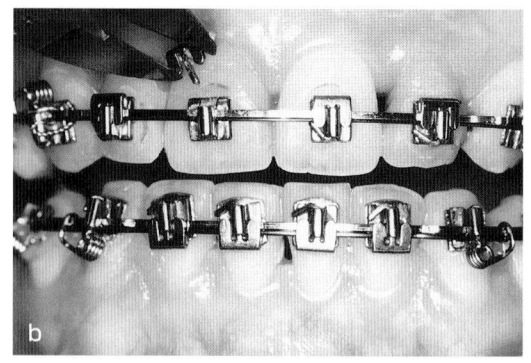

図20-3 ベッグ装置でのアーチワイヤーの撤去．ピンアンドリガチャーカッターを用いてロックピンを切断（a）・除去（b）し，アーチワイヤーを撤去する．

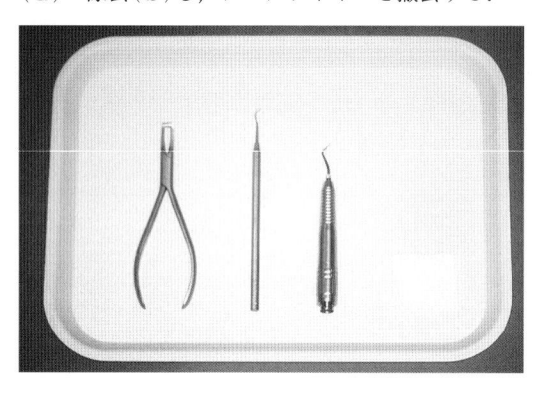

図20-4 バンドの撤去に必要な器具・器材．

20-2．バンドの撤去

ダイレクトボンディング法の普及に伴い，バンドが前歯部に装着されることは少なくなった．現在では臼歯部だけにバンドが装着されることが多い．

A．必要な器具・器材（図19-3, 4, 20-4）

1）基本診査用具一式
2）歯面研磨用具一式
3）バンドリムービングプライヤー
4）切断バー
5）スケーラー，超音波スケーラー
6）ガーゼ，ロール綿

B．術式と注意事項（図20-5）

1）バンドリムービングプライヤーの先端部が平坦になっている側を歯の咬合面（切縁）に固定し，他端をバンドの歯頸側辺縁に当て，バンドを撤去する．

2）歯の破折防止のため，咬合面（切縁）にガーゼやロール綿をあてるとよい．

3）一般に下顎臼歯部のバンドは頰側から，上顎臼歯部は口蓋側から操作すると容易に撤去される．

4）バンドリムービングプライヤーで撤去が困難な場合には切断用バーで切断する．

5）撤去後に歯面に残留したセメントはスケーラー（超音波スケーラー）で除去し，十分に研磨する．

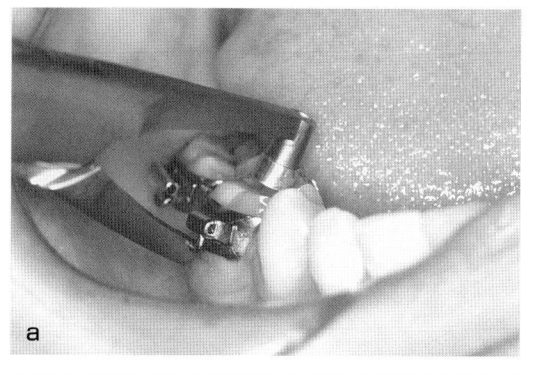

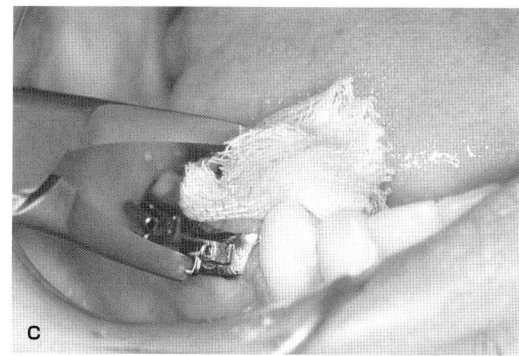

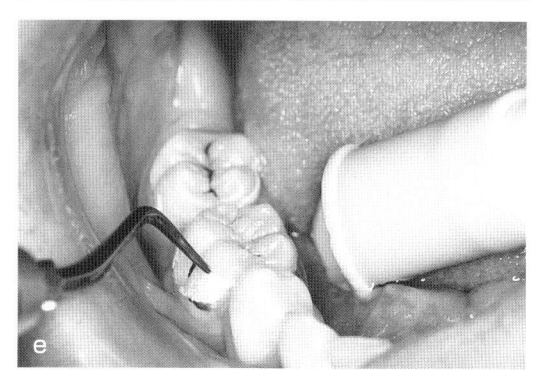

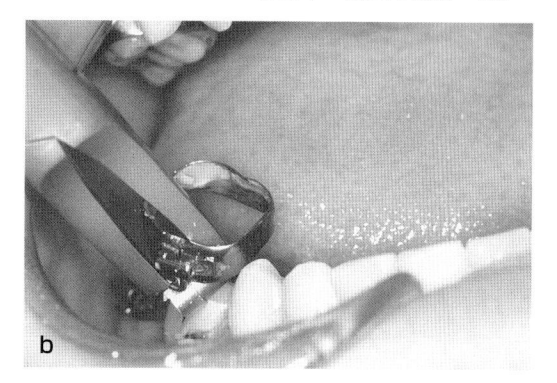

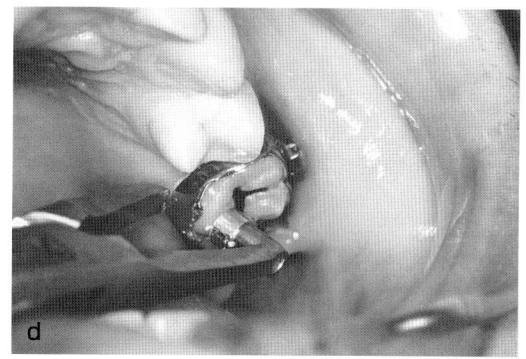

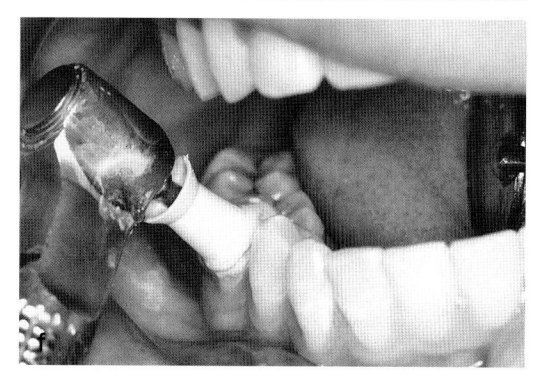

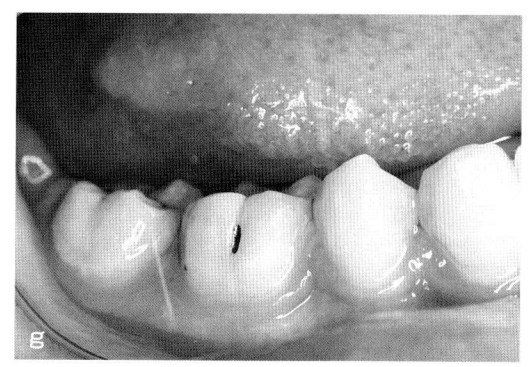

第20章 装置の撤去 169

図20-5 バンド撤去の術式．**a, b**：バンドリムービングプライヤーによりバンドを撤去している．下顎臼歯部のバンドは頰側から操作すると容易に撤去される．**c**：歯の破折防止のため，咬合面にガーゼをあてている．**d**：上顎臼歯部のバンドは口蓋側から操作すると容易に撤去される．**e**：歯面に残留したセメントをスケーラー（超音波スケーラー）で除去している．**f**：歯面を研磨している．**g**：バンドが撤去された状態である．

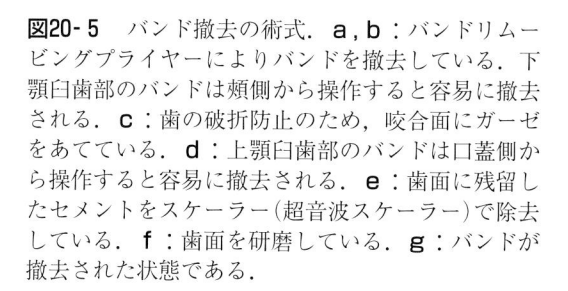

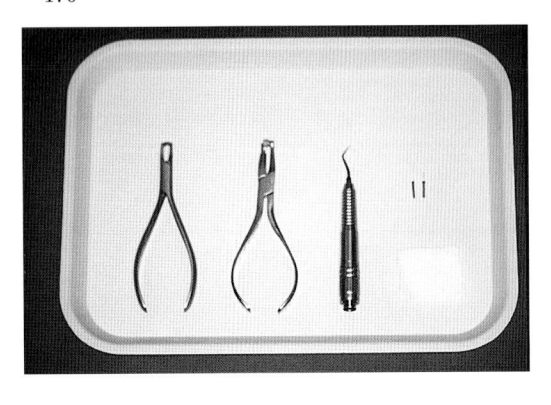

図20-6 ブラケットの撤去に必要な器具・器材．

20-3．ブラケットの撤去

A．必要な器具・器材（図19-3，4，図20-6）

1）基本診査用具一式
2）歯面研磨用具一式
3）ブラケットリムービングプライヤー
4）アドヒーシブリムービングプライヤー
5）研磨バー・ポイント
6）超音波スケーラー
7）ガーゼ，ロール綿

B．術式と注意事項（図20-7）

1）ブラケットリムービングプライヤーを用いてブラケットを撤去する．

2）プライヤーの先端部の刃をブラケットと歯面の間にあてて，ブラケットを歯面から剥ぎ取る．

3）ブラケットをねじりながら撤去すると，患者に疼痛を与えるので注意する．

4）撤去したブラケットを誤飲しないように注意する．

5）動的矯正治療終了時の撤去はアーチワイヤーを装着した状態でブラケットリムービングプライヤーを用いてブラケットを一塊として撤去すると容易である．

6）撤去後歯面に残留した接着剤はアドヒーシブリムービングプライヤーやスケーラー（超音波スケーラー）を用いて除去する．

7）アドヒーシブリムービングプライヤーの刃を歯面に正しく位置づけないと，エナメル質を損傷するので注意する．

8）プライヤーやスケーラーで除去が困難な場合にはホワイトポイントなどを使用する．

9）エアータービンはエナメル質を削除しないように注意する．

10）研磨材を用いて歯面を研磨する．

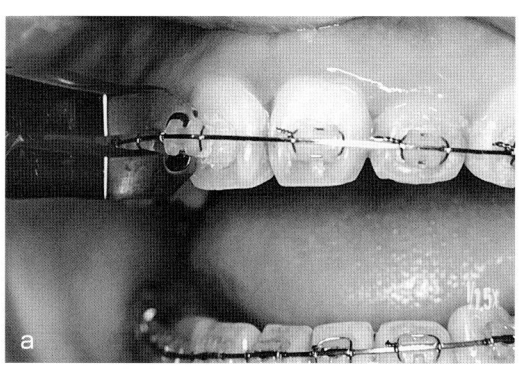

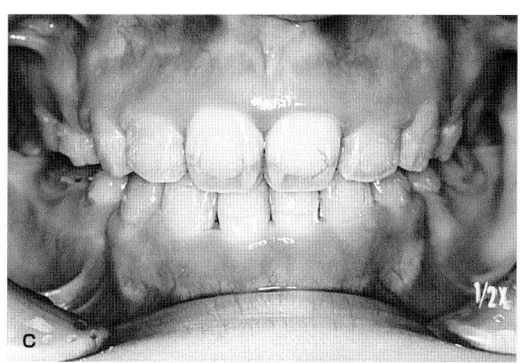

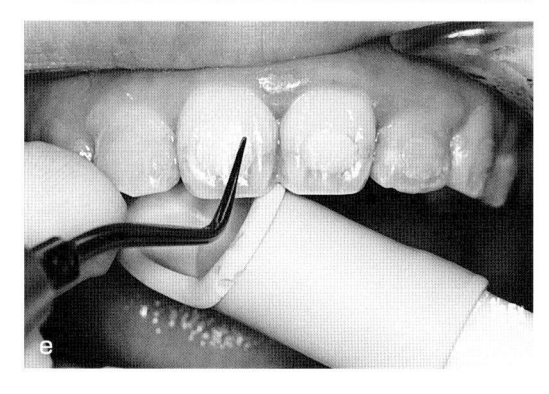

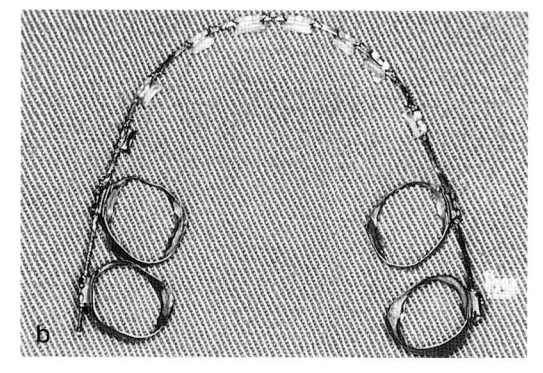

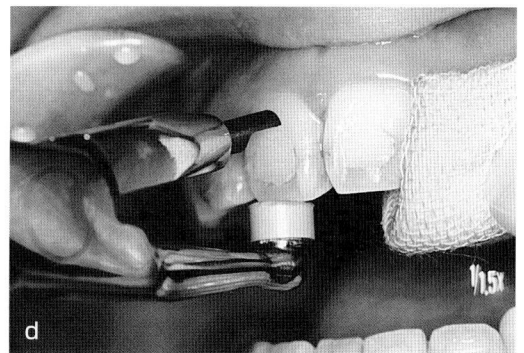

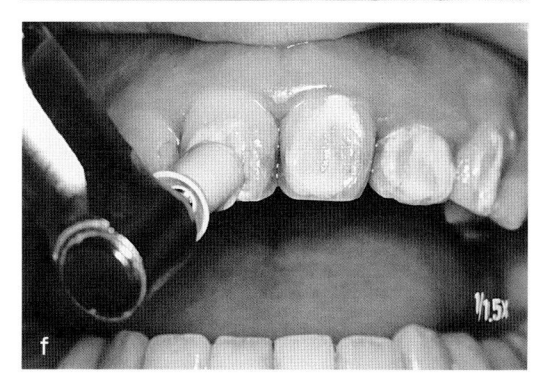

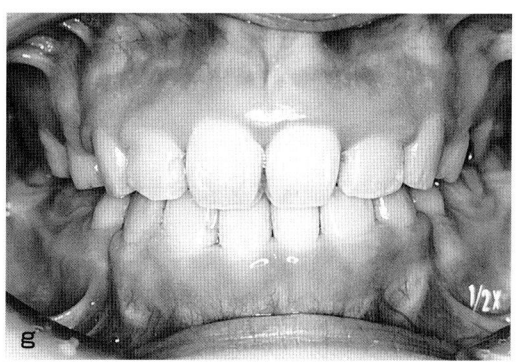

第20章 装置の撤去 171

図20-7 ブラケット撤去の術式．**a**：ブラケットリムービングプライヤーを用いてブラケットを撤去している．**b, c**：動的矯正治療終了時の撤去はアーチワイヤーとブラケット類を一塊として撤去する．**d, e**：歯面に残留した接着剤をアドヒーシブリムービングプライヤーやスケーラーを用いて除去している．**f**：歯面を研磨材で研磨している．**g**：ブラケットの撤去が終了した状態である．

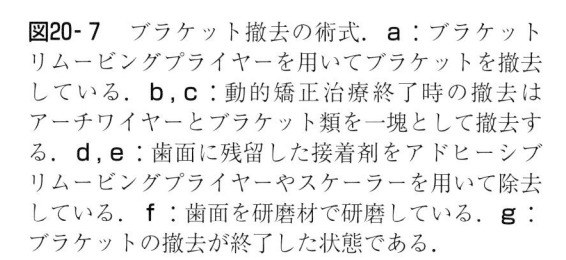

第21章
矯正臨床における歯科衛生士の役割

21-1. 矯正臨床における歯科衛生士の役割の概要

　矯正治療では矯正装置のため口腔内が複雑になる．この複雑な環境が長期間続く．また，治療の対象は若年者が多い．歯科衛生士は矯正治療のこのような特殊性を十分に理解し，その役割を果たさなければならない．

　歯科衛生士の主な役割(業務範囲)は診断の補助，矯正治療の補助，口腔衛生指導管理の補助，口腔機能改善の補助，滅菌・消毒や事務管理に大別できる．

21-2. 診断の補助

　診断の補助には診査・検査の前準備(受付業務，第18章)，診査の補助(第18章)，形態的検査や機能的検査の補助(第18章)，症例分析の補助(第18章)，総合診断の補助(第18章)，矯正治療前の説明と承諾(インフォームド・コンセント)の補助などがある．

A. 矯正治療前の説明と承諾(インフォームド・コンセント)の補助

　歯科医師は矯正治療前に①不正咬合の状態と矯正治療の必要性，②診断結果や治療方針，抜歯の必要性，使用する矯正装置，治療期間，③治療中に注意すべき事項，④治療の効果と限界，⑤治療のリスク，⑥患者・保護者の協力の必要性，⑦治療費などについて，患者と保護者に十分説明し，承諾を得ておく必要がある．この治療前の説明と承諾をインフォームド・コンセントという．インフォームド・コンセントを十分に行わず，治療過程で過失があった場合には説明義務違反となる可能性もある．インフォームド・コンセントでは顔面写真・口腔内写真・口腔模型・エックス線写真・分析結果の資料，矯正装置のサンプルなどを準備し，患者と保護者に説明する．

　患者や保護者への説明の中には必ずしも歯科医師が直接行わなくてもよい部分がある．歯科衛生士はその部分の説明を行い，インフォームド・コンセントの補助をする．ただし，歯科衛生士は歯科医師とあらかじめその部分について十分に打ち合わせを行い，把握しておく必要がある．

　矯正治療前にインフォームド・コンセントを十分に行い，患者・保護者と歯科医師・歯科衛生士の望ましい信頼関係と人間関係を構築しておかなければならない．

21-3. 矯正治療の補助

　矯正治療の補助にはチェアサイド補助，ブラケット類のダイレクトボンディングの補助(第19章)，バンドのセメント合着の補助(第19章)，アーチワイヤー装着の補助(第19章)，アーチワイヤー撤去の補助(第20章)，バンド撤去の補助(第20章)，ブラケット類撤去の補助(第20章)，矯正装置の取り扱い方の指導，矯正装置のトラブルとその応急処置の指導などがある．

A．矯正装置の取り扱い方の指導

　歯科医師は矯正装置の使用方法やその注意事項を患者や保護者に説明する．説明の中には歯科衛生士に任せられる部分がある．歯科衛生と歯科医師は十分に打ち合わせを行い，歯科衛生がこの部分を説明することもある．

　患者や保護者に説明すべき矯正装置の主な使用方法やその注意事項の一例を次に示す．

a．マルチブラケット装置

　1）口腔内が複雑な状態になるので，齲蝕や歯肉炎に罹患しやすい．
　2）徹底した刷掃が必要である．
　3）アーチワイヤーの装着に伴い，疼痛や摂食障害を生じることがある．
　4）疼痛は塩を入れた湯で口をすすぐと軽減する．
　5）痛いときは柔らかい食物を摂取し，硬い食物は小さくする．
　6）ガムなどの粘着性のある食物は摂取を避ける．
　7）エラスティックは食事と刷掃時以外装着する．
　8）トラブルに対する応急処置について説明する．

b．舌側弧線装置や拡大装置

　1）徹底した刷掃が必要である．
　2）とくに，バンドの歯頸側，歯と主線や補助弾線が接している部分の刷掃を十分に行う．
　3）舌に違和感を訴えることがある．
　4）装置が粘膜に埋入しやすい．
　5）拡大ネジ付きの拡大装置ではネジの拡大の量と方向を指導する．

c．上顎顎外固定装置（ヘッドギア）

　1）最初の装着時に患者自身でフェイスボウの着脱が可能になるまで指導する．
　2）フェイスボウの中央を押さえてエラスティックの着脱を行う．
　3）フェイスボウはまっすぐ後方あるいは前方へ移動して，着脱する．
　4）牽引方向を十分に説明する．
　5）1日14時間以上装着する．
　6）患者の協力の必要性を患者と保護者に十分説明し，納得させる．
　7）食事や刷掃時，運動時には外す．
　8）装着していないときは収納ケースに入れておく．

d．オトガイ帽装置

　1）最初の装着時に患者自身で着脱が可能になるまで指導する．
　2）チンキャップには上下がある．
　3）牽引方向を説明する．
　4）装着は通常，就寝中である．
　5）使用が長期間に及ぶことがある．
　6）患者の協力の必要性を患者と保護者に十分説明し，納得させる．
　7）エラスティックは通常2本あるいは4本使用する．
　8）エラスティックは1か月ごとに交換する．
　9）1か月経過しないうちに，エラスティックが1本切れたらすべてを交換する．
　10）装着していないときは収納ケースに入れておく．
　11）顎関節に違和感，疼痛，雑音などが生じたら，すぐに歯科医師に連絡する．

e．上顎前方牽引装置

　1）口腔内装置には舌側弧線装置や拡大装置などが用いられるので，それぞれの注意事項を説明する．
　2）最初の装着時に患者自身で着脱が可能になるまで指導する．
　3）装着は通常，就寝中である．
　4）患者の協力の必要性を患者と保護者に十分説明し，納得させる．

5）装着していないときは収納ケースに入れておく．

f．機能的矯正装置
　　1）まず，夜間就寝中に装着する．
　　2）装着して1～2週間ほどは口腔外へ外れることがある．
　　3）1～2週間ほどすると就寝中も口腔内で安定する．
　　4）装置に慣れてきたら装着時間を長くする．
　　5）装着時はできるだけ口を閉じさせて呼吸させる．
　　6）装置を毎日歯ブラシで清掃する．
　　7）装着していないときは収納ケースに入れておく．

g．床矯正装置
　　1）食事と刷掃時以外は装着する．
　　2）装置を毎日歯ブラシで清掃する．
　　3）清掃時や着脱時に弾線を変形させない．
　　4）弾線の調節後2～3日間違和感がある．
　　5）違和感は徐々に軽減し，消失する．
　　6）装着時に発音しにくくなることがある．
　　7）装着していないときは収納ケースに入れておく．

h．保定装置
　　1）食事と刷掃時以外は装着する．
　　2）装置を毎日歯ブラシで清掃する．
　　3）清掃時や着脱時に唇側線を変形させない．
　　4）装着はレジンの部分を親指で押し，ワイヤーが前歯の中央に位置するようにする．
　　5）撤去はワイヤーを咬合面方向に押して行う．
　　6）着脱時に前歯部のワイヤーを引っ張って変形させない．
　　7）装着期間は症例に応じて異なるが，通常1～2年程度である．
　　8）装着時に発音しにくくなることがある．
　　9）装着していないときは収納ケースに入れておく．

i．トゥースポジショナー
　　1）上顎の歯から入れて，下顎の歯が正しい位置に咬み込むようにする．
　　2）起きている間は装置を咬み込んだり休んだりを繰り返す．
　　3）1日合計4時間以上咬み込む．
　　4）就寝中も装着する．
　　5）毎日歯ブラシで清掃する．
　　6）熱湯をかけない．
　　7）装着していないときは収納ケースに入れておく．

B．矯正装置のトラブルとその応急処置の指導

　矯正治療中は種々の口腔内のトラブルを生じる可能性がある．歯科衛生士はトラブルが発生したら，患者・保護者が歯科医師に連絡し指示を受けるように説明しておく．原則的に歯科医師は患者を来院させ，トラブルの処理を行うことになる．歯科衛生士はあらかじめトラブルの応急処置について患者や保護者に説明しておく．
　代表的なトラブルとその応急処置法には次のようなものがある．

a．リガチャーワイヤーの断端や主線の遠心端の突出による口唇や頰粘膜の損傷
　あらかじめ渡しておいた白いリリーフワックスやガーゼなどで突出した部分を覆う（図21-1）．

b．ブラケットの脱落
　リガチャーワイヤーやモジュールの除去が可能であれば，ブラケットを撤去する（図21-2）．

c．バンドの脱落
　可及的に元の装着位置に戻す．

d．ループの歯肉への埋入
　あらかじめ渡しておいた綿花やガーゼをループと粘膜の間に置いておく（図21-3）．

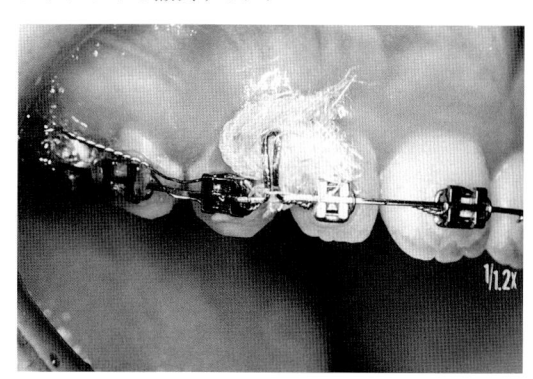

図21-1 リガチャーワイヤーの断端で口唇を損傷した場合には白いリリーフワックスで突出した部分を覆う．

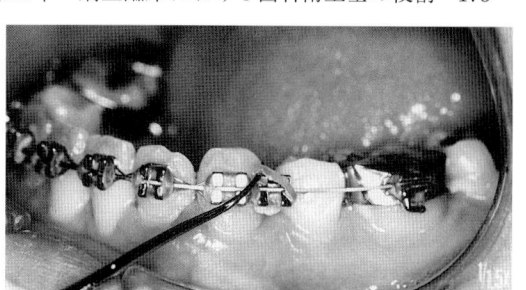

図21-2 ブラケットの脱落した場合にはリガチャーワイヤーやモジュールの除去が可能であれば，ブラケットを撤去する．

図21-3 ループが歯肉へ埋入した場合にはガーゼをループと粘膜の間に置く．

e．床矯正装置や保定装置などの破損
装置を持参させ，修理あるいは再製する．

f．床矯正装置や保定装置などの紛失
後戻りの原因となるので早期に再製する．

21-4．口腔衛生指導管理の補助

A．患者教育

矯正治療が成功するには患者自身が治療内容や注意事項を把握し，治療に積極的に協力する必要がある．すなわち，歯科衛生士は患者・保護者を主に次の内容について教育し，歯科医師の補助を行う．

a．矯正装置とその各部の名称
装着されている矯正装置とその各部の名称を教育用パンフレットや手鏡を用いて理解しやすく説明する．装置が破損した場合には具体的な名称で歯科医師に連絡できるようにしておく．

b．矯正装置の取り扱い方とその注意事項
各種矯正装置の取り扱い方とその注意事項について具体的に説明しておく．

c．矯正装置のトラブルとその応急処置
歯科医師は原則的に患者を来院させ，トラブルの処理を行う．歯科衛生士は来院までの応急処置について説明する．

d．装置装着後の疼痛
装置装着後2〜3日まで，違和感や疼痛が生じることがある．この疼痛は生理的な痛みであり，病的ではないことを説明しておく．疼痛は塩を入れた湯で口をすすぐと軽減する．必要ならば鎮痛剤の服用を指示する．

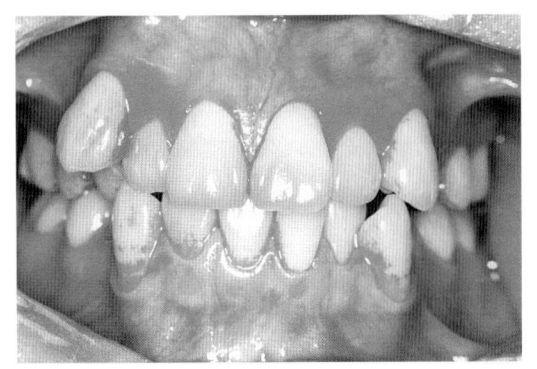

図21-4 歯垢顕示液でプラークを染め出し，矯正装置装着前の刷掃指導を行う．

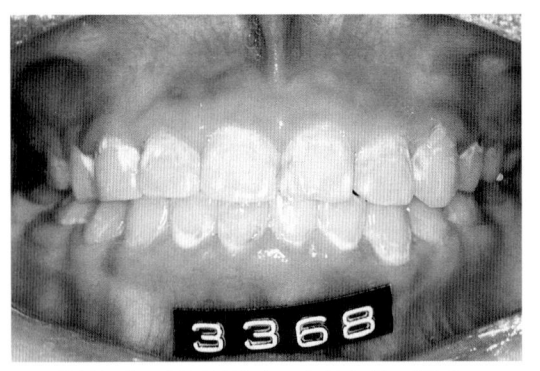

図21-5 矯正治療中に生じた歯の脱灰．

e．非協力な患者への対応

非協力な患者は患者自身が矯正治療の必要性を理解していなかったり，保護者に矯正治療を強いられた場合に多く認められる．非協力な患者では治療が長期間要するばかりか，不正咬合が改善しないこともある．また，十分な口腔清掃を行わないために，齲蝕や歯肉炎などを生じ，治療を途中で断念しなければならないこともある．したがって，患者の意志を確認し，患者と保護者と歯科医師・歯科衛生士の間で十分に相談し，協力を得るようにする．非協力な患者では患者自身が自覚し協力が得られるまで矯正治療を行わないこともある．歯科衛生士は矯正治療に患者の協力が必要であることを理解しておかなければならない．

B．刷掃指導と口腔衛生管理

a．矯正治療の特殊性

矯正治療ではブラケット，バッカルチューブを溶接したバンド，アーチワイヤー，リガチャーワイヤーなどが存在し，口腔内が複雑になる．この複雑な環境が約1～2年の長期間存在し続ける．このような矯正治療の特殊性から，口腔清掃は困難になり，齲蝕や歯肉炎などを生じやすくなる．また，若年者が多いため，口腔清掃の認識が低い．したがって，歯科衛生士は患者教育，口腔衛生管理，刷掃指導などを行う重要な役割を担う．

b．刷掃指導

矯正治療の対象は不正咬合であり，もともと口腔清掃の困難性を有している．また，動的治療期間中はその特殊性から口腔清掃が十分に行えなくなる．とくにマルチブラケット装置では齲蝕や歯肉炎を生じやすい．したがって，動的治療中の刷掃指導は言うに及ばず，矯正治療を開始する前にも徹底して刷掃指導を行う必要がある．

1）矯正装置装着前の刷掃指導

矯正装置装着前にも刷掃指導を十分行う．患者や保護者に刷掃の動機づけや患者教育を行う．

刷掃の動機づけには歯垢顕示液を用いてプラークを染め出したり，矯正治療中に生じた歯の脱灰の写真を提示し説明する（**図21-4，5**）．

患者教育はまず患者に日常行っている刷掃法を実施させる．ついで，歯垢顕示液を用いて歯面に残留しているプラークを染め出す．そこで，プラークの残留部分の刷掃法や患者の誤った刷掃の改善法を指導する．

歯科衛生士は患者が十分に刷掃できるようになるまで，口腔衛生状況の診査と再教育を行う．刷掃が十分に行えるようになってからマルチブラケット装置を装着する．

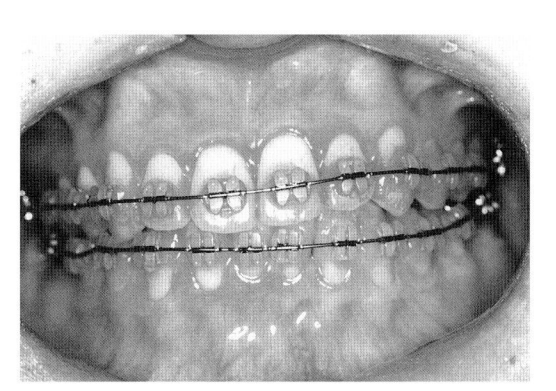

図21-6 歯垢顕示液で歯面に残留しているプラークを染め出し,矯正装置装着中の刷掃指導を行う.

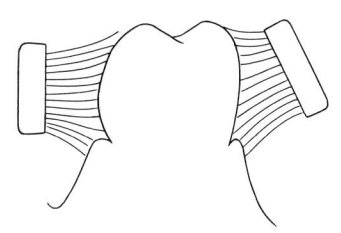

図21-7 スクラッビング法.歯ブラシの毛先を歯面に直角あるいは斜めに当て近遠心方向に小さく往復運動させる.

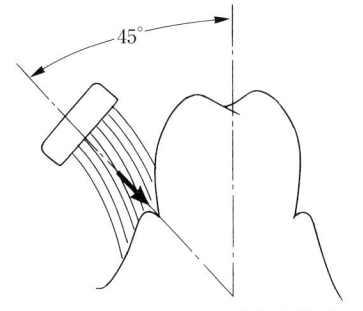

図21-8 バス法.歯ブラシの毛先を歯軸に45°の角度で当て,歯肉溝に毛先を入れわずかに圧迫振動させる.

2)矯正装置装着中の刷掃指導

矯正装置は口腔内をかなり複雑な状態に変える.したがって,刷掃法も矯正装置装着前と異なる.まず,装着前に指導したブラッシング法で口腔内を磨いてもらう.ついで,歯垢顕示液を用いて歯面に残留しているプラークを染め出し,プラークの残留部分やその部分のブラッシング法を指導する(図21-6).

歯科衛生士はマルチブラケット装置の装着前後で不潔域が異なることを把握し,刷掃指導を行う.マルチブラケット装置装着時の不潔域には小窩裂溝,歯頸部,隣接面のほか,ブラケット周囲,アーチワイヤーの直下,臼歯バンド歯頸側などがある.矯正治療中は歯の移動に伴い,刷掃しにくい領域も変化する.

ブラッシング法は歯面の刷掃と歯肉肥大の予防(抑制)が行える方法を指導する.一般にはスクラッビング法とバス法を用いる.

スクラッビング法は歯ブラシの毛先を歯面に直角あるいは斜めに当て近遠心方向に小さな往復運動(数ミリ程度)を与えるブラッシング法である.歯面,とくに歯間部の刷掃効果が高い(図21-7).バス法は歯ブラシの毛先を歯軸に45°の角度で当て,歯肉溝に毛先を入れわずかに圧迫振動を加えるブラッシング法である.歯頸部や歯肉溝の清掃に適している(図21-8).

マルチブラケット装置装着中の代表的な刷掃方法は次のようである(図21-9).

(1)唇面はアーチワイヤーを中心に歯頸部,ワイヤー直下部,切縁(咬頭)部に分けて,スクラッビング法を行う.

(2)さらに,唇面のアーチワイヤー直下部は歯ブラシの毛先を歯頸側や切縁(咬頭)側から斜めに押し当てて,近遠心方向に小さく往復運動させ刷掃する.

(3)唇面の歯頸部と歯肉溝にはバス法を行う.

(4)咬合面や舌面にはスクラッビング法を行う.

(5)舌面の歯頸部や歯肉溝はバス法を行う.

(6)臼歯部のバンドの周辺,とくに歯頸側の歯面や歯肉溝に注意する.

(7)インターデンタルブラシやデンタルフロス

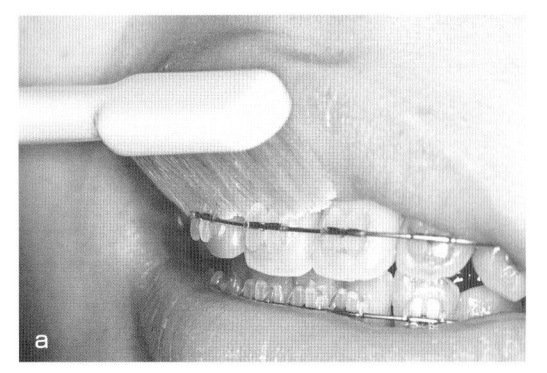

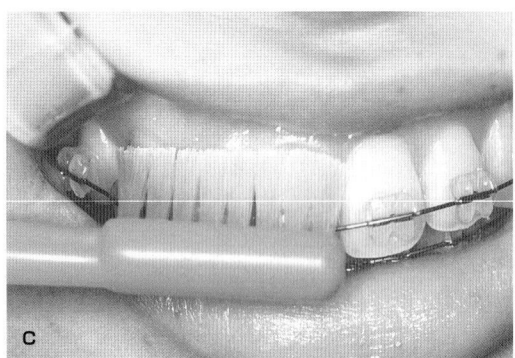

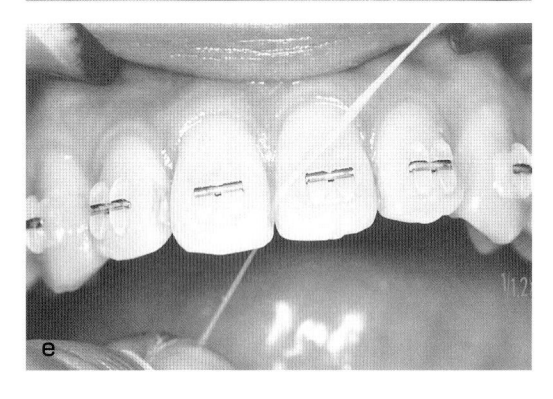

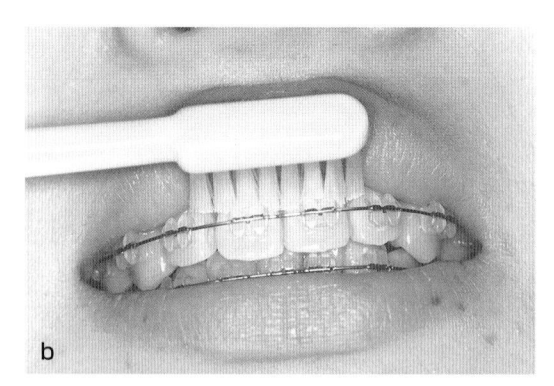

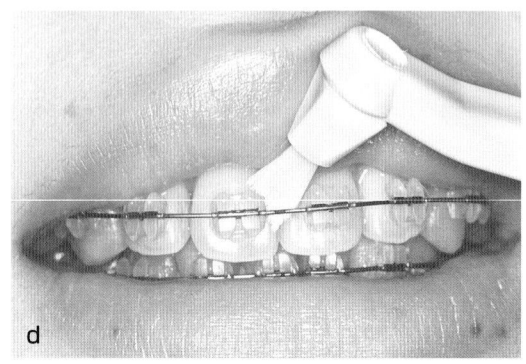

図21-9 矯正装置装着中の代表的な刷掃方法.
a：唇面の歯頸部にスクラッビング法を行っている.
b：唇面のアーチワイヤー直下部を歯頸側から刷掃している．**c**：唇面の歯肉溝にバス法を行っている.
d,e：インターデンタルブラシやデンタルフロスを用いて隣接面のプラークを除去している.

を用いて，不正位にある歯や隣接面のプラークを除去する．

3）矯正装置撤去後の刷掃指導

矯正装置撤去時は歯肉が腫脹していることが多い．刷掃は歯肉のマッサージを主体に行うバス法を指導する．保定装置が装着されていると，レジン床下の粘膜や床に接している舌側歯面が不潔になりやすい．したがって，この部分の刷掃指導のほか保定装置の清掃も指導する（**図21-10**）．

c．矯正用歯ブラシと補助器具

矯正用歯ブラシは植毛部の大きさや形，毛の種類などにより種々なものがある．バス法用2列，3列のものや毛先がカットされた矯正専用の歯ブラシも多く使用されている．毛先は矯正装置を破損しないで，歯面を確実に刷掃できるようにあまり密でないものがよい（**図21-11**）．

補助器具にはインターデンタルブラシ，デンタルフロス，電動歯ブラシ，水流噴射式清掃用具などがある．インターデンタルブラシやデン

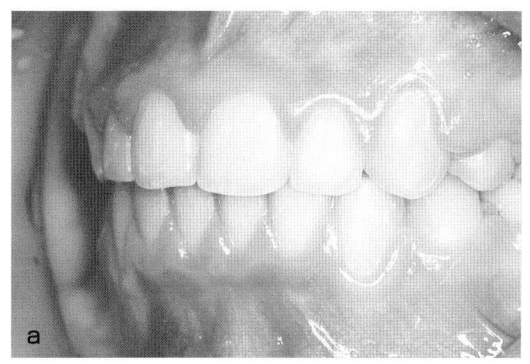

図21-10 矯正装置撤去後の刷掃指導．a：矯正装置撤去時の腫脹した歯肉．b：歯肉のマッサージを主体に行うバス法を指導する．

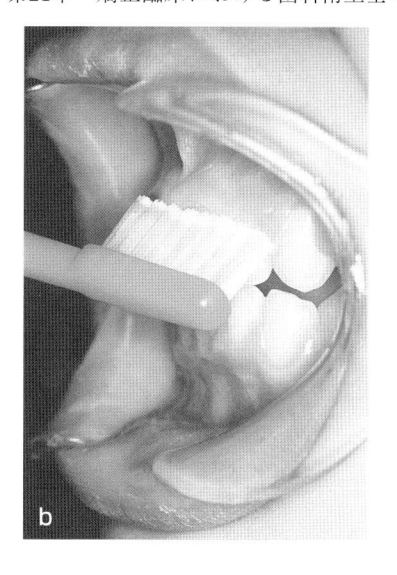

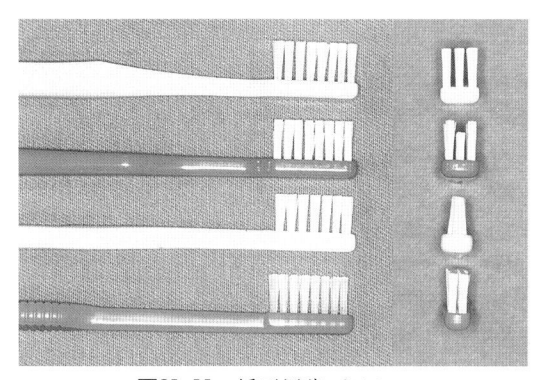

図21-11 矯正用歯ブラシ．

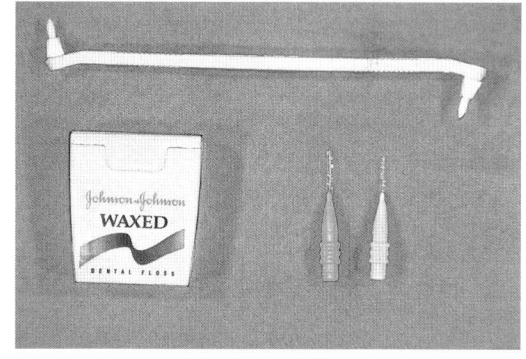

図21-12 補助器具．

タルフロスは叢生状態の歯や隣接面のプラークの除去に用いる．しかし，刷掃指導の基本はあくまで手動歯ブラシによる方法である（図21-12）．

21-5．口腔機能改善の補助

A．口腔習癖の除去

a．指しゃぶりの除去

1）意識化による除去法

患者や保護者に指しゃぶりの歯列や顎骨，軟組織，機能への影響について説明する．患者自身が指しゃぶりを好ましくない行動であることを意識し，自発的に止められるように指導する．保護者にはその指しゃぶりを止める過程で生じる精神的なストレスを和らげるように指導する．

2）習癖除去装置による除去法

指しゃぶりが意識化により除去できない場合には習癖除去装置を使用することもある．使用前には患者と保護者にサンプルを提示，説明し，承諾を得る．装置の効果は6か月前後で判定する（図7-10，図21-13）．

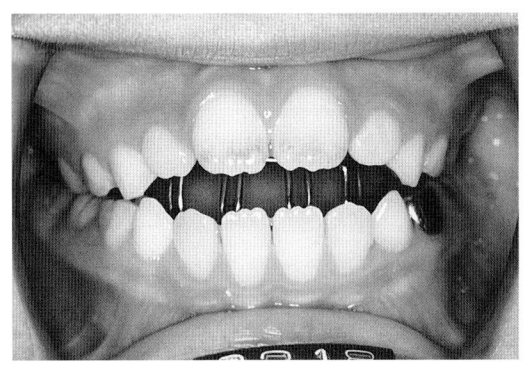

図21-13 習癖除去装置．指しゃぶりや舌突出癖の除去を行う．

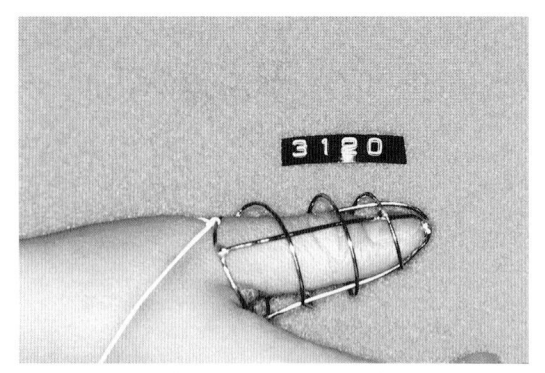

図21-14 指しゃぶり除去用の指サック．

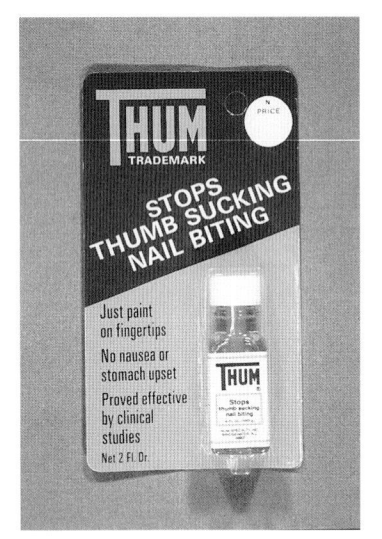

図21-15 指しゃぶり除去用の薬．

3）指サックや薬による除去法

指しゃぶりをしている指に金属製やプラスチック製の指サックをつける（**図21-14**）．キニーネなどの苦い薬を塗る方法もある（**図21-15**）．

b．舌突出癖の除去（筋機能療法）

舌突出癖は筋機能療法あるいは習癖除去装置により除去する（**図7-10，図21-13**）．筋機能療法は歯科衛生士が歯科医師の指導に従って行う．舌突出癖の筋機能療法は舌の強化，口輪筋や咬筋の強化，成熟型嚥下の習得，意識化が目的である．筋機能療法は簡単なものから徐々に難しいものへ指導する．筋機能療法は大野，ジックフーズ（Zickefoose WE）らによって体系づけられた指導，治療方法が一般的に用いられている．

舌突出癖の筋機能療法の一例を次に示す．

1）舌の強化法

(1) 舌尖の強化法（**図21-16**）

舌尖は安静位で切歯乳頭部後方（スポット）に位置している．

①輪ゴムを舌尖に置いて，スポットにつける．

②舌圧子のようなスティックを口の前に置いて，舌尖でそれを押す（ティップアンドスティック）．

③舌尖で上唇の赤唇部をゆっくりなめる（リップトレーサー）．

(2) 舌中央部や舌後方部の強化法（**図21-17**）

舌の挙上の強化法である．

①舌尖をスポットにつけた状態で，舌中央部と舌後方部を口蓋に吸い上げ，"ポン"と音を出させる（ポンピング）．

②舌中央部と舌後方部を吸い上げた状態で口を大きく開閉口させる．開口時には舌小帯をできるだけ伸ばす（オープンアンドクローズ）．

③咬合状態で舌の側方部を口蓋に吸い上げ，"チッチッチッ"と音を出させる（サッキング）．

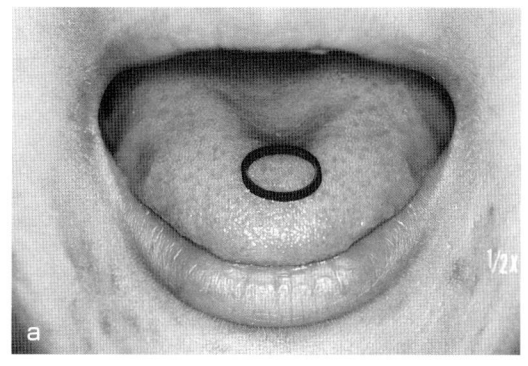

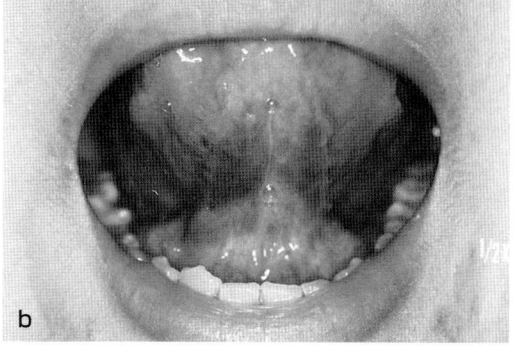

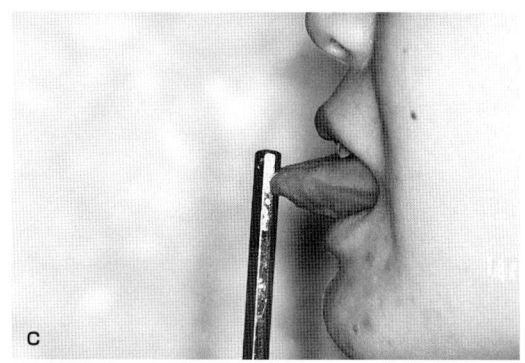

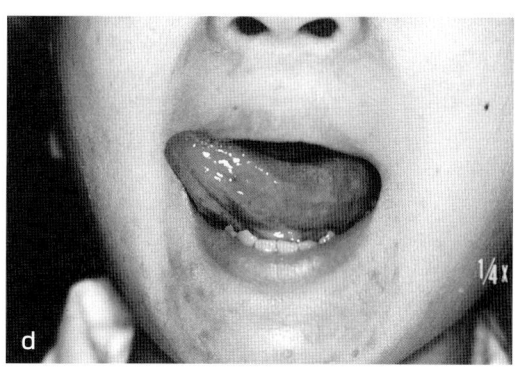

第21章 矯正臨床における歯科衛生士の役割　181

図21-16 舌尖の強化法．**a，b**：輪ゴムを舌尖に置いて，スポットにつけている．**c**：スティックを口の前に置いて，舌尖でそれを押している．**d**：舌尖で上唇の赤唇部をゆっくりなめている．

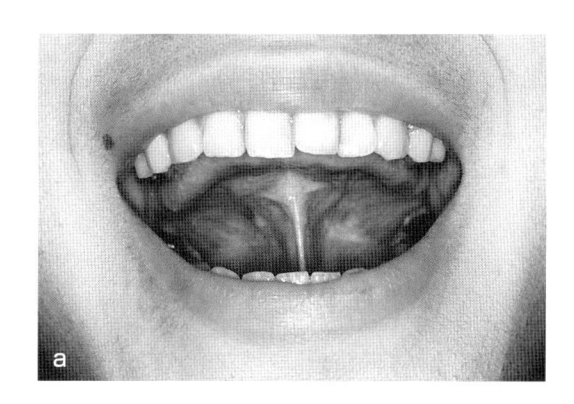

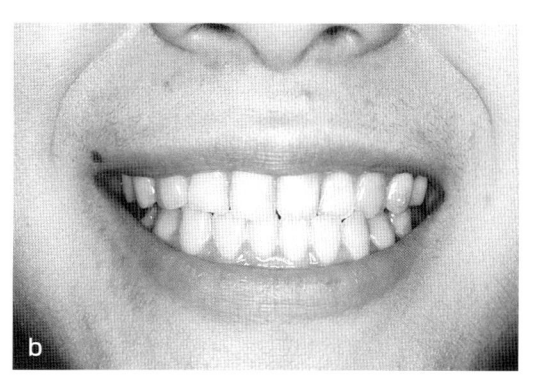

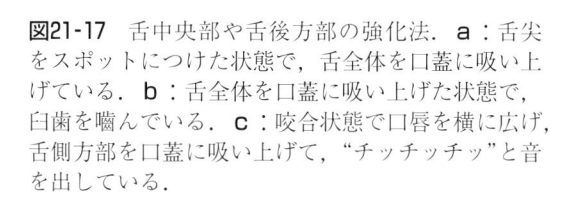

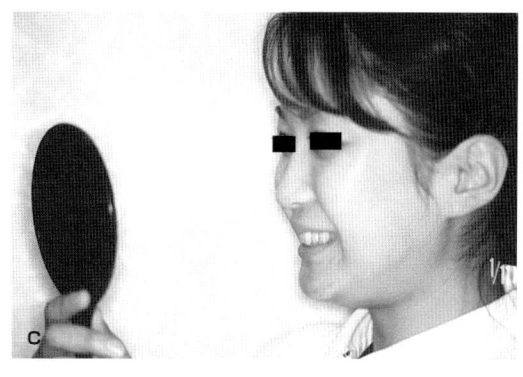

図21-17 舌中央部や舌後方部の強化法．**a**：舌尖をスポットにつけた状態で，舌全体を口蓋に吸い上げている．**b**：舌全体を口蓋に吸い上げた状態で，臼歯を嚙んでいる．**c**：咬合状態で口唇を横に広げ，舌側方部を口蓋に吸い上げて，"チッチッチッ"と音を出している．

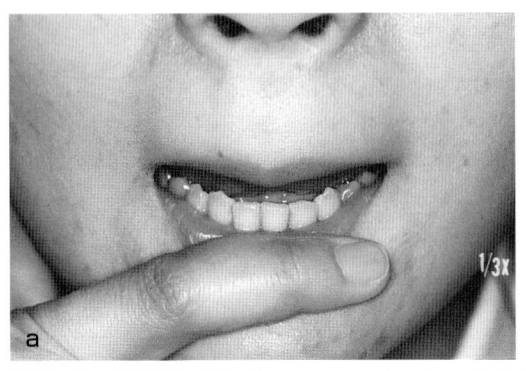

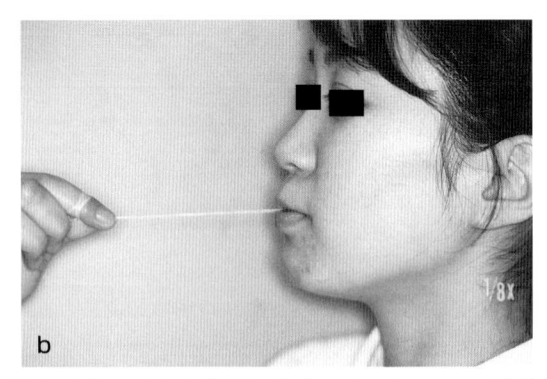

図21-18 口輪筋の強化法. a：コットンロールを口腔前庭に入れ，口唇を内側に伸ばしている. b：口腔前庭にひもの付いたボタンを入れ，ひもを強く引いている.

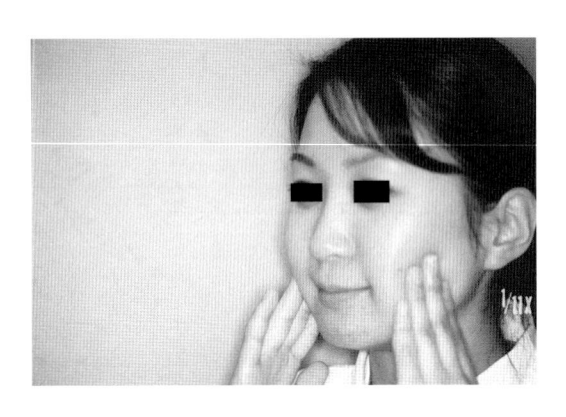

図21-19 咬筋の強化法. 緊張時の咬筋の動きを両手で確認しながら，強く咬んだり休んだりを繰り返している.

2）口輪筋の強化法（図21-18）

歯列の安定には舌と口腔周囲筋の機能力が平衡状態を保っている必要がある．したがって，舌だけでなく口輪筋の強化も重要である．

①コットンロールを口腔前庭に入れ，歯を覆うように口唇を内側に伸ばす．

②口腔前庭にひもの付いたボタンを入れ，ひもを強く引く．

3）咬筋の強化法（図21-19）

正しい成熟型嚥下では咬筋が使われる．両手を頰に当て，緊張時の咬筋の動きを確認しながら，強く咬んだり休んだりを繰り返す．

4）成熟型嚥下の習得法（図21-20）

成熟型嚥下の習得法は舌の強化法と同時に行う．口唇を閉じると反射的に舌が突出するので，口唇をあけたまま嚥下させる．

①舌尖をスポットにつけた状態で，口角付近からスプレーで注入した水を吸い込んで飲み込ませる．舌と咬筋を活動させて嚥下を行う方法を習得する（スラープスワロー）．

②仰向けで寝せた状態で，人差し指で舌を軽く押さえ，口を大きく開け"カッ"と発音させる．嚥下時の舌後方部の挙上を活発にする（"カッ"スワロー）．

③②と同様に指を挟んだ状態でスプレーから水を軟口蓋に注入し，飲み込ませる．

④食物を噛んで食塊にして嚥下させる．正しい成熟型嚥下を意識させながら行う．

5）意識化

舌突出癖の筋機能療法では舌を意識し，その意識化を習慣化することも重要である．

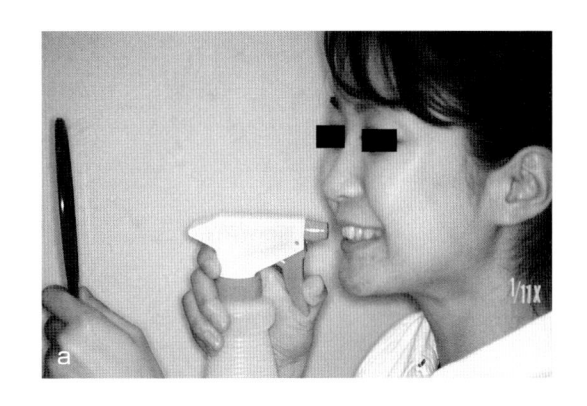

図21-20 成熟型嚥下の習得法．a：舌尖をスポットにつけた状態で，口角付近から水を注入し，飲み込ませている．b：人差し指で舌前方部を押さえ，口を大きく開け"カッ"と発音させている．舌後方部が挙上するのを鏡で確認する．c：軟口蓋に水を注入し，bと同じ訓練で水を飲み込ませている．

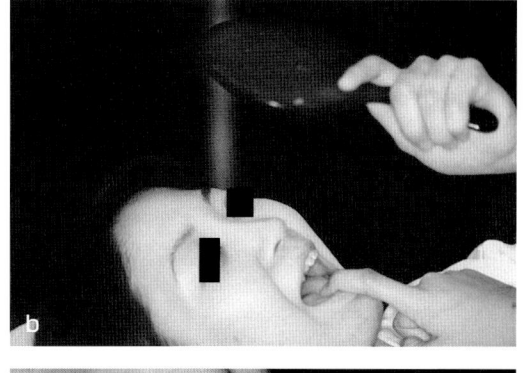

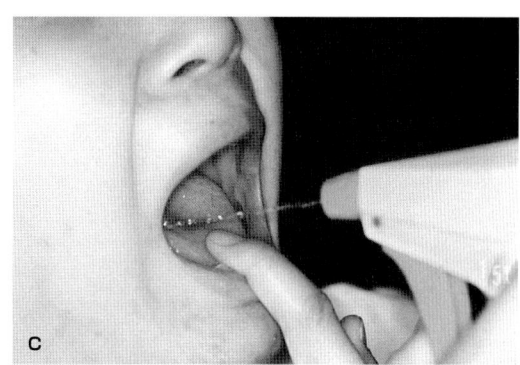

21-6．滅菌・消毒

　矯正治療において観血的処置は少ないが，唾液に接触する機会は多い．歯科衛生士は器具の適切な消毒・滅菌と院内感染防止対策に心がけなければならない．矯正治療で遵守すべき感染防止対策は次のようである．

a．手袋，マスク，防護メガネの着用
b．手指の消毒
c．矯正用器具・材料の消毒滅菌
d．超音波スケーラー，ハンドピース，エアシリンジ，排唾管，口角鉤，デンタルミラーの消毒
e．印象採得物，トレーの消毒
f．ユニット，テーブルなどの消毒
g．医療廃棄物の処理

　矯正治療の特殊性から，プライヤー類やカッターなどの刃物類，ブラケット類や保定装置などの矯正装置の消毒・滅菌が重要である．プラ

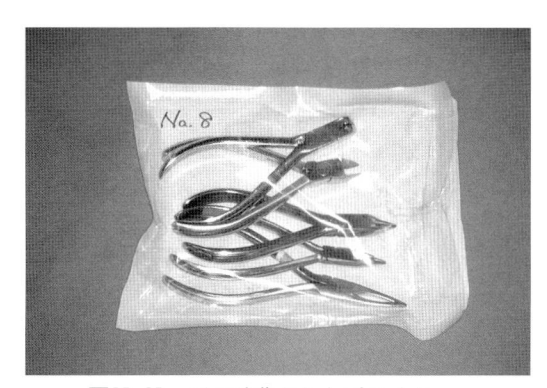

図21-21 ガス滅菌されたプライヤー．

イヤー類やカッターなどの刃物類は薬液消毒，高圧蒸気滅菌，乾熱滅菌，ガス滅菌される．ブラケット類や保定装置などの矯正装置は薬液消毒やガス滅菌される（図21-21）．

21-7．事務管理

　歯科衛生士は矯正治療が円滑に行われるように受付スタッフと協同して事務管理を行う．

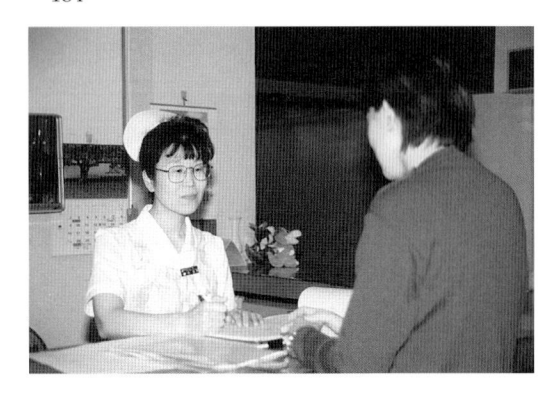

図21-22 次回の治療の予約を決めている(リコール).

A. 患者管理

a. 診査・検査の前準備
b. 資料の整理と保管
c. リコール

受付スタッフと協同して，次回の治療の予約を決め，リコールカードへ記入する．さらに，定期経過観察や保定期間中の患者などへのリコールなどの患者管理を行う(**図21-22**).

d. 文書作成の補助

ワードプロセッサーやコンピュータを用いて次のような文書作成や患者管理を行う．

1) 紹介歯科医師への報告書
2) 保存・補綴処置や抜歯の依頼
3) 大学附属病院などへの外科矯正患者の依頼
4) 転医による治療継続依頼書
5) 診断書
6) 非協力患者への勧告書

B. 口腔模型や装置製作用作業模型の管理

口腔模型の整理・保管や装置製作用作業模型の外注管理などを行う．

C. 器具・器材の管理

矯正用器具・材料の購入，在庫管理を行う．

参考図書

1) 飯塚哲夫ほか：歯科矯正学, 医歯薬出版, 東京, 1991.
2) 榎 恵ほか：歯科矯正学, 医歯薬出版, 東京, 1978.
3) 飯塚哲夫ほか：歯科矯正学, クインテッセンス出版, 東京, 1989.
4) 山内和夫ほか：歯学生のための歯科矯正学, 医歯薬出版, 東京, 1992.
5) 須佐美隆三ほか：臨床反対咬合, 医歯薬出版, 東京, 1997.
6) 山口秀晴, 大野粛英ほか：口腔筋機能療法(MFT)の臨床, わかば出版, 東京, 1998.
7) 根津 浩ほか：歯科矯正学 バイオプログレッシブ診断学, ロッキーマウンテンモリタ, 東京, 1995.
8) 宮下邦彦：頭部X線規格写真法の基礎, クインテッセンス出版, 東京, 1999.
9) 熊谷 崇ほか：口腔内写真の撮り方, 医歯薬出版, 東京, 1998.
10) 大野粛英ほか：歯科矯正学, 医歯薬出版, 東京, 1997.
11) 亀田 晃：歯科矯正診療補助, 書林, 東京, 1984.
12) Langman J；沢野十蔵訳：人体発生学 正常と異常, 医歯薬出版, 東京, 1985.
13) Ross RB, et al : Cleft lip and palate, Williams and Wilkins Co, 1972.
14) Enlow DH : The human face, Harper & Row, 1968.
15) Graber TM : Orthodontics principles and practice, Saunders WB Co, 1972.
16) Moyers RE : Handbook of orthodontics, Year Book Medical Publisher, 1973.
17) Horowitz SL et al. : The nature of orthodontic diagnosis, C. V. Mosby Co, 1986.
18) 田中克巳：ハプスブルグ家の唇. 遺伝, 4：131～134, 1950.
19) 大山紀美栄：ハプスブルグ家の肖像. 化粧文化, 20：84～93, 1989, 22：90～102, 1990.
20) 福原達郎：歯科矯正学入門. 医歯薬出版, 東京, 1995, p.89, 90, 105.

協力業者

・㈱アソーインターナショナル
　東京都中央区銀座2-11-8　中央ビル3F, TEL　03-3547-0471

・スリーエムユニテック㈱
　東京都文京区本駒込6-24-5　東京冷機ビル4F, TEL　03-3946-9581

・㈱トミーインターナショナル
　東京都千代田区内神田3-15-1　信和ビル, TEL　03-3258-2231

索　引

ア

IMPA	82
アーチシェーピングプライヤー	89, 126
アーチフォーマー	90, 127
アーチレングスディスクレパンシー	76, 82
───の分析	76
アーチワイヤー	131
───の撤去	166
アーティキュラーレ	77
アクチバトール	2, 114, 121
アグリーダックリングステージ	16
アクロメガリー	36
アップライティングスプリングピン	102
アデノイド（咽頭扁桃の肥大）	46
アドヒーシブリムービングプライヤー	93, 130
アベーラブルアーチレングス	76
アングル	2, 29, 98, 104, 108
───の不正咬合の分類法	29
アンテリオールバンドリムービングプライヤー	87, 124
アンテリオールレシオ	76
アンドレーゼン	2, 114, 121
圧下	53
後戻り	53, 120
安静位空隙	69
鞍状歯列弓	22

イ

E-ライン	83
Ⅰ級	29
1類	29
インダイレクトボンディング法（間接法）	151
インフォームド・コンセント	172
インフラデンターレ	78
一次口蓋	10
一般型	8
異所萌出	38
異常嚥下癖	41
移転	21
意識化	179
維持装置	106
遺伝的原因	31

ウ

ウイング	98
運動路	69

エ

ANB	81
A点	77
A-B平面角	79
FH-SN plane angle	83
FMA	80, 82
FMIA	82
MRI	68
SNA	81
SNB	81
SN-Y axis	83
S-N平面に対する上顎中切歯歯軸傾斜角	81
S-N法	84
STロック	101, 106
S字曲線	8
エステティックライン	83
エックス線写真検査	64
エッジワイズ装置	2, 108
エッジワイズチューブ	99
エッジワイズトルキングターレット	90
エッジワイズブラケット	98, 108
エッジワイズワイヤー	108
エッチング（酸処理）	153
エラスティック	100, 134
───インサーティングプライヤー	91, 128
───スレッド	102, 135
───セパレーター	102, 136, 155
───モジュール	102, 135, 164
永久歯の早期萌出	36
永久歯の喪失	38
永久歯の萌出異常	36
永久歯の萌出遅延	37
永久歯列期の正常咬合の特徴	18
永久保定装置	122
栄養障害	36
遠心傾斜	21
遠心転位	20

オ

Oタイプバンドカンタリングプライヤー	86, 123
オーストラリアの原住民	109
オーバーオールレシオ	76
オーバルチューブ	100
オープンコイルスプリング	101, 135
オクルーザルエックス線写真	65
オトガイ結節隆起	15
オトガイ部の成長発育	15
オトガイ帽装置	111, 121, 173
オルビターレ	77
応急処置	174
大坪式模型計測器	95

カ

カタラン	2, 117

カルテ	55	顎関節障害	41	器械的保定	120
下顎安静位	69	顎関節部の成長発育	14	機能マトリックス説	14
下顎位	69	顎整形力	50	機能正常咬合	16
下顎下縁平面	78	顎態診断法	62,63	機能的下顎遠心咬合	29
───角	80,81	顎態模型	62	機能的下顎近心咬合	28
───に対する下顎中切歯歯軸傾斜角	80,81	顎内固定装置	104	機能的顎矯正法	2
		重ね合わせ法	84	機能的矯正装置	104,114,174
下顎骨の重ね合わせ法	84	患者教育	175	機能的矯正力	50
下顎骨の成長発育	14	間歇的な力	51	機能の検査	58,69
下顎骨のトレース	147	間接性吸収	51	機能的交叉咬合	29
下顎枝後縁平面	79	感染性疾患	36	機能的正常咬合	70,72
───角	83	慣用的な不正咬合の分類法	27	機能的不正咬合	28,70,72
下顎枝の成長発育	15	緩徐拡大装置	118	機能分析法	71
下顎前突	24,27	環境的原因	31	機能母体説	14
───用顎間固定装置	107	眼窩下顎枝法	65	吸唇癖	39
下顎体の成長発育	15	眼窩底部	14	吸啜反射	44
下顎頭の軟骨性骨化	14	眼窩のトレース	148	急速拡大装置	118
下顎隆起	9	眼窩平面	62	巨人症	36
可撤式拡大装置	118	眼耳平面	62	巨大歯	34
可撤式矯正装置	104	顔貌の診察	60	狭窄歯列弓	22
可撤式舌側弧線装置	105	顔面角	79	頰筋機能機構	18
可撤式保定装置	120	顔面(規格)写真	61,138	頰骨弓の成長発育	13
仮想正常咬合	16	顔面平面	79	頰骨上顎縫合	12
家族歴	59	───に対する上顎中切歯切端の位置	82	頰骨のトレース	148
過蓋咬合	24,27			頰小帯	39
過剰歯	33	**キ**		頰側転位	20
顆頭安定位	69			矯正装置	104
回転	20,53	キングスレー	2,109	───装着中の刷掃指導	177
───中心	54	切下げ	94	───装着前の刷掃指導	176
開咬	24,27	既往歴	59	───撤去後の刷掃指導	178
外傷	42	既製シームレスバンド	97	───のトラブル	174
外側口蓋突起	10	───による手順と注意事項	158	───の取り扱い方	173
外側鼻隆起	9	既製のスプリングセパレーターによる歯間離開の方法	157	矯正治療の特殊性	176
外鼻と口唇の形成(発生)	9			矯正治療の目的	6
拡大装置	118,173	規格	66	矯正治療前の説明と承諾	172
学習説	44	基準平面	78	矯正用器具	85
顎運動	69	───および計測平面の設定	149	矯正用材料	96
顎外固定装置	104,109			矯正用歯ブラシ	178
顎間固定装置	104,107	基本的な診察	59	矯正力	50
顎間Ⅲ級ゴム	108	器械的矯正装置	104	───の特性	51
顎間Ⅱ級ゴム	107	器械的矯正力	50	局所的原因	31,36
顎関節エックス線写真	65			局所的な診察	60

近遠心方向への移動	53	ゴニアルアングル	83	咬舌癖	40
近心傾斜	21	ゴニオン	78	咬爪癖	41
近心転位	20	ゴム製乳首の常用	39	咬頭嵌合位	69
金属ブラケット	99	小人症	36	咬頭対咬頭の咬合	16
筋機能	72	固定式矯正装置	104	咬頭頂と窩の接触	19
────療法	49, 180	固定式舌側弧線装置	107	咬耗咬合	109
筋突起の成長発育	14	固定式保定装置	122	後天的原因	31, 36
筋肉位	69	個々の歯の位置異常	20	後頭骨内軟骨結合	9
筋の機能回復による保定	120	個性正常咬合	16	後頭骨のトレース	146
銀鑞	101	口窩	9	後鼻棘	77
		口蓋骨のトレース	148	高位	21
ク		口蓋の形成（発生）	10	構成咬合	115
クラスプ	132	口蓋の成長発育	13	────器	94
クル病	36	口蓋平面	79	骨格性不正咬合	28
クローズコイルスプリング		口蓋扁桃の肥大	46		
	101, 135	口角鉤	95	**サ**	
クワードヘリックス	119	口腔機能改善の補助	179	Ⅲ級	30
グナチオン	78	口腔腫瘍	42	サーカムフレンシャルリテーナー	
グリュンバーグブローパイプ	94	口腔習癖	39, 43		121
空隙歯列	16	口腔内写真	61	三次元構築	67
────弓	23	────撮影の準備と補助	140	左右側犬歯舌面間距離	74
		────の撮影を行う際の注意事		左右側第一小臼歯舌面間距離	74
ケ		項	140	左右側第一大臼歯舌面間距離	74
ケスリング	117	口腔内の診察	60	左右側第一大臼歯中央窩間距離	
形態的検査	58, 61	口腔軟組織の異常	35, 38		74
計測点	77	口腔模型	62	差動矯正力	109
────の設定	149	口呼吸	41	差動成長	7
計測平面	78	口唇探索	44	鎖骨頭蓋異骨症	32
傾斜	20	口唇の異常	35, 39	最大開口位	69
────移動	52	甲状腺	36	最適な矯正力	51
頸椎のトレース	146	交叉咬合	26, 27	刷掃指導	176
犬歯間保定装置	122	咬合音	71		
犬歯低位唇側転位	28	咬合挙上板	113	**シ**	
健康保険	3	咬合斜面板	113	GZN	83
限界運動路	70	咬合跳躍法	2	Jフック	111
現病歴	59	咬合の鍵	29	シグモイドカーブ	8
		咬合による保定	120	シュラー法	65
コ		咬合平面	78	シングルブラケット	98
コイルスプリング	101, 135	────傾斜角	80	ジックフーズ	180
コバルトクロム合金線	96	────に対する下顎中切歯歯軸		ジモン	62
コフィンの拡大弧線装置	119	傾斜角	80, 82	ジャラバックプライヤー	89
コンダイラーブル	111	咬唇癖	39	自然的保定	120

指様弾線	106	
歯間離開	155	
歯冠近遠心幅径	73	
───の計測	73	
歯冠の唇側へのトルク	54	
歯冠の舌側へのトルク	54	
歯根吸収	53	
歯根の唇側へのトルク	54	
歯根の舌側へのトルク	54	
歯周組織による保定	120	
歯数の異常	33	
歯槽基底	74	
───弓長径	75	
───弓幅径	75	
歯槽性不正咬合	28	
歯体移動	52	
歯面接触	19	
歯面の研磨と乾燥	152	
歯列弓拡大弧線装置	2, 104	
歯列弓形態の異常	22	
歯列弓長径	74	
歯列弓幅径	74	
篩骨のトレース	146	
持続的な力	51	
磁気共鳴画像	68	
軸位(オトガイ-頭頂方向)頭部エックス線規格写真	68	
斜位(45°)頭部エックス線規格写真	66	
手根骨	68	
主訴	59	
習慣性咬合位	72	
習癖除去装置	49, 179	
出生後の顔の成長発育	10	
硝子様変性	51	
初診	55	
小舌症	35, 39	
小帯の異常	39	
正面頭部エックス線規格写真	66	
床矯正装置	112, 174	
消毒	183	
症例分析	58, 73	

上顎顎外固定装置	108, 109, 173	
上顎犬歯の低位唇側転位	21	
上顎骨のトレース	148	
上顎歯槽(列)弓の成長発育	12	
上顎前突	24, 27	
───用顎間固定装置	107	
上顎前方牽引装置	111, 173	
上顎第一大臼歯の位置不変説	29	
上顎中切歯突出度	81	
上顎突出度	79, 81	
上顎の重ね合わせ法	84	
上顎の成長発育	12	
上顎隆起	9	
上下顎後退	24	
上下顎前突	24, 27	
上下歯冠幅径の調和	75	
上下歯列弓の近遠心(前後)関係の異常	23	
上下歯列弓の垂直(上下)関係の異常	24	
上下歯列弓の水平(側方)関係の異常	26	
上下中切歯軸傾斜角	80, 81	
上唇小帯	39	
心理的障害	6	
神経型	8	
唇顎口蓋裂	31	
唇(頬)側傾斜	20	
唇(頬)舌方向への移動	53	
唇側弧線装置	104	
唇側歯槽部弧線装置	104	
唇側線	132	
唇側転位	20	
真鍮線による歯間離開の方法	157	
診察	55, 59	
診断	55	
───用セットアップモデル	63	
診療記録	137	
審美線	83	

索引　189

ス

スウェーデンのバナナ	70	
スキャモン	7	
スクエアワイヤー	97	
スクラッビング法	177	
スクリュー	101, 135	
スタンダードバッカルチューブ	100	
スタンダードブラケット	98	
ステンレススチール線	96	
ストラング	108	
ストレートバッカルチューブ	100	
ストレートブラケット	98	
スポットウェルダー	94, 136	
スライディングプレート	114	
スリージョーワイヤーベンディングプライヤー	90, 127	
スロット	98	
睡眠態癖	41	

セ

セットアップモデル	63	
セパレーティングエラスティックプライヤー	92, 129	
セファログラムコレクション	82	
セラ	77	
───-ナジオン平面	78	
セラミックブラケット	99	
正常咬合	16	
───の種類	16	
正中口蓋突起	10	
正中矢状平面	62	
正中離開	22, 28	
正貌の診察	60	
生理的障害	3	
成熟型嚥下	46, 48	
成長	7	
───の中心	14	
───の場	14	
───発育	7	
───発育状態	59	

性器型	8	側頭頬骨縫合	12	蝶形骨間軟骨結合	9
静的矯正治療	120	側頭骨のトレース	146	蝶形骨のトレース	146
切歯斜面板	116	側貌の診察	60	蝶形篩骨軟骨結合	9
切歯部の成長発育	13	側面頭部エックス線規格写真	66	直接性吸収	51
切端咬合	16, 24, 27				
舌骨	148	**タ**		**ツ**	
舌小帯	39, 46	ダイナミックポジショナー	117	ツイード	6, 82, 108, 109
舌側傾斜	21	ダイレクトボンディング剤		———（Tweed）法	82
舌側弧線	132		101, 135, 151	———アーチベンディングプラ	
———装置	105, 173	ダイレクトボンディング法（直接法）	2, 108, 151	イヤー	88, 125
舌側（口蓋側）転位	20	———の手順と注意事項	152	———の診断三角	82
舌突出癖	40, 46, 180	ダウンズ（Downs）法	79	———ループベンディングプラ	
———の影響	46	ダブルバッカルチューブ	100	イヤー	88, 125
———の原因	46	ダブルビークバンドフォーミング		ツインブラケット	98
———の指導・治療	48	プライヤー	85, 123	強い力	51
先天異常	31	対称捻転	22, 28		
先天的欠如歯	33	胎児の栄養障害および特殊疾患		**テ**	
先天的原因	31		36	テンションゲージ	95, 130
泉門	8	大（巨）舌症	35, 39, 46	ディスクレパンシー	76
穿下性吸収	51	第一の治療	120	ディスタルエンドカッター	
線屈曲のための鉗子類	88	第二の治療	120		92, 129
線切断用鉗子類	92	単式弾線	106	デラローサプライヤー	86, 123
———とその取り扱い方	129	短顔型	80	デンタルエックス線写真	64
全歯舌側咬合	26	断層エックス線写真	67	低位	21
全身的原因	31, 36	断続的な力	52	———舌	40
全身的な診察	59	弾線	132	挺出	21, 53
全帯環	2			釘管装置	2, 104
前歯部交叉咬合	26	**チ**		典型正常咬合	16
前頭骨のトレース	146	チューブ類のバンドへの溶接	158	転位	20
前頭上顎縫合	12	———の手順と注意事項	160	電気溶接器	94, 136
前頭隆起	9	チンキャップ	111		
前鼻棘	77	力の大きさ	51	**ト**	
		力の作用時間	51	トゥースサイズレシオ	75
ソ		力の作用分布	52	トゥースポジショナー	
咀嚼運動路	70	力の作用方向	53		117, 122, 174
早期接触	71	中心位	69	トータルディスクレパンシー	82
相対捻転	22, 28	中心咬合位	69	トリプルバッカルチューブ	100
装置製作用セットアップモデル		長顔型	80	トルク	54
	64	調査用紙	55	トレーシング	145
総合診断	55, 58	蝶顎裂	77	トンプソン	71
叢生	22, 28	蝶形後頭軟骨結合	9	ドウソン	69
臓器発育曲線	7			ドーティ型	93, 131

ドリコフェイシャルパターン	80
透写図	145
頭蓋冠の成長発育	8
頭蓋底の成長発育	8
頭部エックス線規格写真	66
──撮影の準備と補助	144
──による機能分析法	71
──分析法	77
頭部(頭蓋)の成長発育	8
同時多層断層エックス線写真	67
動的矯正治療	120

ナ

ナジオン	77
ナンスクロージングループプライヤー	89
ナンスのホールディングアーチ	107
内側鼻隆起	9
内分泌障害	36
軟骨結合	8
軟骨性骨化	8
軟組織側貌の分析	83
軟組織のトレース	149

ニ

Ⅱ級	29
2類	30
ニードルホルダー	91, 128
ニッケルクロム合金線	96
ニッケルチタン合金線	96
二次口蓋	10
乳歯の早期喪失	38
乳歯の晩期残存	38

ネ

ネックバンド	111
捻転	20

ノ

ノースウエスタン(Northwestern)法	81

脳下垂体	36
脳性麻痺	33
脳頭蓋の成長発育	8

ハ

ハイアングルケース	80
ハイプル	111
ハプスブルグ家の唇(下顎前突)	31
ハリス	7
バードビークプライヤー	89, 125
バイオネーター	115
バイヘリックス	119
バクシネーターメカニズム	18
バジオン	78
──ーナジオン平面	78
バス法	177
バッカルチューブ(頰面管)	99, 160
──コンバーチブルキャップリムービングプライヤー	93, 130
──の種類とその取り扱い方	134
バンドカンタリングプライヤー	86
バンド	157
──形成鉗子	85, 123
──材料	97
──材料の種類とその取り扱い方	133
──製作のための鉗子類	85
──製作のための鉗子類とその取り扱い方	123
──追進器	87, 124
──撤去鉗子	87, 124
──の製作と適合	157
──のセメントによる合着	155, 161
──の撤去	168
──賦形鉗子	86, 123
──リムービングプライヤー	87

パノラマエックス線写真	65
パラタルバー	108
パルマ法	65
パワーチェーン	102, 136
歯ぎしり	42
歯の位置異常	20
歯の大きさと歯槽基底の大きさの調和	76
歯の回転中心	52
歯の交換錯誤	38
歯の形態異常	34
鋏状咬合	26, 27
発育	7
発音	72
抜歯・非抜歯の判定基準	82

ヒ

B点	78
ビムラー	116
──のアダプター	116
ピークモラーバンドピンチングプライヤー	86
ピーソープライヤー	88, 125
ピンアンドリガチャーカッター	92, 129
鼻咽腔疾患	42
鼻窩	9
鼻骨のトレース	146
鼻板	9
鼻部の成長発育	13
紐状装置	2

フ

V字形歯列弓	22
ファンクショナルワックスバイト法による機能分析法	71
フェイシャルマスク型	111
フェイスボウ	110
フランクフルト平面	62, 78
フリエール	19
フルバンド装置	2
フレンケル	116

───の装置	116	
ブーン型	93, 131	
ブラケット	98, 151	
───の種類とその取り扱い方		
	133	
───の接着	154	
───のダイレクトボンディング法による接着	151	
───の撤去	170	
───ポジショニングゲージ		
	93, 130	
───リムービングプライヤー		
	93, 130	
ブル	108	
ブレーキフェイシャルパターン		
	80	
ブロードベント	66	
ブロディー	18, 84	
プライヤー	85	
プラスチックブラケット	99	
プレーンバンドフォーミングプライヤー	85	
プロスチオン	78	
プロフィログラム	84	
不正咬合	20	
───による障害	3	
───の原因	31	
───の種類	27	
不良な充填物や補綴物	42	
複式弾線	106	
分析	150	
───法	79	

ヘ

ヘッドギア	109	
ヘッドキャップ	111	
ヘルマン	19	
───とフリエールの説	19	
ベータタイプバンドフォーミングプライヤー	86	
ベッグ	109, 121	
───型保定装置	121	

───装置	2, 109	
───ブラケット	99, 109	
平行模型	62	
閉鎖路	28, 70	
片側性臼歯部交叉咬合	26	

ホ

ホイブル	114
ホウプライヤー	90, 127
ホーレイ	120
───型保定装置	120
ホーン型	111
ボルターズ	115
ポゴニオン	77
ポステリオールバンドリムービングプライヤー	88, 124
ポッセルトの図形	70
ポリオン	77
保定	120
───床	113
───装置	120, 174
補助器具	178
補助弾線	106
拇指吸引癖	40, 43
拇指尺側手指骨	68
縫合	8
膨隆付きバンド	97
───による方法	158

マ

マージンカンタリングプライヤー	87
マルチバンド装置	108
マルチブラケット装置	2, 108, 173
膜内骨化	8, 12
末端肥大症	36

ミ

ミッドポイント	74
醜いアヒルの子の時期	16

ム

ムシャーン	105
───バンドカンタリングプライヤー	86
無舌症	35, 39

メ

メントン	78
滅菌	183

モ

モノブロック	2, 115
モラーバンドシーター	87, 124
模型分析法	73

ヤ

ヤングプライヤー	88, 125
八重歯	21

ユ

有鉤骨の鉤（フック）	68
誘導線	115
癒合歯	34
癒着歯	34
指サック	180
指しゃぶり	40, 43, 179
───の原因	44
───の指導・治療	48

ヨ

予測模型	63
幼児型嚥下	46, 48
翼状捻転	22, 28
翼突口蓋縫合	12
弱い力	51

ラ

ライトワイヤープライヤー	89, 126
ラウンドチューブ	99
ラウンドワイヤー	97

ラップアラウンドリテイナー 121

リ

リガチャータイニングプライヤー 91, 128
リガチャーディレクター 92, 128
リガチャーワイヤー(結紮線) 133
　───による方法 163
リクワイアードアーチレングス 76
リップバンパー 117
リボフラビン(ビタミンB_2)欠乏症 36
リンパ型 8
理想的咬合位 72
隆線と歯間鼓形空隙の接触 19
隆線と溝の接触 19
両側性臼歯部交叉咬合 26
臨床診断 55, 59
臨床的な不正咬合の分類法 28

ル

ルーリー 104

レ

レクタンギュラーチューブ 99
レクタンギュラーワイヤー 97, 108
レジン 100, 135
歴齢正常咬合 16
連続弾線 106

ロ

ロウアングルケース 80
ロールバンド 97
　───による方法 158
ロックピン 102
　───による方法 164
ロバン 2
弄指癖 40

弄唇癖 39
弄舌癖 40
鑞着用ピンセット 94
鑞付け用熔剤・フラックス 101

ワ

Y軸 79
　───角 80
ワーキングリテーナー 117
ワイヤー(線材料) 96, 162
　───ニッパー 93, 129
　───の種類とその取り扱い方 131
　───の装着方法 163
　───のブラケットへの装着 162
　───ボウ 111
ワインガートユーティリティープライヤー 91, 128
矮小歯 34

略　歴

柬理　十三雄（かんり　とみお）

昭和38年	日本歯科大学歯学部卒業
昭和46年	日本歯科大学講師（歯学部口腔外科学）
昭和46〜48年	日本大学医学部麻酔学教室留学
昭和49年	日本歯科大学助教授（歯学部歯科麻酔学，新潟歯学部口腔外科学併任）
昭和54〜55年	ロンドン大学留学／イーストマン歯科病院麻酔科
昭和56年	日本歯科大学教授（新潟歯学部歯科麻酔学），現在に至る
平成３〜12年	日本歯科大学新潟歯学部附属病院長
平成12年	日本歯科大学新潟歯学部歯学部長，現在に至る

遠藤　敏哉（えんどう　としや）

昭和57年	日本歯科大学新潟歯学部卒業
	日本歯科大学新潟歯学部歯科矯正学教室助手
昭和58年	日本歯科大学大学院歯学研究科（歯科矯正学）入学
昭和62年	日本歯科大学大学院歯学研究科（歯科矯正学）修了
	歯学博士（日本歯科大学）
	日本歯科大学新潟歯学部歯科矯正学教室助手
昭和63年	日本歯科大学新潟歯学部歯科矯正学教室講師
平成４年	日本歯科大学新潟歯学部歯科矯正学教室助教授
平成９年	日本歯科大学新潟短期大学歯科矯正学講師併任

歯科臨床と診療補助シリーズ⑦
歯科矯正学と診療補助

2001年3月10日　第1版第1刷発行
2010年2月10日　第1版第4刷発行

監　　修　　東理　十三雄
　　　　　　かんり　とみお

著　　者　　遠藤　敏哉
　　　　　　えんどう　としや

発 行 人　　佐々木　一高

発 行 所　　クインテッセンス出版株式会社
　　　　　　東京都文京区本郷3丁目2番6号　〒113-0033
　　　　　　クイントハウスビル　電話(03)5842-2270(代表)
　　　　　　　　　　　　　　　　　(03)5842-2272(営業部)
　　　　　　　　　　　　　　　　　(03)5842-2279(書籍編集部)
　　　　　　web page address　http://www.quint-j.co.jp/

印刷・製本　　サン美術印刷株式会社

Ⓒ 2001　クインテッセンス出版株式会社　　　　禁無断転載・複写
Printed in Japan　　　　　　　　　　　落丁本・乱丁本はお取り替えします
　　　　　　　　　　　　　　　　　　　ISBN 978-4-87417-677-1　C3047
定価は表紙カバーに表示してあります